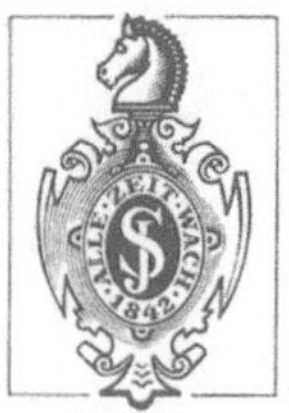

R. Dennhardt I. Roots
G. Heinemeyer H.-J. Gramm (Hrsg.)

Aspekte der Arzneitherapie bei Intensivpatienten

Mit einem Geleitwort von
K. Eyrich und H. Kewitz

Mit 52 Abbildungen, davon 6 in Farbe

Springer-Verlag Berlin Heidelberg GmbH

Prof. Dr. Rüdiger Dennhardt
Krankenhaus Nordwest, Anästhesie-Abteilung, Steinbacher Hohl 2–26,
D-6000 Frankfurt 90

Prof. Dr. Ivar Roots
Institut für Klinische Pharmakologie, Universitätsklinikum Steglitz,
Hindenburgdamm 30, D-1000 Berlin 45

Dr. Gerhard Heinemeyer
Beratungsstelle für Vergiftungserscheinungen und Embryonaltoxikologie,
Pulsstraße 3–7, D-1000 Berlin 19

Dr. Hans-Joachim Gramm
Klinik für Anästhesiologie und operative Intensivmedizin,
Universitätsklinikum Steglitz, Hindenburgdamm 30,
D-1000 Berlin 45

ISBN 978-3-540-17261-1   ISBN 978-3-642-71694-2 (eBook)
DOI 10.1007/978-3-642-71694-2

CIP-Titelaufnahme der Deutschen Bibliothek
Aspekte der Arzneitherapie bei Intensivpatienten / R. Dennhardt… Mit e. Geleitw. von K. Eyrich u.
H. Kewitz. – Berlin; Heidelberg; New York; London; Paris; Tokyo: Springer, 1988

NE: Dennhardt, Rüdiger [Hrsg.]

2121/3130-543210 · Gedruckt auf säurefreiem Papier

Geleitwort

Patienten auf Intensivstationen sind durch das Versagen von Vitalfunktionen bedroht und benötigen daher zu deren Aufrechterhaltung ständig einer intensiven apparativen und medikamentösen Behandlung.

Hier treffen die Einschränkungen der Funktionen mehrerer Organe und die darauf beruhenden oder schon vorher bestehenden pathologischen Veränderungen von Eliminations- und Entgiftungsmechanismen mit der Notwendigkeit zur Anwendung vielfältiger eingreifender und hochdosierter Arzneimittel zusammen. Die daraus erwachsenden besonderen Probleme für den Einsatz von Medikamenten bei Patienten, die nach großen Operationen oder schweren Verletzungen einer Intensivbehandlung bedürfen, sind bisher nicht ausreichend wissenschaftlich bearbeitet worden. Selbst die unter solchen Bedingungen auftretenden Interaktionen zwischen den verschiedenen Arzneimitteln, also Antagonismen, Synergismen und gegenseitige Induktion oder Hemmung des Metabolismus, der Eiweißbindung und der Ausscheidung, sind nicht ausreichend bekannt und können daher bei der sorgfältig auf den individuellen Fall anzupassenden Therapie nicht genügend berücksichtigt werden.

Um das auf diesem Gebiet vorhandene Wissen zu sichten und zu diskutieren, haben wir im Oktober 1986 klinische Pharmakologen und Intensivmediziner zu einem Gedankenaustausch zusammengeführt. Der vorgelegte Band enthält die wichtigsten Beiträge zu diesem interdisziplinären Symposium.

Berlin, Sommer 1988   K. EYRICH   H. KEWITZ

Inhaltsverzeichnis

Mitarbeiterverzeichnis

Die Anschrift des erstgenannten Autors ist jeweils bei Beitragsbeginn als Fußnote angegeben

Klinisch wichtige pharmakokinetische Parameter

L. DETTLI

Wenn wir von klinisch „wichtigen" pharmakokinetischen Parametern sprechen, versuchen wir folgende Frage zu beantworten: „Welche der vielen pharmakokinetischen Parameter muß nicht nur der spezialisierte klinische Pharmakologe, sondern auch der in Klinik und Praxis tätige Arzt kennen, um eine rational begründete Arzneimitteldosierung betreiben zu können?" Es kann nämlich festgestellt werden, daß die Berücksichtigung pharmakokinetischer Prinzipien für den klinischen Pharmakologen heute zur Selbstverständlichkeit geworden ist. Dies gilt insbesondere auf der Intensivstation, wo oft Pharmaka mit geringer therapeutischer Breite schwerkranken Patienten mit Abnormitäten der Pharmakokinetik verabreicht werden. Andererseits ist unverkennbar, daß im ärztlichen Alltag pharmakokinetische Gedankengänge bei der Arzneimitteldosierung ungenügend gewürdigt werden. Da dieser Mangel unseres Erachtens in erster Linie die Folge von zu wenig realitätsbezogenen Lehrmethoden ist, seien zunächst einige didaktische Prinzipien diskutiert, die beachtet werden müssen, wenn dem Kliniker pharmakokinetisches Gedankengut nähergebracht werden soll.

1. Das Lehrziel: Ein verbreiteter didaktischer Fehler besteht darin, daß der spezialisierte Kinetiker im klinisch-pharmakologischen Unterricht versucht, dem Kliniker ein ähnliches kinetisches Lehrgebäude zu vermitteln, wie er es selbst gelernt hat, d.h. eine komplexe und weitgehend abstrakte Theorie der Pharmakokinetik. Dieses hohe Lehrziel ist beim Kliniker mangels genügender mathematischer Vorkenntnisse nicht erreichbar und auch nicht anzustreben; denn was der Praktiker benötigt, ist nicht eine umfassende Theorie, sondern ein einfaches prädiktives Werkzeug, das ihm hilft, seine Probleme bei der Arzneimitteldosierung zu lösen. Man begnüge sich dehalb mit der bescheideneren, aber realisierbaren Aufgabe, einige fundamentale pharmakokinetische Prinzipien für die pharmakotherapeutische Praxis nutzbar zu machen. Das Lehrziel heißt demnach nicht „Pharmakokinetik", sondern *„Dosierungslehre"*.

2. Die Lehrmethodik: Bei der Auswahl der für den Kliniker geeigneten kinetischen Parameter ist folgendes zu beachten: Im Gegensatz zu einer rein naturwissenschaftlichen Theorie genügt es hier nicht, daß ein Parameter die biologische Realität richtig beschreibt, sondern der Parameter muß vom Kliniker überdies für die tägliche Anwendung am Krankenbett *akzeptiert* werden. Einfachheit der Formulierung ist deshalb eine unabdingbare Voraussetzung. Dabei läßt sich nach unserer Erfahrung der Begriff „Einfachheit" mit folgendem „Lehrsatz" charakterisieren: „Der Arzt in

Medizinische Universitätsklinik B, Department für Innere Medizin, Kantonsspital, CH-4031 Basel

Klinik und Praxis ist nicht willens oder fähig, einen Begriff zu akzeptieren, mit dem er nicht eine *Vorstellung* verknüpfen kann". Dieser Sachverhalt ist durch die Tatsache bedingt, daß die derzeitige medizinische Ausbildung sich vornehmlich mit der Erziehung der Sinneswahrnehmungen beschäftigt. Demnach ist Einfachheit mit *Anschaulichkeit* gleichzusetzen. Außerdem ist zu beachten, daß ein klinisch nützlicher kinetischer Parameter die biologische Realität nicht mit maximaler, sondern lediglich mit klinisch ausreichender Genauigkeit beschreiben muß. Andererseits ist bei allem Verständnis für die vorwiegend durch Anschaulichkeit geprägte Ausbildung des Arztes stets der Grundsatz zu vertreten, daß Arzneimitteldosierungen ein *quantitatives* Problem ist. Das heißt, daß auch der Arzt nicht darauf verzichten kann, einige quantifizierbare pharmakokinetische Parameter zu berücksichtigen.

3. Der Lehrinhalt: In der klinischen Pharmakokinetik, die als Basis einer rationalen Arzneimitteldosierung dienen soll, stehen die Probleme der Elimination weitaus im Vordergrund. In der Praxis stellen sich folgende Fundamentalfragen:

Frage 1: Wie nimmt die Plasmakonzentration eines Arzneimittels nach Verabreichung einer oder mehrerer Dosen zeitlich ab?

Wir verwenden für diesen Zweck die sog. *Residualquote* r, die angibt, auf welchen Bruchteil der Ausgangskonzentration c_o die Plasmakonzentration c_τ nach einem bestimmten *Abklingintervall* τ abgesunken ist: $r = c_\tau/c_o$. Die Beantwortung dieser Frage kann z. B. bei einer Arzneimittelüberdosierung bedeutungsvoll sein.

Umgekehrt kann die Frage von Interesse sein, um welchen Bruchteil der Ausgangskonzentration c_o die Plasmakonzentration abgenommen hat. Diese Frage beantwortet die *Abklingquote* d, wobei offensichtlich die Beziehung gilt:

$$d = 1 - r \quad \text{oder} \quad r = 1 - d. \tag{1}$$

Bei der repetierten Arzneimitteldosierung ist das Abklingintervall gleich dem *Dosierungsintervall*.

Frage 2: Wie ist das Ausmaß und der zeitliche Verlauf der Kumulation bei repetierter Verabreichung eines Medikaments?

Das *Ausmaß der Kumulation* wird durch den sog. *Kumulationsfaktor* R quantitativ charakterisiert, der angibt, wievielmal höher als nach der ersten Dosis die Arzneimittel-Plasma-Konzentration c_{ss} im Steady-state liegt. Dabei läßt sich folgende Beziehung nachweisen:

$$R = c_{ss}/c_1 = 1/d. \tag{2}$$

Der *zeitliche Verlauf der Kumulation* wird durch die *Sättigungsquote* s beschrieben, die angibt, auf welchen Bruchteil des Kumulationsgrenzwertes die Plasmakonzentration nach einem bestimmten *Sättigungsintervall* T angestiegen ist. Für $T = \tau$ gilt:

$$s = c_T/c_{ss} = d. \tag{3}$$

Schließlich ist dasjenige *Verhältnis zwischen Initialdosis D* und Erhaltungsdosis D* anzugeben, das nicht zu einem kumulativen, sondern schon nach der ersten Dosis zu einem zeitlich stationären Konzentrationsverlauf führt. Diese Frage beantwortet der *Dosisquotient* R*, wobei folgende Beziehung gilt:

$$R^* = D^*/D = R = 1/d. \tag{4}$$

Frage 3: Bei welchen Krankheiten und bei welchen Medikamenten sind kinetische Abnormitäten zu erwarten und wie können die daraus resultierenden unerwünschten Wirkungen durch Modifikation des Dosierungsschemas vermieden werden?

Für die Beantwortung dieser 3 Fragen sind nach unserer Erfahrung nur 2 kinetische Parameter genügend anschaulich: Für die Fragen 1 und 2 ist die *biologische Halbwertszeit* (HWZ) ausreichend; für die Beantwortung von Frage 3 benötigt man außerdem die *renale Dosisfraktion*.

Die biologische Halbwertszeit

Ausgangspunkt bildet das Einkammermodell, das den Gesetzmäßigkeiten der linearen Kinetik gehorcht. Außerdem wird vereinfachend angenommen, daß die Absorption des Arzneimittels unendlich rasch erfolgt. Didaktisch geht es demnach um die Frage, wie dem Kliniker die praktischen Konsequenzen der Differentialgleichung

$$-dc/dt = k \cdot c. \tag{5}$$

erläutert werden können.

Vom theoretischen Standpunkt aus erscheint das Problem einfach, da für ein durch Gleichung 1 beschreibbares System grundsätzlich nur 2 Fundamentalparameter benötigt werden:

— Ein *Parameter der Konduktivität,* in der Pharmakokinetik als *Arzneimittel-Clearance* $\dot{V}$ bezeichnet, und
— ein *Parameter der Kapazität,* in der Pharmakokinetik als *Verteilungsvolumen* V bekannt. In einfacher und völlig natürlicher Weise erhält man daraus den Sekundärparameter der *Geschwindigkeitskonstanten* k als den Quotienten aus Konduktivität und Kapazität:

$$k = \frac{\text{Konduktivität}}{\text{Kapazität}} = \frac{\text{Clearance}}{\text{Verteilungsvolumen}} = \frac{\dot{V}}{V}. \tag{6}$$

Die Erfahrung lehrt aber, daß dieser so naheliegende Weg für den Kliniker nicht gangbar ist: Der Begriff des Verteilungsvolumens wird wegen seiner Pseudoanschaulichkeit immer wieder fehlgedeutet, der Clearancebegriff ist seinem Wesen nach abstrakter Natur, und die daraus resultierende Eliminationskonstante k (mit der Dimension einer reziproken Zeit!) wird vom Arzt in der täglichen Praxis mangels Anschaulichkeit nicht akzeptiert.

Dagegen läßt sich die durch Gleichung 1 postulierte Tatsache didaktisch nutzen, daß in gleichen Zeitabständen τ die Konzentration eines Pharmakons in Plasma stets

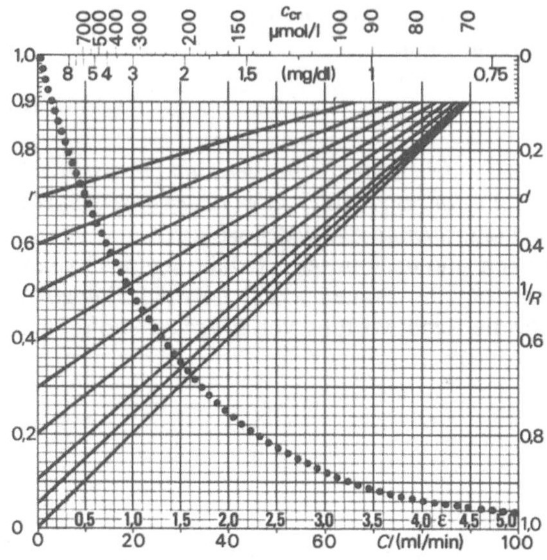

Abb. 1. Nomogramm für die Ermittlung der Residualquote r, der Abklingquote d, des Kumulationsfaktors R, des Dosisquotienten R*, der Sättigungsquote s und der Individuellen Eliminationsfraktion Q. (Erläuterungen s. Text)

auf die gleiche Residualfraktion r abnimmt. Setzt man r = ½, ergibt sich daraus die Definition für die *Eliminationshalbwertzeit* (HWZ) $t_{1/2} = \ln2/k$. Obwohl vom theoretischen Standpunkt aus ein willkürlicher, unnatürlicher und mathematisch schwerfälliger Begriff, ist die Anschaulichkeit der HWZ offenbar so überwältigend, daß sie derzeit die einzige vom Arzt wirklich akzeptierte pharmakokinetische Konstante ist. Dieser Realität haben wir uns zu beugen. Das didaktische Problem besteht demnach darin, die oben definierten Quoten (Sättigungs-, Residual-, Abklingquote) sowie den Kumulationsfaktor und den Dosisquotienten als Funktion der HWZ darzustellen. Für die Residualquote r ergibt sich aus Gleichung 1:

$$r = \frac{c_\tau}{c_o} = e^{-k \cdot t} = e^{-\ln2 \cdot \tau/t_{1/2}}. \tag{7}$$

Wie man sieht, hängt r — und damit auch d, s, R und R* — nur vom Verhältnis $\tau/t_{1/2}$ ab. Dieses Verhältnis bezeichnen wir als *relatives Abklingintervall* $\varepsilon = \tau/t_{1/2}$ bzw. als *relatives Sättigungsintervall* $\varepsilon = T/t_{1/2}$ bzw. als *relatives Sättigungsintervall* $\varepsilon = T/t_{1/2}$. Damit kommt man zu folgender allgemeingültiger Aussage: „Die Residualquote r, die Abklingquote d, der Kumulationsfaktor R, der Dosisquotient R* und die Sättigungsquote s hängen von einer einzigen Größe ab, nämlich vom relativen Zeitintervall $\varepsilon = \tau/t_{1/2}$ bzw. $\varepsilon = T/t_{1/2}$. Das relative Zeitintervall ε findet man, indem man das Zeitintervall nicht in Stunden, sondern in Halbwertszeiten des Pharmakons ausdrückt." Von besonderer didaktischer Bedeutung ist diese Aussage für das Verständnis des Kumulationsbegriffs; wird doch deutlich, daß die Kumulation nicht vom Pharmakon, sondern von dem durch den Arzt frei wählbaren Dosierungsschema abhängt.

Da Gleichung 7 nur für ganzzahlige Werte von ε ohne Rechenhilfe lösbar ist, haben wir für den Arzt das in Abb. 1 dargestellte Nomogramm geschaffen: Der Schnittpunkt zwischen ε (untere Abszisse) und der gebogenen Schätzkurve ergibt auf der linken Ordinate den Wert von r. Daraus findet man die übrigen gesuchten Größen d, R, R* und s mittels der einfachen Gleichungen 1–4.

Grenzen des Geltungsbereiches: Man wird nicht erwarten, daß die geschilderten einfachen Gesetzmäßigkeiten für alle Pharmaka von unbeschränkter Gültigkeit sind. Die beiden wichtigsten Ausnahmen, die im Unterricht zu diskutieren sind, betreffen die Phänomene der *Mehrkammerkinetik* und der *Sättigungskinetik* (Dettli 1986).

Die renale Dosisfraktion

Die *molekulare Polarität* ist unseres Erachtens diejenige Eigenschaft eines Pharmakons, die weitaus am meisten über sein pharmakokinetisches Verhalten entscheidet. Ursache dafür sind die folgenden fundamentalen Sachverhalte:

1. *Polare (lipophobe, hydrophile) Moleküle permeieren nicht durch epithelähnliche Membranen* (Darmtrakt, Tubulusepithel, Blut-Hirnschranke).
2. *Polare Moleküle reagieren kaum mit den biologischen Makromolekülen des Organismus* (Plasmaproteine, Enzyme des Arzneistoffwechsels). Apolare (hydrophobe, lipophile) Moleküle verhalten sich im Prinzip umgekehrt.

Die molekulare Polarität wird durch den Öl/Wasser-Verteilungskoeffizienten charakterisiert, der in vitro meist durch ein Verteilungsexperiment zwischen einer lipophilen Phase (z.B. Oktanol) und Wasser ermittelt wird. Als einen ganz ähnlichen Verteilungsprozeß kann man die passive „Rückresorption" in den Nierentubuli betrachten. Durch die aktive Rückresorption des Wassers im Tubulus entsteht für das Pharmakon ein ausgeprägter Konzentrationsgradient zwischen Primärharn und peritubulären Kapilaren. Apolare Moleküle werden deshalb durch das Tubulusepithel in den Organismus zurückdiffundieren und werden nicht in den Urin ausgeschieden. Dagegen vermögen polare Moleküle das Tubulusepithel nicht zu durchdringen und werden unverändert in den Urin ausgeschieden. Wir betrachten deshalb die Niere als ein *biologisches Polarimeter*, indem wir postulieren, daß der im normalen Individuum unverändert in den Urin ausgeschiedene Bruchteil der absorbierten Dosis um so größer sein wird, je ausgeprägter die molekulare Polarität des Pharmakons ist und umgekehrt. Diesen Bruchteil bezeichnen wir als die *normale renale Dosisfraktion* f_r. In analoger Weise definieren wir die *extrarenale Dosisfraktion* f_{nr}, wobei die Beziehung gilt:

$$f_{nr} = 1 - f_r. \tag{8}$$

Im folgenden wird gezeigt, daß f_r ein fundamentaler pharmakokinetischer Parameter von hohem prädiktivem Wert ist.

Arzneimitteldosierung bei Niereninsuffizienz

Es ist a priori zu vermuten, daß die Elimination eines Pharmakons um so mehr durch eine Verminderung der Nierenfunktion beeinträchtigt wird, je größer der Wert von f_r ist. Die experimentelle und mathematische Analyse dieser intuitiven Erwartung hat folgendes ergeben (Dettli 1984):

a) Wenn $f_r < 1{,}0$ nimmt die Eliminationskonstante linear mit der Kreatininclearance ab, bis im Anuriker ein minimaler Bruchteil der Norm erreicht wird, den wir als *minimale Eliminationsfraktion* Q_0 bezeichnen. Q_0 ist numerisch gleich der extrarenalen Eliminationsfraktion f_{nr}. Aus dem Wert von f_r eines Pharmakons ergibt sich demnach auf folgende einfache Weise der Wert von Q_0:

$$Q_0 = f_{nr} = 1 - f_r. \tag{9}$$

b) Ist bei eingeschränkter Nierenfunktion die Kreatinenclearance Cl eines Patienten bekannt, kann die entsprechende *individuelle Eliminationsfraktion* Q des Pharmakons durch einfache lineare Interpolation zwischen dem Normwert $Q_N = 1{,}0$ und Q_0 bestimmt werden. Die *individuelle Halbwertszeit* $t_{1/2}$ berechnet man aus dem Normwert $t_{1/2N}$ folgendermaßen:

$$t_{1/2} = t_{1/2N}/Q. \tag{10}$$

Die individuelle Eliminationsfraktion Q wird ebenfalls mit Hilfe des in Abb. 1 dargestellten Nomogramms aus den Werten von Q und Cl graphisch ermittelt: Die minimale Eliminationsfraktion Q_0 des Pharmakons wird auf die linke Ordinate eingetragen und durch eine Schätzgerade mit dessen rechter oberer Ecke verbunden. Der Schnittpunkt zwischen dem individuellen Wert von Cl des Patienten (unsere Abszisse) und dieser Schätzgeraden ergibt auf der linken Ordinate die individuelle Eliminationsfraktion Q.

Aus dem normalen Dosierungsschema (Initialdosis D^*_N, Erhaltungsdosis D_N, Dosierungsintervall τ_N) findet man das der Nierenfunktion des Patienten individuell angepaßte Dosierungsschema (D^*, D, τ) nach einer der beiden folgenden Dosierungsregeln:

a) Die große Mehrzahl der Medikamente wirken reversibel. Hier muß dafür gesorgt werden, daß die *minimale wirksame Konzentration am Ende des Dosierungsintervalls* nicht unterschritten wird, d. h. in allen Patienten im Prinzip gleich groß ist. Diese Bedingung erfüllt folgende Dosierungsregel:

> *Regel 1:* $D^* = D^*_N$
> $\tau \sim t_{1/2} \sim t_{1/2N/Q}$
> $D = D_N \cdot Q.$

Verbal ausgedrückt lautet diese Regel folgendermaßen: Als Initialdosis D^* wählt man bei allen Patienten die normale Initialdosis D^*_N. Die Erhaltungsdosis D bedeutet hier die Erhaltungsdosis *pro Tag*. Man findet sie, indem man die Normaldosis D_N pro Tag mit der individuellen Eliminationsfraktion Q multipliziert. Wenn nötig, wird die Tagesdosis D nach praktischen Gesichtspunkten in mehrere Einzeldosen augeteilt, wobei es empfehlenswert ist, das Dosierungsintervall τ etwa gleich groß wie die individuelle Halbwertszeit $t_{1/2} = t_{1/2N}/Q$ zu wählen.

b) Einige wichtige Medikamente (z. B. bakterizide Antibiotika) wirken irreversibel. Hier ist anzustreben, daß bei allen Patienten die *Maximalkonzentrationen am*

Anfang der Dosierungsintervalle im gleichen bakteriziden Bereich liegen. Diesem Zweck dient folgende Dosierungsregel:

Regel 2: $D^* = D^*_N$

           τ: frei wählbar

           $D = D^* \cdot d.$

In Worten ausgedrückt heißt das: die Initialdosis D^* ist in allen Patienten gleich der normalen Initialdosis D^*_N. Nachdem die individuelle Halbwertszeit $t_{1/2}$ nach der Beziehung $t_{1/2} = t_{1/2N}/Q$ ermittelt wurde, kann das Dosierungsintervall τ nach klinischen Gesichtspunkten frei gewählt werden. Hauptkriterium ist dabei, daß die Zeitperiode, während der die Plasmakonzentration den bakteriziden Bereich unterschreitet, nicht zu lang wird. Aus dem gewählten Dosierungsintervall τ berechnet man das relative Dosierungsintervall $\varepsilon = \tau/t_{1/2}$ und daraus nomographisch die Abklingquote d. Die normale Erhaltungsdosis D_N multipliziert mit d ergibt die individuell angepaßte Erhaltungsdosis.

Für weitere Einzelheiten sei auf die Literatur verwiesen, wo auch Übungsbeispiele sowie die Werte von Q_0 und $t_{1/2N}$ von derzeit gegen 700 Medikamenten zu finden sind (Dettli 1986).

Arzneimitteldosierung bei Leberkrankheiten

Aus folgenden Gründen sind die Verhältnisse bei der Leber viel komplexer: Bei verschiedenen Leberkrankheiten kann entweder die *Leberdurchblutung* (z.B. bei Leberzirrhose) oder die *metabolische Kapazität der Hepatozyten* (z.B. bei akuter Hepatitis) vorwiegend beeinträchtigt sein. Die Elimination von Medikamenten mit hoher hepatischer Clearance ist durch die Leberdurchblutung, diejenige von Medikamenten mit niedriger hepatischer Clearance durch die metabolische Leistungsfähigkeit der Hepatozyten begrenzt. Das bedeutet, daß einerseits die Elimination eines Medikaments durch verschiedene Leberkrankeiten verschieden beeinflußt wird und daß andererseits die Beeinträchtigung der Elimination verschiedener Medikamente durch die gleiche Leberkrankheit unterschiedlich ist. Außerdem entscheidet die Leberfunktion nicht nur über Geschwindigkeit der metabolischen Arzneimitteltransformation, sondern auch über die gastrointestinale *Bioverfügbarkeit*. Schließlich ist im Gegensatz zur Niere keine Testsubstanz bekannt, die den Grad der Einschränkung der Arzneimittelmetabolisierung quantitativ zu schätzen erlaubt. Man ist deshalb übereinstimmend der Ansicht, daß die Berechnung individuell angepaßter Dosierungsschemata bei Leberkrankheiten derzeit nicht möglich ist. Dies ist zwar auch bei Berücksichtigung von Q_0 und $t_{1/2N}$ nicht der Fall; bei den zahlreichen Medikamenten mit extrem hohem ($Q \to 1,0$) oder extrem niedrigem ($Q_0 \to 0$) Wert von Q_0 lassen sich jedoch die folgenden klinisch nützlichen Voraussagen machen:

Bei einem niedrigen Wert von Q_0 muß die Arzneimitteldosierung nicht modifiziert werden, da die Leber an der Arzneimittelelimination kaum beteiligt ist. Bei hohem Wert von Q_0 ist dagegen Vorsicht geboten. Ist die HWZ kurz (1–3 h), liegt mit Sicherheit eine hohe hepatische Clearance vor. Daraus folgt, daß die Dosierung besonders bei Leberzirrhose vermindert werden muß. Bei langer HWZ dagegen ist meist die hepatische Clearance niedrig, und die Dosierung muß vorwiegend bei akuter Hepatitis vermieden werden.

Gastrointestinale Arzneimittelabsorption

Ein kleiner Wert von Q_o bedeutet wegen der hohen Polarität des Arzneimittels praktisch immer eine schlechte gastrointestinale Absorption. Wenn $Q_o < 0{,}05$, erfolgt die Absorption nur noch in Spuren und kann durch galenische Maßnahmen kaum beeinflußt werden. Lipophile Pharmaka mit hohem Q_o-Wert werden dagegen in der Regel gut absorbiert. Gelegentlich ist das Phänomen der „dissoluten rate limited absorption" zu beobachten, die jedoch galenisch beeinflußbar ist (z. B. durch die Partikelgröße).

Gastrointestinale Bioverfügbarkeit

Bei hohem Q_o-Wert und kurzer HWZ ist die Bioverfügbarkeit wegen dem ausgeprägten „first pass effect" stark beeinträchtigt. Bei langer HWZ ist die Bioverfügbarkeit jedoch meist gut. Bei sehr kleinem Q_o ist die Bioverfügbarkeit wegen schlechter Absorption vermindert.

Pharmakologisch aktive Metaboliten

Bei hohem Wert von Q_o ist bei Niereninsuffizienz stets die abnorme Kumulation pharmakologisch aktiver Metabolite in Betracht zu ziehen. Diese Möglichkeit kommt bei niedrigem Q_o praktisch nicht in Frage.

Kinetische Arzneimittelwechselwirkung

Enzyminduktion und metabolische *kompetitive Eliminationshemmung* zweier Medikamente kommen bei niedrigem Q_o-Wert nicht vor, da solche Pharmaka fast ausschließlich renal eliminiert werden. Eine Ausnahme bilden einige Säuren und Basen, die durch aktive tubuläre Sekretion eliminiert werden. Hier kann kompetitive Hemmung beobachtet werden (z. B. Penizillin und Probenecid).

    Gegenseitige Verdrängung zweier Medikamente aus der Plasmaproteinbindung kommt bei niedrigem Q_o-Wert nicht vor, da der Bindungsgrad gering ist. Bei hohem Q_o-Wert kann die Verdrängung von klinischer Bedeutung sein, wenn ein hoher Bindungsgrad und ein relativ kleines Verteilungsvolumen vorliegen.

Forcierte alkalische Diurese

Bei niedrigem Q_o-Wert ist die renale Elimination unabhängig vom Urinvolumen. Obwohl bei hohem Q_o-Wert die Abhängigkeit der renalen Eliminationsgeschwindigkeit vom Urinvolumen meist ausgeprägt ist, sind keine klinischen Konsequenzen zu erwarten, da die renale Dosisfraktion klein ist. Ähnliches gilt von der Abhängigkeit der renalen Elimination anionischer Pharmaka vom Urin-pH. Hier ist jedoch zu berücksichtigen, daß Alkalisierung auch zu einer bei Arzneimittelintoxikationen erwünschten Verschiebung derartiger Moleküle vom intrazellulären in den extrazellulären Raum führen kann.

Permeation durch die Blut-Hirn-Schranke

Die Blut-Hirn-Schranke ist funktionell eine epitheliale Membran, die im nicht entzündeten Zustand für Pharmaka mit niedrigem Q_o-Wert undurchlässig ist. *Zentralnervöse Nebenwirkungen* treten deshalb praktisch nur bei Medikamenten mit mittleren und hohen Werten von Q_o auf.

Hämodialyse

Die *Dialysierbarkeit* eines Pharmakons hängt im wesentlichen von seiner Plasmaproteinbindung und seinem Verteilungsvolumen ab. Wir konnten zeigen, daß eine ebenso enge Abhängigkeit zwischen Dialysierbarkeit und Q_o besteht: Je kleiner Q_o, desto besser die Dialysierbarkeit (Dettli 1981). Ausnahmen sind Pharmaka wie Digoxin, die extravaskuläre Bindungen eingehen und lipophile Pharmaka, die aus sterischen Gründen wenig proteingebunden sind.

Genetischer Polymorphismus

Bei niedrigem Q_o-Wert spielt der genetisch determinierte Polymorphismus des Arzneimittelstoffwechsels klinisch keine Rolle.

Sättigungskinetik

Klinisch bedeutsame *Sättigungserscheinungen der Absorption und Elimination* sind nur bei hohem Q_o-Wert zu erwarten. Eine Ausnahme bilden einige basische und saure Pharmaka, die aktiv tubulär sezerniert werden.

Zusammenfassend ist festzustellen, daß f_r (bzw. Q_o) *quantitative* Aussagen über die Arzneimittelelimination bei Niereninsuffizienz ermöglicht, die für alle Werte von f_r gültig sind. Für die zahlreichen Medikamente mit extrem hohen oder extrem niedrigen f_r-Werten lassen sich außerdem zahlreiche semiquantitative oder qualitative Wahrscheinlichkeitsaussagen über ihre pharmakokinetischen Charakteristika machen.

Literatur

Dettli L (1981) Pharmakokinetik in der ärztlichen Praxis. In: Meier J, Rettig H, Hess H (Hrsg) Biopharmazie, Theorie und Praxis der Pharmakokinetik. Thieme, Stuttgart, S 329–341
Dettli L (1984) The kidney in pre-clinical and clinical pharmacokinetics. Jpn J Clin Pharmacol Ther 15:241–254
Dettli L (1986) Pharmakokinetische Grundlagen der Arzneimitteldosierung. In: Morant J (Hrsg) Arzneimittel-Kompendium der Schweiz, Bd 2. Documed, Basel, S 2133–2156

Einflüsse auf die Plasmaeiweißbindung
von Arzneimitteln bei Intensivpatienten*

U. KLOTZ

Einleitung

Arzneimittel zirkulieren mit dem Blut in 2 Formen: sie sind entweder an Eiweiße gebunden oder verteilen sich frei im Plasmawasser. Das Ausmaß der Plasmaproteinbindung kann dabei zwischen 1% (z. B. Koffein) und 99% (z. B. Warfarin) variieren. Albumin stellt das wichtigste Bindungsprotein dar, besonders für neutrale und anionische (saure) Arzneimittel. Daneben werden kationische (basische) Arzneimittel an das saure α_1-Glykoprotein (AAG) gebunden (Tinguely et al. 1985). Für einzelne Medikamente kommt den Lipoproteinen auch eine gewisse Rolle zu (Tabelle 1).

Neben den verschiedenen Medikamenten können an den Bindungsstellen der Eiweiße auch endogene Liganden, z. B. Hormone, Bilirubin und freie unveresterte Fettsäuren (FFA), gebunden werden, wobei Verdrängungsreaktionen (Interaktionen) mit Arzneimitteln stattfinden können.

Durch qualitative und vor allem quantitative Veränderungen bei beiden Bindungspartnern, d. h. an den Bindungsstellen der Eiweiße und bei den endogen bzw. exogenen Liganden, stellt die Variabilität der Plasmaeiweißbindung unter gewissen klinischen Situationen, wie z. B. bei Intensivpatienten, ein unvermeidbares Problem dar. Die (patho-)physiologischen Veränderungen in der Plasmaeiweißbindung können relevante Folgen für die Pharmakokinetik und damit häufig auch für die Arzneimittelwirkungen haben, wenn folgende Voraussetzungen erfüllt sind:

— das in Frage kommende Arzneimittel muß einen engen therapeutischen Bereich aufweisen,
— es muß eine Beziehung zwischen der freien (ungebundenen) Arzneimittelkonzentration und der Wirkung bestehen,
— das scheinbare Verteilungsvolumen muß kleiner als 2 l/kg sein,
— die Plasmaeiweißbindung muß über 80% liegen, d. h., die freie Fraktion ist $< 0{,}2$,
— wenn bereits bei therapeutischer Dosierung eine Sättigung der zur Verfügung stehenden Bindungsstellen eintritt,
— wenn ein sog. restriktiver, d. h. von der freien Fraktion abhängiger Eliminationstyp vorliegt.

Aus der Tabelle 1 geht hervor, daß besonders bei Amitriptylin, Desimipramin, Digitoxin, Disopyramid, Imipramin, Nortriptylin, Phenytoin, Phenylbutazon, Salicylsäure, Tolbutamid, Valproinsäure und Warfarin Probleme auftreten könnten.

* Die Arbeit wurde durch die Robert-Bosch-Stiftung Stuttgart unterstützt

Dr. Margarete Fischer-Bosch-Institut für Klinische Pharmakologie, Auerbachstr. 112, D-7000 Stuttgart 50

Tabelle 1. Plasmaeiweißbindung verschiedener Arzneimittel (B, Base; S, Säure; N, Neutral; A, Albumin; AAP, saures α_1-Glykoprotein; LP, Lipoproteine). (Modifiziert nach Kwong 1985)

Arzneimittel	Gruppe	Gebunden (%)	Protein
Amitriptylin	B	95	A, AAG, LP
Bupivacain	B	90	A, AAG
Carbamazepin	N	80	A (AAG?)
Chinidin	B	85	A, AAG, LP
Chlordiazepoxid	B	97	A
Chlorpromazin	B	89	A, AAG, LP
Clonazepam	B	82	A
Desipramin	B	90	A, AAG, LP
Diazepam	B	98	A
Digitoxin	N	93	A
Disopyramid	B	66–81[a]	A, AAG
Imipramin	B	92	A, AAG, LP
Lidocain	B	70	A, AAG
Nortriptylin	B	92	A, AAG
Phenytoin	S	92	A
Phenylbutazon	S	97–99[a]	A
Propranolol	B	92	A, AAG, LP
Salicylsäure	S	80–95[a]	A
Tolbutamid	S	93	A
Valproinsäure	A	75–95[a]	A
Verapamil	B	90	A, AAG, LP
Warfarin	S	99	A

[a] Konzentrationsabhängige Bindung

Tabelle 2. Pathophysiologische Veränderungen von Plasmaproteinen. (Modifiziert nach Wood 1986)

Albumin ↓	AAG ↑
Verbrennungen	Verbrennungen
Niereninsuffizienz	Nierentransplantation
Lebererkrankungen	Infektionen
Entzündungen	Chronische Darmentzündungen
Nephrotisches Syndrom	Verletzungen
Herzinsuffizienz	Myokardinfarkt
Postoperative Phase	Postoperative Phase
Unterernährung	Chronische Schmerzen
Krebs	Krebs
Neugeborene	
Schwangerschaft	**AAG ↓**
Geriatrische Patienten	Orale Kontrazeptiva
	Schwangerschaft
	Neugeborene

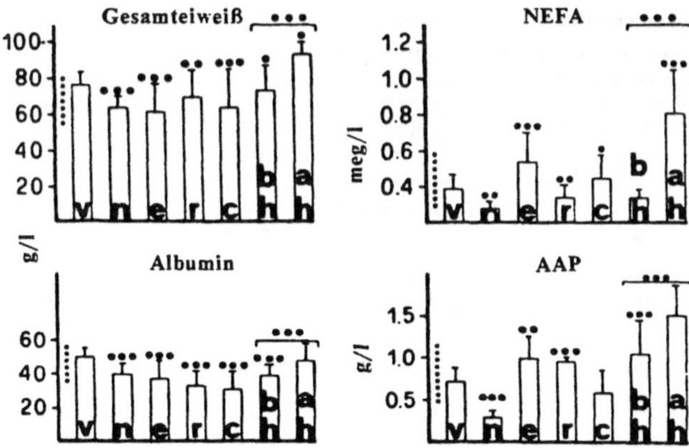

Abb. 1. Serumkonzentrationen ($\bar{x} \pm$ SD) von *Gesamteiweiß, Albumin,* saurem α_1-Glykoprotein *(AAP)* und unveresterten freien Fettsäuren *(NEFA)* bei verschiedenen Patientenpopulationen: *v* 31 gesunde Kontrollpersonen (26–45 Jahre), *n* 21 Neugeborene, *e* 20 Patienten im Altersbereich 75–87 Jahren, *r* 25 Patienten mit Niereninsuffizienz (23–60 Jahre, mittlere Kreatininclearance 22 ml/min), *c* 27 Patienten mit Leberzirrhose (45–65 Jahre), *h* 39 urämische Patienten (28–71 Jahre) vor *(bh)* und nach *(ah)* Hämodialyse. Die gepunkteten Linien repräsentieren den Normalbereich; • $p < 0{,}05$, •• $p < 0{,}02$ und ••• $p < 0{,}001$. (Pacifici et al. 1986)

Veränderungen der Bindungsproteine

Intensivpatienten weisen oft eine akute oder chronische Multimorbidität auf, die durch die gleichzeitige Gabe zahlreicher Medikamente behandelt wird. In der Tabelle 2 sind alle jene Faktoren bzw. Krankheitszustände zusammengefaßt, bei denen ein Abfall der Albuminkonzentration beobachtet werden kann. Unübersichtlicher wird es bei dem einem raschen Stoffwechsel unterliegenden („acute phase reactant") AAG, bei dem es krankheitsbedingt sowohl zu Anstiegen als auch Abfällen kommen kann. In einer kürzlichen Untersuchung von Pacifici et al. (1986) wurden Messungen der beiden Plasmaeiweiße von verschiedenen Patientenkollektiven gegenübergestellt (Abb. 1).

Alterseinflüsse

Der in Tabelle 1 angegebene Prozentsatz der Plasmaeiweißbindung stellt einen Mittelwert aus verschiedenen Studien dar. Dabei ist auch das Patientenalter zu berücksichtigen, denn mit höherem Lebensalter kann es z. B. zu einem geringfügigen Abfall des Albumins kommen, während das AAG ansteigt (Abb. 1). Manche Arzneimittel (Thiopental, Etomidat, Phenytoin) zeigen deshalb bei geriatrischen Patienten eine etwas erniedrigte Plasmaeiweißbindung (Übersicht bei Wood, 1986).

   Am anderen Ende der Lebenszeitskala, bei den Neugeborenen, wurde ebenfalls eine erniedrigte Bindung für Diazepam und Phenytoin gefunden, weil das Albumin im Vergleich zum Erwachsenen qualitative Unterschiede aufweist. Beim Fetus ist die Bindung von Lidocain, Bupivacain und Propranolol erniedrigt, weil das AAG noch keine quantitativen Erwachsenenwerte aufweist. Im Gegensatz dazu hat die freie Fraktion von Diazepam, Valproinsäure, Phenytoin, Clonazepam und Salicylat abgenommen, da höhere Albuminwerte beobachtet wurden (Übersichten bei Kwong 1985 und Wood 1986).

Einfluß von Verletzungen

Bei verschiedenen Gewebeschädigungen, z. B. nach akutem Myokardinfarkt, Operationen oder schweren Verbrennungen, können AAG und Lipoproteine ansteigen. Daraus resultiert für Medikamente, die an diese Eiweiße gebunden werden, eine Zunahme der Bindung. Einzelne Beispiele sind in der folgenden Übersicht angegeben (Übersichten auch bei Kwong, 1985 und Wood, 1986):

AAG und LP ↑ − als Folge Arzneimittelbindung ↑
− nach akutem Herzinfarkt (z. B. Propranolol, Lidocain, Disopyramid, Imipramin),
− nach Operationen (z. B. Chindin, Propranolol),
− nach schweren Verbrennungen (z. B. Imipramin) − jedoch gleichzeitig Albumin ↓.

Nierenfunktionsstörungen

Bei Niereninsuffizienz muß mit einer reduzierten Plasmaeiweißbindung von allen sauren Arzneimitteln (z. B. Phenytoin, Valproinsäure, Phenylbutazon, Salicylate, Warfarin) gerechnet werden. Auch zahlreiche basischen (kationischen) Substanzen (z. B. Propranolol, Chinidin, Verapamil, Diazepam, Oxazepam) sind in ihrer Bindung mehr oder weniger erniedrigt. Verschiedene Ursachen sind dafür verantwortlich (Reidenberg u. Drayer 1984):

− erniedrigte Serumalbuminwerte,
− strukturell bzw. funktionell verändertes Albumin,
− Verdrängung aus der Eiweißbindung durch akkumulierende, endogene organische Moleküle,
− Albuminurie, die besonders beim nephrotischen Syndrom die entscheidende Komponente darstellt.

Lebererkrankungen

Bei Leberfunktionsstörungen wie Zirrhose oder Hepatits, kommt es zu einem Verlust von Eiweiß in den interstitiellen Verteilungsraum, die Neusynthese (in der Leber!) ist in ihrer Kapazität limitiert und das Bilirubin ist häufig angestiegen. Daraus resultiert eine Abnahme der Plasmaeiweißbindung für zahlreiche Arzneimittel (z. B. Phenytoin, Chinidin, Propranolol, Verapamil). Besonders gründlich wurden in dieser Hinsicht die Benzodiazepine untersucht (Tabelle 3). Neben dem Anstieg

Tabelle 3. Erniedrigte Plasmaproteinbindung von Benzodiazepinen bei Patienten mit Leberzirrhose

Benzodiazepin	Freie Fraktion f (%)		
	Gesunde Kontrollpersonen		Patienten mit Leberzirrhose
Brotizolam	9,2		12,4
Chlordiazepoxid	3,5		5,4
Diazepam	2,2		4,7
Desmethyldiazepam	2,4		4,8
Nitrazepam	13,8		18,9
Lorazepam	6,8		11,4
Oxazepam	10,7	(ns)	12,4
Temazepam	3,5	(ns)	3,9

der freien Arzneimittelfraktion ist häufig noch zusätzlich der Stoffwechsel beeinträchtigt (Tillement et al. 1978; Klotz 1986).

Arzneimittelinteraktionen

Am humanen Serumalbumin (HSA) konnten durch verschiedene Ligandenexperimente 3 verschiedene Bindungsstellen gefunden werden (Abb. 2), die durch die „marker" Diazepam, Warfarin und Digitoxin charakterisierbar sind. Wenn ab einer bestimmten Konzentration der Arzneimittel bzw. endogenen Liganden diese Bindungsstellen abgesättigt sind, kommt es zu kompetitiven Verdrängungsreaktionen. Klinisch relevante Beispiele sind z. B. (Übersichten bei Kwong, 1985 und Wood, 1986):

Verdrängung des Phenytoins durch Valproinsäure,
Verdrängung des Warfarin durch Phenylbutazon,
Verdrängung von Valproinsäure durch Salicylate,
Verdrängung von Warfarin oder Phenytoin durch FFA.

Grundsätzlich sind solche Interaktionen besonders bei solchen Medikamenten zu erwarten, die eine konzentrationsabhängige Plasmaeiweißbindung aufweisen (s. Tabelle 1).

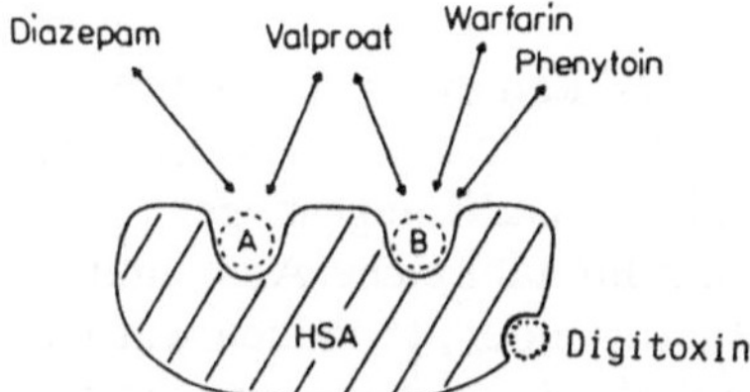

Abb. 2. Schematische Darstellung der verschiedenen Bindungsorte für Arzneimittel am humanen Serumalbuminmolekül *(HSA)*

Pharmakokinetische Auswirkungen

Wird krankheits- und/oder comedikationsbedingt die Plasmaproteinbindung (akut) verändert, so hat dies für den zeitlichen Verlauf der im Plasma (Blut, Serum) meßbaren Arzneimittelkonzentrationen bestimmte Konsequenzen, die von der pharmakokinetischen Charakteristik des betroffenen Arzneimittels abhängen (MacKichan 1984).

Im allgemeinen kann davon ausgegangen werden, daß bei erniedrigter Plasmaeiweißbindung mit der Erhöhung der freien Fraktion f das scheinbare Verteilungsvolumen zunimmt, weil nun ein größerer Anteil des Arzneimittels sich in periphere Gewebe verteilen kann. Zwischen der freien Konzentration in Plasma (P) und Gewebe (G) stellt sich rasch ein Gleichgewicht ein, und es gilt die Gleichung für die identische ungebundene Konzentration (C_u):

$$C_u = Cp \times fp = C_G \times f_G. \tag{1}$$

Nach Gillette (1971) gilt für das scheinbare Verteilungsvolumen (V_{ss}) folgende Beziehung:

$$V_{ss} = V_P + V_G \left(\frac{f_P}{f_G} \right). \tag{2}$$

wobei V_P das Plasmavolumen (ca. 3 l/75 kg), V_G das „Gewebevolumen" (ca. 50 l/75 kg), f_P und f_G die ungebundene (freie) Fraktion in Plasma bzw. Gewebe darstellen. Man erkennt daraus, daß V_{ss} von der Plasma- und Gewebebindung abhängt.

Die entscheidende Bedeutung kommt jedoch dem Eliminationstyp zu. Die renale oder hepatische Elimination wird am besten durch die systemische Clearance (CL) charakterisiert, die nach Wilkinson und Shand (1975) von der intrinsischen Organclearance (CL_{int}), der Durchblutung des Eliminationsorgans (Q) und f abhängt:

$$CL = Q \cdot \frac{CL_{int} \cdot f}{Q + f \cdot CL_{int}}. \tag{3}$$

Beim sog. restriktiven Eliminationstyp (z.B. Warfarin, Phenytoin, Diazepam) bestimmt f (bzw. die Plasmaeiweißbindung) die CL und unter der Voraussetzung $CL_{int} \cdot f \ll Q$ vereinfacht sich der obige Ausdruck zu:

$$CL = CL_{int} \cdot f. \tag{4}$$

Somit ist CL direkt proportional f.

Mehr mehrmaliger Applikation stellt sich nach 4 bis 5 Eliminationshalbwertszeiten ($t_{1/2}$) ein Fließgleichgewicht zwischen Invasion und Evasion ein, und es gilt für die sog. mittlere Steady-state-Gesamtkonzentration folgende Beziehung:

$$C_{ss} = \frac{F \cdot D}{\tau \cdot CL} = \frac{F \cdot D}{\tau \cdot CL_{int} \cdot f}. \tag{5}$$

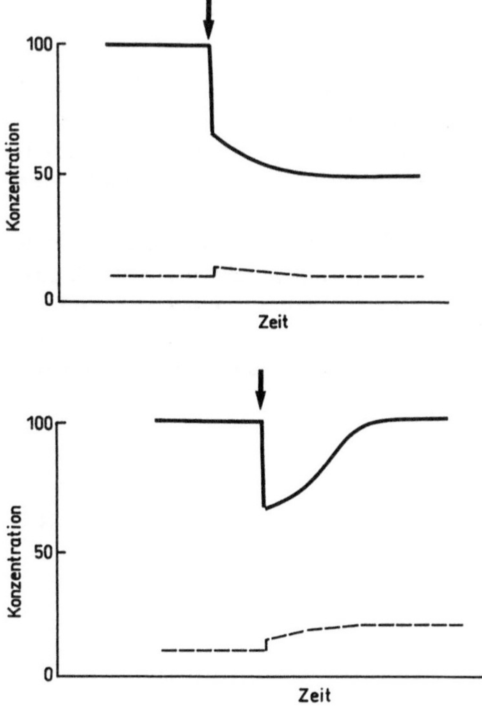

Abb. 3. Theoretischer Steady-state-Zeitverlauf der totalen *(durchgezogene Linien)* und freien *(gestrichelte Linien)* Plasmakonzentration eines zu 90% gebundenen Arzneimittels vom restriktiven *(oben)* bzw. nichtrestriktiven *(unten)* Eliminationstypes, wenn durch ein zusätzliches Medikament bzw. akutes Krankheitsereignis ($\downarrow$) die Fraktion des freien Arzneimittelanteils verdoppelt wird. (Modifiziert nach Shand et al. 1975)

wobei FD die bioverfügbare Dosis und τ den Dosierungsintervall darstellen. Für die freie Steady-state-Konzentration ($C_{ss,u}$) gilt entsprechend:

$$C_{ss,u} = C_{ss} \cdot f \text{ bzw.}$$

$$C_{ss,u} = \frac{F \cdot D}{\tau \cdot CL_{int}}. \tag{6}$$

Daraus ist ersichtlich, daß $C_{ss,u}$ von Plasmaproteinbindungsveränderungen (z. B. durch Interaktionen, akute Krankheiten) unbeeinflußt bleibt. Es muß nur daran gedacht werden, daß initial kurzfristige Anstiege beobachtet werden (Abb. 3).

Im Gegensatz dazu verhält sich die totale bzw. Gesamtkonzentration (C_{ss}; frei + gebunden) umgekehrt proportional f bzw. den Bindungsveränderungen (s. Gleichung 5 und Abb. 3).

Bei Arzneimitteln, deren Elimination als nichtrestriktiv klassifiziert wird (z. B. Propranolol, Lidocain), handelt es sich meistens um Substanzen mit hoher CL (>800 ml/min). Unter der Voraussetzung, daß dann

$$CL_{int} \cdot f \gg Q \text{ ist,} \tag{7}$$

vereinfacht sich die Berechnung von CL zu CL $\approx$ Q, d. h., die CL ist nur von der Durchblutung des Eliminationsorgans abhängig, und das Ausmaß der Plasmaeiweißbindung ist ohne Bedeutung; somit wird auch C_{ss} von Bindungsveränderungen nicht beeinflußt. Dies gilt jedoch nicht für $C_{ss,u}$ $(= C_{ss} \cdot f)$, das sich bei Veränderungen von f proportional verändern wird (s. Abb. 3).

Klinische Schlußfolgerungen

Bei Intensivpatienten sind vielfältige Veränderungen in der Plasmaeiweißbindung denkbar, die durch pathophysiologische Veränderungen und/oder Wechselwirkungen zwischen den zahlreichen gleichzeitig applizierten Medikamenten hervorgerufen werden. Diese können qualitativ in die gleiche Richtung gehen (Erhöhung von f), jedoch sind teilweise auch kompensierbare Mechanismen theoretisch denkbar, wenn das Medikament von Albumin und AAG (Tabelle 1 und 2) gebunden wird. Häufig wird damit gerechnet werden müssen, daß bei Intensivpatienten die Plasmaeiweiß-

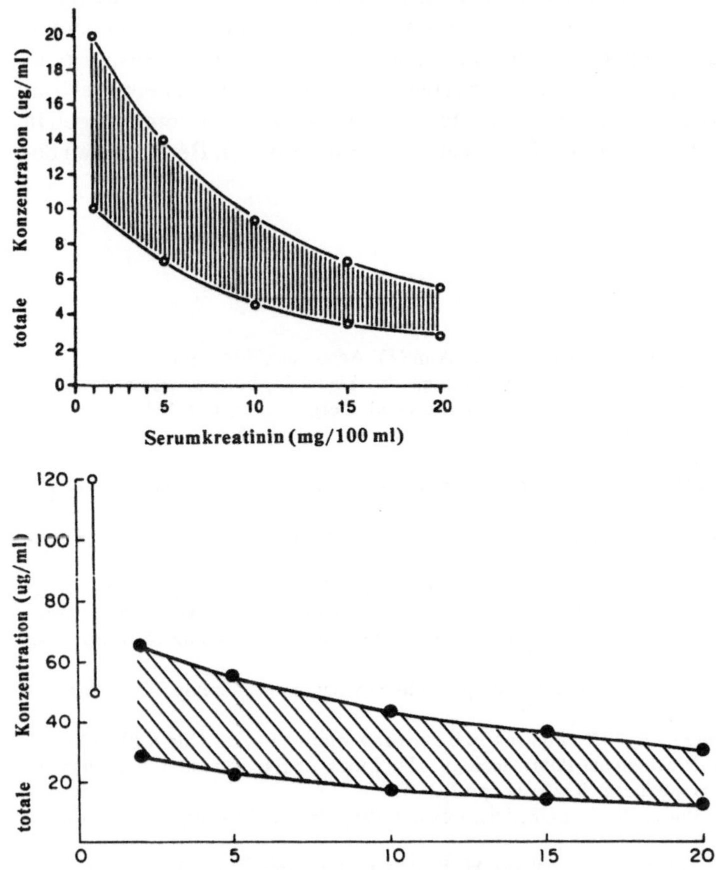

Abb. 4. Die sog. therapeutischen Bereiche *(schraffiert)* für die totalen Serumkonzentrationen von Phenytoin *(oben)* bzw. Valproinsäure *(unten)* in Abhängigkeit der durch die Niereninsuffizienz — charakterisiert durch den Anstieg des Serumkreatinins — hervorgerufenen Reduktion der Plasmaeiweißbindung. (Nach Reidenberg u. Drayer 1984)

bindung von Arzneimitteln erniedrigt ist. Je nach Eliminationstyp des in Frage kommenden Medikamentes (s. vorangegangener Abschnitt) hat dies zur Folge, daß die wirksame Konzentration ($C_{ss,u}$) entweder konstant bleibt (keine Dosisanpassung notwendig!) oder ansteigt, was eine entsprechende Dosisreduktion empfehlenswert erscheinen läßt (s. Abb. 3).

In den letzten Jahren wird in zunehmendem Maße an verschiedenen Kliniken das therapeutische Plasmaspiegelmonitoring durchgeführt, wobei methodisch bedingt fast immer nur die totale Konzentration gemessen wird. Entsprechend sind die sog. therapeutischen Bereiche bisher nur für die Gesamtkonzentrationen ausreichend genau definiert. Bei der Interpretation der totalen Konzentrationen ist Vorsicht geboten, wenn aus den klinischen Daten hervorgeht, daß Veränderungen in der Plasmaproteinbindung angenommen werden müssen. Dann erniedrigen sich z. B. beim Phenytoin oder Valproat die entsprechenden therapeutischen Bereiche (Abb. 4), wenn anhand des angestiegenen Serumkreatinins eine Niereninsuffizienz zur Erhöhung der freien Fraktion (bei konstanter freier Konzentration!) und zu einem Abfall der Gesamtkonzentration der beiden Antikonvulsiva geführt hat (Reidenberg u. Drayer 1984). Am günstigsten wäre es natürlich, wenn es bei der bei Intensivpatienten besonders unübersichtlichen Situation möglich wäre, die freien Arzneimittelkonzentrationen direkt zu bestimmen (Levy u. Moreland 1984). Dazu müßten jedoch in kontrollierten klinischen Therapiestudien noch die therapeutischen Bereiche neu definiert werden.

Literatur

Gilette JR (1971) Factors affecting drug metabolism. Ann NY Acad Sci 179:43–66
Klotz U (1987) Arzneistoffwechsel bei Leberkrankheiten. In: Seidel D, Lang H (Hrsg) Funktion und Funktionsdiagnostik der Leber. Springer, Berlin Heidelberg New York, S 161–177
Kwong TC (1985) Free drug measurements: methodology and clinical significance. Clin Chim Acta 151:193–216
Levy RH, Moreland TA (1984) Rationale for monitoring free drug levels. Clin Pharmacokinet 9: 1–9
MacKichan JJ (1984) Pharmacokinetic consequences of drug displacement from blood and tissue proteins. Clin Pharmacokinet 9:32–41
Pacifici GM, Viani A, Taddeucci-Brunelli G, Rizzo G, Carrai M, Schulz H-U (1986) Effects of development, aging and renal and hepatic insufficiency as well as hemodialysis on the plasma concentrations of albumin and α_1-acid glycoprotein: implications for binding of drugs. Ther Drug Monit 8:259–263
Reidenberg MM, Drayer DE (1984) Alteration of drug-protein binding in renal disease. Clin Pharmacokinet 9:18–26
Shand DG, Mitchell JR, Oates JA (1975) Pharmacokinetic drug interaction. In: Gilette JR, Mitchell JR (Hrsg) Concepts in Biochemical Pharmacology. Handbook of Experimental Pharmacology 28/3. Springer, Berlin Heidelberg New York, pp 272–314
Tillement JP, Lhoste FL, Guidicelli JF (1978) Diseases and drug protein binding. Clin Pharmacokinet 3:144–154
Tinguely D, Baumann P, Conti M, Jonzier-Perey M, Schöpf J (1985) Interindividual differences in the binding of antidepressives to plasma proteins: the role of the variants of alpha$_1$-acid glycoprotein. Eur J Clin Pharmacol 27:661–666
Wilkinson GR, Shand DG (1975) Commentary. A physiologic approach to hepatic drug clearance. Clin Pharmacol Ther 18:377–390
Wood M (1986) Plasma drug binding: implications for anesthesiologists. Anesth Analg 65:786–804

Hemmung und Induktion des Arzneimittelstoffwechsels bei Intensivpatienten

G. HEINEMEYER

Viele Arzneimittel können aufgrund ihrer geringen Wasserlöslichkeit nicht über die Nieren eliminiert werden. Sie unterliegen daher einem Metabolismus, der zu wasserlöslichen Stoffwechselprodukten führt. Im Mittelpunkt dieses Stoffwechsels, der überwiegend in der Leber stattfindet, steht das Cytochrom P-450, durch das Arzneimittel oxidativ verändert werden.

Induktion arzneimittelabbauender Enzyme

Das Cytochrom-P-450-System ist in der Lage, sich adaptiv zu vermehren. Eine solche Vermehrung, die sowohl qualitativ als auch quantitativ erfolgt und durch die Verabreichung bestimmter Pharmaka, sog. Induktoren (Tabelle 1) ausgelöst wird, bezeichnet man als Induktion [12]. Eine Induktion führt dazu, daß durch die erhöhte Aktivität des Enzyms und dem daraus folgenden beschleunigten Metabolismus andere gleichzeitig verabreichte Stoffe, die auch der oxidativen Metabolisierung unterliegen, schneller eliminiert werden. Aufgrund der daraus resultierenden verringerten Konzentration ist damit häufig ein Wirkungsverlust verbunden. Die Induktion des Arzneimittelstoffwechsel ist daher Ursache vieler Arzneimittelinteraktionen [12,

Tabelle 1. Klinisch wichtige Induktoren des Arzneimittelstoffwechsels

Pharmakolog. Bezeichnung	Handelsnamen	Literatur
Barbiturate		
Phenobarbital	Luminal	[26, 27, 32, 35, 36, 38]
Pentobarbital	Nembutal	[2, 3, 5, 11, 13, 16, 17, 18, 20, 22, 23, 24, 25]
Thiopental	Trapanal	[25, 59]
Primidon (Metabolit: Phenobarbital)	Mylepsinum, Liskantin	[38]
Diphenylhydantoin	Zentropil, Phenhydan	[10, 33, 38, 46, 61, 63]
Carbamazepin	Tegretal, Timonil	[19, 38, 46]
Rifampicin	Rimactan, Rifampin	[7, 35, 36, 44, 46, 57, 64]

Beratungsstelle für Vergiftungserscheinungen, Pulsstraße 3–7, D-1000 Berlin 19

58]. Für die Therapie auf der Intensivstation spielen besonders die Barbiturate, in geringerem Maße auch Antikonvulsiva wie Phenytoin oder Carbamazepin, selten das Rifampicin eine Rolle.

Hemmung des Arzneimittelstoffwechsels

Eine Hemmung des Arzneimittelstoffwechsels kommt hauptsächlich dadurch zustande, daß mehrere Stoffe um die gleiche Bindungsstelle am Enzym konkurrieren (kompetitive Hemmung) und so eine Aktivitätsverminderung erfolgt. Ein derartiger Mechanismus führt zu einer Verringerung der Eliminationsgeschwindigkeit von Arzneimitteln, die vorwiegend einer Metabolisierung unterliegen. Eine Verminderung der Aktivität arzneimittelabbauender Enzyme ist darüber hinaus bei Leberschäden, z.B. Zirrhose [66], aber auch bei toxischen Veränderungen und im Schock [20] zu erwarten.

Tabelle 2 gibt eine Übersicht über wichtige Hemmstoffe des Arzneimittelmetabolismus; besonders häufig vertreten sind Imidazolderivate (Miconazol, Ketoconazol, Cimetidin), daneben können aber auch Induktoren selbst Hemmstoffe sein [34, 39, 42, 58]. Dies ist besonders dann zu berücksichtigen, wenn der Induktor abgesetzt wird, die Induktion aber länger anhält. Die gleichzeitige Gabe von Induktoren und Hemmstoffen führt unter Umständen dazu, daß die Induktion nicht zur Wirkung kommt [33].

Tabelle 2. Wichtige Hemmstoffe des Arzneimittelstoffwechsels

Pharmakolog. Bezeichnung	Handelsname	Literatur
Miconazol	Daktar	[21, 34]
Cimetidin	Tagamet	[28, 30, 33, 52]
Chloramphenicol	Nevimycin, Paraxin	[41]
Disulfiram	Antabus	[30, 31, 65]
INH	Neoteben	[29]
Ketoconazol	Nizoral	[8]
Allopurinol	Zyloric	[54]
Phenobarbital	Luminal	[42, 58]
Rifampicin	Rimactan, Rifa	[39, 42]

Besonderheiten der Arzneitherapie auf der Intensivstation

Die Arzneitherapie bei Intensivpatienten ist durch die gleichzeitige Verabreichung vieler Medikamente gekennzeichnet. Campos et al. [9] stellten fest, daß durchschnittlich ca. 11 Stoffe pro Tag appliziert wurden, in besonders kritischen Fällen (durchschnittlich 19,4) sogar noch erheblich mehr. Die Gefahr von Arzneimittelinteraktionen ist somit bei diesem Patientenkreis besonders groß. Häufig kann aber bei Verabreichung mehrerer Medikamente eine Interaktion zweier Stoffe nicht mehr als solche erkannt werden, da sich mehrere Mechanismen überlagern. Diese Schwierigkeiten treten auch schon bei weniger schwer kranken Patienten auf [58] und können durch das Vorliegen schwerer Organschäden weiter kompliziert werden. Es ist demnach anzunehmen, daß nur besonders ausgeprägte Interaktionen klinische Bedeutung erlangen.

Erkennung einer Induktion bei Intensivpatienten

Eine Induktion kann mit Hilfe verschiedener Verfahren untersucht werden [26, 27, 36, 45]: Neben der Bestimmung der Clearance von Arzneimitteln, z. B. Antipyrin [7, 13, 55, 56]. Amidopyrin [27, 55] und dessen N-demethyliertem Metaboliten 4-Methylaminoantipyrin [20, 24, 27], der auch gleichzeitig Wirkstoff des Metamizol (Novalgin) ist, Hexobarbital [6, 7, 24, 36, 43, 66] und Theophyllin [17], spielt die Anwendung sog. nichtinvasiver Verfahren eine wichtige Rolle. Es handelt sich dabei um die Bestimmung endogen gebildeter Stoffe, die 1. über dieselben Enzyme gebildet werden, über die auch Arzneimittel metabolisiert werden, 2. deren Bildung über andere Enzymsysteme läuft, aber parallel mit einer Steigerung der Aktivität arzneimittelabbauender Enzyme. In der Praxis hat sich die Bestimmung von *6β-Hydroxycortisol (6β-OHF)* [22, 26, 35, 36, 45, 46], einem polaren Metaboliten des Cortisols und von *D-Glucarsäure (D-GA)* [1, 22, 26, 38, 45, 53], einem Stoffwechselprodukt der Glukuronsäure, als Indikatoren für eine Enzyminduktion durchgesetzt. Darüber hinaus kann auch die Aktivität der γ-Glutamyltranspeptidase (GGT) im Serum bei Vorliegen einer Induktion erhöht sein [48, 62]. Die GGT ist jedoch zur Anwendung auf der Intensivstation ungeeignet, da aufgrund von Leberschäden häufig ein unspezifischer Anstieg vorkommt [22].

Befunde über Induktion bei Intensivpatienten

Eine Assoziation der Ausscheidung von D-GA und der Gabe von Induktoren ist bei Intensivpatienten wie bei Gesunden leicht möglich (Abb. 1): Es zeigt sich eine charakteristische Verteilung der Ausscheidung im 24-h-Harn mit Überwiegen der normalen bzw. niedrigen Ausscheidung (schraffierte Fläche). Die hohen Werte können bis auf wenige Ausnahmen mit der Verabreichung von Pentobarbital ($n = 40$), anderen Barbituraten (Phenobarbital, Thiopental) oder Antikonvulsiva (Phenytoin) ($n = 21$) bzw. Miconazol ($n = 32$) assoziiert werden. Dieses Ergebnis entspricht den bekannten Befunden bei Gesunden [26] bzw. anderen Patientengruppen [53]. Neu ist der stimulierende Effekt durch Miconazol. Ob durch das bei Intensivpatienten häufig verwendete Thiopental ebenfalls eine Induktion ausgelöst werden kann, ist nicht bekannt. Es ist aber zu bedenken, daß Pentobarbital zu ca. 10–15% aus Thiopental gebildet wird [59], bei längerer Gabe und vor allem bei höheren Dosierungen wie bei der Behandlung des erhöhten Schädelinnendrucks können ausreichend hohe Pentobarbitalkonzentrationen entstehen, so daß mit einer Induktion gerechnet werden muß [25].

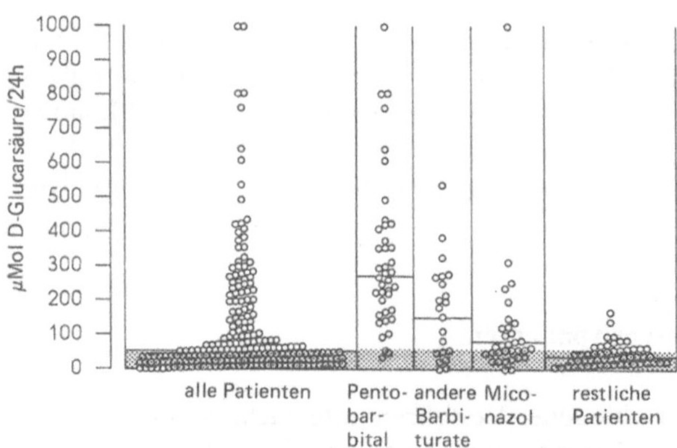

Abb. 1. Ausscheidung von D-Glucarsäure bei 210 willkürlich ausgewählten operativen Intensivpatienten. Differenzierung möglicher Induktoren durch sukzessives Herauslösen einzelner Pharmakagruppen (Barbiturate, Miconazol) aus dem Gesamtkollektiv

Im Gegensatz zur Ausscheidung von D-GA konnte mit Hilfe des Parameters 6β-OHF bei Intensivpatienten die Induktion durch Barbiturate nicht nachgewiesen werden [22]. Bei Gesunden und anderen Patienten unter Barbiturat- bzw. Rifampicingabe (Epileptiker, Tuberkulosekranke) findet eine starke Erhöhung der Ausscheidung im 24-h-Urin statt [35, 46]. Dieser fehlende Effekt bei Schwerstkranken kann so gedeutet werden, daß durch Interaktionen, z. B. aufgrund einer Hemmung, die Stimulation unterdrückt wird. Patienten, die mit Miconazol behandelt wurden, wiesen aber hohe Werte auf. Bei den meisten anderen Patienten ist eine Differenzierung nicht möglich. Die vielfältigen Möglichkeiten der Beeinflussung des Cortisolmetabolismus [60], von der Bildung in der Nebennierenrinde bis hin zum Metabolismus, erschweren daher die Anwendung und Interpretation dieses Parameters auf der Intensivstation erheblich.

Kinetik von Arzneimitteln unter Gabe von Pentobarbital

Aufgrund der vorliegenden Befunde steht das Pentobarbital als Induktor auf der Intensivstation im Vordergrund: Heinemeyer et al. [21, 23] bestimmten die Konzentrationen von Pentobarbital über mehrere Tage bei Intensivpatienten, die wegen erhöhten Schädelinnendrucks mit einer hohen Dosierung behandelt wurden. Bei 10 Patienten fand sich eine signifikante Abnahme der Plasmaspiegel innerhalb von 5 Tagen, die Clearance stieg um ca. 50% an. Dies würde bedeuten, daß die Dosierung nach etwa einer Woche verdoppelt werden müßte, um eine konstante Konzentration zu halten. Diese Erhöhung der Clearance wurde als Ausdruck einer Eigeninduktion des Metabolismus von Pentobarbital aufgefaßt. Untersuchungen von Baldeo et al. [3] zeigten eine vermehrte Metabolitenausscheidung im Urin. Andererseits fanden Bayliff et al. [4] nur eine geringfügige Verkürzung der Halbwertszeit nach Absetzen einer Pentobarbitalbehandlung von 33–156 h Gesamtdauer im Vergleich zu Werten nach einmaliger Gabe bei gesunden Probanden.

Uneinheitlich sind Befunde über Veränderungen der Kinetik von Pharmaka unter Behandlung mit Pentobarbital bei Intensivpatienten. Für das Hexobarbital [24] fand sich zwar eine erhöhte Clearance bei Patienten unter Pentobarbitalgabe, wegen der schlechten Vergleichbarkeit der Kollektive und wegen einer großen Varianz ließ sich jedoch nicht endgültig beweisen, daß Pentobarbital ursächlich für die beschleunigte Elimination verantwortlich ist. Allerdings wurde eine statistisch signifikante Korrelation der Hexobarbitalclearance mit der Ausscheidung von D-GA festgestellt, so daß die Hypothese der Beschleunigung der Elimination durch Induktion erhärtet wird. Die Clearance von 4-Methylaminoantipyrin, dem Wirkstoff von Metamizol wird jedoch nicht durch Pentobarbital stimuliert. Gabrielsen et al. [16] fanden intraindividuell keine einheitliche Steigerung der Clearance von Methylprednisolon durch Gabe von Pentobarbital, wenngleich die Mittelwerte unter der Verabreichung des Induktors signifikant erhöht waren. Ein kasuistischer Bericht [17] liegt vor, in dem eine Beschleunigung der Theophyllinclearance durch Pentobarbital beschrieben wird.

Es läßt sich somit nicht eindeutig zeigen, daß eine Induktion durch Pentobarbital in jedem Fall zu einer beschleunigten Elimination gleichzeitig applizierter Pharmaka führt. Andere Gründe wie Alter, extreme Veränderungen der Organfunktion und Komedikation führen zu einer großen interindividuellen Varianz der Clearance. Hohe Dosen von Pentobarbital führen überdies zu einer Hypothermie, die zu einer Verlangsamung der Elimination führt. Schaible et al. [49] berichteten, daß bei Kindern mit hochdosierter Pentobarbitalbehandlung in Hypothermie kein Unterschied in der Clearance zu der von gesunden Erwachsenen [14] auftrat.

Diese Unübersichtlichkeit der Befunde bestätigt die Vermutung, daß bei Intensivpatienten die Induktion schwer zu dokumentieren ist und kausale Zusammenhänge schwer darstellbar sind.

Befunde bei anderen Patienten zeigen jedoch eindeutig, daß Pentobarbital zu einer Stimulierung der Elimination [2, 5, 11, 18, 32] und des Metabolismus [3] führte. Dabei werden nicht nur der oxidative Metabolismus, sondern z. B. auch Glukuronidierungsreaktionen beschleunigt [50].

Hemmung der Arzneimittelmetabolisierung

Abbildung 2 zeigt die Plasmakonzentrationen von Pentobarbital unter hoher Dosierung zur Senkung des erhöhten Schädelinnendrucks; die gleichzeitig verabreichte Medikation ist ebenfalls angegeben. Es zeigt sich ein Anstieg der Clearance in den ersten 6 Tagen der Behandlung, die Konzentrationen bleiben konstant, da die Dosierung erhöht wurde. Am Behandlungstag 9 wird jedoch als zusätzliche Medikation Miconazol verordnet. Daraufhin kommt es trotz Reduktion der Dosis zu einem drastischen Anstieg der Plasmakonzentration und einem starken Abfall der Clearance. Miconazol ist demnach ein starker Hemmstoff der Arzneimittelhydroxylierung, diese Interaktion konnte sowohl an weiteren Intensivpatienten [21] sowie experimentell gezeigt werden [34].

Weitere Hinweise auf eine Hemmung des Arzneimittelstoffwechsels bei Intensivpatienten sind nicht berichtet. Man sollte jedoch davon ausgehen, daß auch andere Hemmstoffe (vgl. Tabelle 2) zu einer Verringerung der Clearance gleichzeitig verabreichter Medikamente führen können. Von Bedeutung wäre z. B. das Cimetidin, für

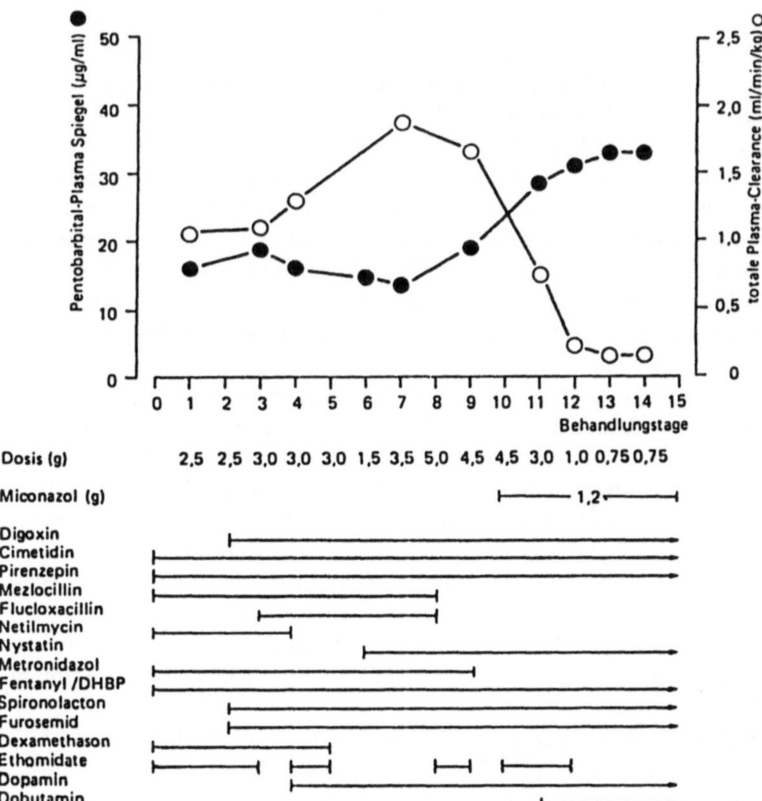

Abb. 2. Verlauf der Plasmakonzentrationen und der Plasmaclearance von Pentobarbital bei einem Intensivpatienten mit Schädel-Hirn-Trauma und Verabreichung multipler Medikation. Einfluß von Miconazol (Daktar) auf die Plasmaspiegel

das viele Interaktionen im Sinne einer Hemmung berichtet wurden [28, 30, 33, 52]. Interessanterweise fand sich aber kein Hemmeffekt auf das häufig bei Patienten mit Hirndruck angewendete Dexamethason [37] durch Cimetidin.

Induktion oder Hemmung müssen demnach nicht notwendigerweise zu einer Veränderung der Arzneimittelelimination bei Schwerstkranken führen. Wird aber eine Verringerung oder Verstärkung der Wirkung beobachtet oder von der Norm abweichende Konzentrationen gemessen und gleichzeitig ein Induktor oder Hemmstoff verabreicht, so ist mit großer Wahrscheinlichkeit die Induktion oder Hemmung als mögliche Ursache für eine solche Veränderung anzunehmen.

Richtlinien für die Beurteilung in der Klinik

Die Verteilung und Elimination von Arzneimitteln bei Intensivpatienten kann durch vielfältige Einflußgrößen verändert werden [15]. Die isolierte Betrachtung der Ver-

Tabelle 3. Ausgewählte Arzneimittel, die überwiegend oxidativ in der Leber metabolisiert werden und deren Kinetik durch Induktion bzw. Hemmung verändert sein kann. Die Halbwertszeit gibt den unbeeinflußten Wert, bei Gesunden bzw. bei Monotherapie ermittelt, an. (Nach [51], und ergänzt [6, 7, 10, 11, 16–19, 21, 23, 24, 28, 30, 32, 33–37, 60, 62])

Pharmakolog. Bezeichnung	Handelsnamen	Mittlere Halbwertszeit [h]
Tolbutamid	Rastinon	4– 7
Diphenylhydantoin	Zentropil, Phenhydan	10–20
Chlorpropamid	Diabetoral	35
Warfarin	Coumadin	65
Bishydroxycoumarin	Marcumar	35–50
Antipyrin	In Kombinationspräparaten	10
Alprenolol	Aptin	2– 3
Metoprolol	Beloc	3– 5
Doxycyclin	Vibramycin	18
Metamizol	Novalgin	2– 5
Paracetamol	ben-u-ron	2– 4
Dexamethason	Fortecortin, Decadron	2– 4
Methylprednisolon	Urbason	2– 4
Benzodiazepine		
Diazepam	Valium	30
Flunitrazepam	Rohypnol	15–25
Midazolam	Dormicum	1– 2
Digitoxin	Digimerck	100
Barbiturate		
Pentobarbital	Nembutal	20–30
Phenobarbital	Luminal	100
Hexobarbital	Evipan	4– 6

änderung des Metabolismus in der Leber kann daher nur in wenigen Fällen eine Erklärung für eine Änderung der Kinetik liefern. Eine Vorhersage über Arzneimittelinteraktionen und Veränderungen der Kinetik ist nicht möglich. In fraglichen Fällen sollte daher die Plasmakonzentration der betreffenden Stoffe bestimmt werden [39, 47]. Tabelle 3 gibt eine Übersicht über Pharmaka, deren Elimination durch Veränderung der Aktivität arzneimittelabbauender Enzyme variieren kann. Für einige dieser Stoffe, z.B. Phenytoin, Phenobarbital, Digitoxin, Theophyllin stehen einfach zu handhabende Meßmethoden zur Verfügung. In anderen Fällen läßt sich die Dynamik der Stoffe leicht beurteilen. In jedem Fall empfiehlt es sich jedoch, die Indikation eines jeden Arzneimittels auf der Intensivstation sorgfältig abzuwägen und Medikamente auszuwählen, bei denen Interaktionen seltener sind.

Literatur

1. Aarts EM (1985) Evidence for the function of D-glucaric acid as indicator for the drug induced enhanced metabolism through the glucuronic acid pathway in man. Biochem Pharmacol 14: 359–363
2. Alvan G, Piafski K, Lind M, von Bahr C (1977) Effect of pentobarbital on the disposition of alprenolol. Clin Pharmacol Ther 22:316–321
3. Baldeo WC, Gilbert JN, Powell JW (1980) Multidose studies in the human metabolism of pentobarbitone. Eur J Drug Metab Pharmacokinet 5:75–80
4. Bayliff CD, Schwartz ML, Hardy BG (1985) Pharmacokinetics of high-dose pentobarbital in severe head trauma. Clin Pharmacol Ther 38:457–461
5. Berman ML, Green OC (1971) Acute stimulation of cortisol metabolism by pentobarbital in man. Anaesthesiology 34:365–369
6. Breimer DD, Honhoff C, Zilly W, Richter E, van Rossum JM (1975) Pharmacokinetics of hexobarbital in plasma of man after intravenous infusion. J Pharmacokin Biopharm 3:1–11
7. Breimer DD, Zilly W, Richter E (1976) Influence of rifampicin on drug metabolism: Differences between hexobarbital and antipyrine. Clin Pharmacol Ther 21:470–480
8. Brown MW, Maldonado AL, Meredith AL, Meredith CG, Speeg KV (1985) Effect of ketoconazole on hepatic oxidative drug metabolism. Clin Pharmacol Ther 37:290–297
9. Campos AR, Herraez FXV, Marcos RJ, Amer JG, Porcar RC, Lucia PI (1980) Drug use in an intensive care unit and its relation to survival. Intens Care Med 6:163–168
10. Chalk JB, Ridgeway JB, Brophy T, Yelland JDN, Eadie MJ (1984) Phenytoin impairs the bioavailability of dexamethasone in neurological and neurosurgical patients. J Neurol Neurosurg Psych 47:1087–1090
11. Collste P, Seideman P, Borg K-O, Haglund K, von Bahr C (1979) Influence of pentobarbital on effect and plasma levels of alprenolol and 4-hydroxy-alprenolol. Clin Pharmacol Ther 25: 423–424
12. Conney AH (1967) Pharmacological implications of microsomal enzyme induction. Pharmacol Rev 19:317–366
13. Danhof M, Verbeek RMA, Van Boxtel CJ, Boeijing JK, Breimer DD (1982) Differential effects of enzyme induction on antipyrine metabolite formation. Brit J Clin Pharmacol 13:379–386
14. Ehrnebo M (1974) Pharmacokinetics and distribution of pentobarbital in humans following oral and intravenous administration. J Pharm Sci 6:1114–1118
15. Freitag B, Borman T (1982) Arzneimittelinteraktionen in der Intensivtherapie. Anaesthesiol Reanim 7:147–152
16. Gabrielsen J, Bendtsen A, Eriksen H, Andersen S (1985) Methylprednisolone halflife during simultaneous barbiturate treatment and mechanical hyperventilation in neurosurgical patients. J Neurosurg 62:182–185
17. Gibson GA, Blouin RA, Bauer LA, Rapp RP, Tibbs PA (1985) Influence of high-dose pentobarbital on theophylline pharmacokinetics. A case report. Ther Drug Monitor 7:181–184
18. Haglund K, Seideman P, Collste P, Borg K-O, von Bahr C (1979) Influence of pentobarbital on metoprolol plasma levels. Clin Pharmacol Ther 26:326–329
19. Hansen JM, Siersbaeck-Nielsen K, Skovsted L (1971) Carbamazepine-induced acceleration of diphenylhydantoin and warfarin metabolism in man. Clin Pharmacol Ther 12:539–544
20. Heinemeyer G, Roots I, Gramm HJ, Dennhardt R (1985) Induction and inhibition of drug elimination in critical care patients as shown by pentobarbital and metamizol clearance. Biochem Pharmacol 34:413–414
21. Heinemeyer G, Roots I, Schulz H, Dennhardt R (1985) Hemmung der Pentobarbital-Elimination durch Miconazol bei Intensivtherapie des erhöhten intracraniellen Druckes. Intensivmed 22:164–167
22. Heinemeyer G, Roots I, Lestau P, Klaiber H-R, Dennhardt R (1986) D-glucaric acid excretion in critical care patients — comparison to 6β-hydroxycortisol excretion and serum γ-glutamyl-transpeptidase activity and relation to multiple drug therapy. Brit J Clin Pharmacol 21:9–18
23. Heinemeyer G, Roots I, Dennhardt R (1986) Monitoring of pentobarbital plasma levels in critical care patients suffering from increased intracranial pressure. Ther Drug Monitor 8: 145–150

24. Heinemeyer G, Gramm H-J, Simgen W, Dennhardt R, Roots I (1987) Hexobarbital and dipyrone kinetics in critical care patients receiving high-dose pentobarbital. Eur J Clin Pharmacol 32:273–277
25. Heinemeyer G (1987) Clinical pharmacokinetic considerations in the treatment of raised intracranial pressure. Clin Pharmacokinet 13:1–25
26. Hildebrandt AG, Roots I, Speck M, Saalfrank K, Kewitz H (1975) Evaluation of in vivo parameters of drug metabolizing enzyme activity in man after administration of clemastine, phenobarbital or placebo. Eur J Clin Pharmacol 8:327–336
27. Hildebrandt AG, Roots I, Heinemeyer G, Nigam S, Helge H (1978) Aminopyrine as one of the parameters to measure in vivo drug metabolism in man and animal. In: Estabrook RW, Lindenlaub E (eds) The induction of drug metabolism. Schattauer Verlag, Stuttgart, New York, pp 615–627
28. Klotz U, Reimann I (1980) Delayed clearance of diazepam due to cimetidine. N Engl J Med 301:1012–1014
29. Kutt H, Winters W, McDowell FH (1966) Depression of parahydroxylation of diphenylhydantoin by antituberculosis therapy. Neurology 16:594–602
30. Loft S, Sonne J, Pilsgaard H, Dossing M, Poulsen E (1986) Inhibition of antipyrine elimination by disulfiram and cimetidine. The effect of concomitant administration. Brit J Clin Pharmacol 21:75–77
31. Marselos M, Alakuijala P, Lang M, Törönen R (1977) Studies on the mechanism by which disulfiram and diethyldithiocarbamate affect drug metabolism. In: Ullrich V, Roots I, Hildebrandt AG, Estabrook RW, Conney AH (eds) Microsomes and drug oxidations. Pergamon Press, Oxford, pp 589–596
32. Neuvonen PJ, Penttilae O (1974) Interaction between doxycycline and barbiturates. Brit Med J 1:535–536
33. Neuvonen PJ, Tokola RA, Kaste M (1981) Cimetidine – phenytoin interaction. Effect on serum phenytoin concentration and antipyrine test. Eur J Clin Pharmacol 21:215–220
34. Niemeegers CE, Levron JCl, Awouters F, Janssen PAJ (1982) Inhibition and induction of microsomal enzymes in the rat. A comparison of four antimycotics miconazole, econazole, clotrimazole and ketoconazole. Arch Int Pharmacodyn 251:26–38
35. Ohnhaus EE, Park BK (1979) Measurement of urinary 6β-OHF excretion as an in vivo parameter on the clinical assessment of the microsomal enzyme – inducing capacity of antipyrine, phenobarbitone and rifampicin. Eur J Clin Pharmacol 15:139–145
36. Park BK (1982) Assessment of the drug metabolism activity of the liver. Brit J Clin Pharmacol 14:631–651
37. Peden NR, Rewhorn I, Champion MC, Mussani R, Ooi TC (1984) Cortisol and dexamethasone elimination during treatment with cimetidine. Brit J Clin Pharmacol 18:101–103
38. Perucca E, Hedges A, Makki KA, Rutprah M, Wilson JF, Richens A (1985) A comparative study of the relative enzyme inducing properties of anticonvulsant drugs in epileptic patients. Brit J Clin Pharmacol 18:401–410
39. Pessayre D, Mazel P (1976) Induction and inhibition of hepatic drug metabolizing enzymes by rifampin. Biochem Pharmacol 25:943–949
40. Rameis H (1985) Die Bedeutung des „Drug-Monitoring" für die Intensivmedizin. Intensivmed 21:64–68
41. Reiche R, Frey H-H (1981) Interactions between chloramphenicol and intravenous anesthetics. Anästhesist 30:504–507
42. Remmer H, Fleischmann R, Kunz W (1978) Pharmacological consequences of induction of drug metabolizing enzymes. In: Estabrook RW, Lindenlaub E (eds) The induction of drug metabolism. Schattauer Verlag, Stuttgart, New York, pp 556–581
43. Rietbrock I, Lazarus G, Richter E, Breimer DD (1981) Hexobarbitone disposition at different stages of intensive care treatment. Brit J Anaesth 53:283–293
44. Roots I (1979) Effect of rifampicin on urinary excretion of 6β-hydroxycortisol and glucaric acid in man and animal. Arch Pharmacol [Suppl R72] 307
45. Roots I, Ley B, Hildebrandt AG (1978) In vivo parameters of drug metabolism – Differences in specificity towards inducing agents. In: Ullrich V, Roots I, Hildebrandt AG, Estabrook RW, Conney AH (eds) Microsomes and drug oxidations. Pergamon Press, Oxford, pp 581–588

46. Roots I, Holbe R, Hövermann W, Nigam S, Heinemeyer G, Hildebrandt AG (1979) Quantitative determination by HPLC of urinary 6β-hydroxycortisol, an indicator of enzyme induction by rifampicin and antiepileptic drugs. Eur J Clin Pharmacol 16:63–71
47. Roots I (1986) Wann ist die Bestimmung von Arzneimittelkonzentrationen im Plasma nützlich oder notwendig? Internist 27:40–52
48. Rosalki SB, Tarlow D, Rau D (1971) Plasma gamma glutamyltranspeptidase elevation in patients receiving enzyme inducing drugs. Lancet 2:376–377
49. Schaible DH, Cupit GC, Swedlow DB, Rocci ML Jr (1982) High-dose pentobarbital pharmacokinetics in hypothermic brain-injured children. J Pediatr 100:655–660
50. Seideman P, Ericsson O, Groningsson K, Von Bahr C (1981) Effect of pentobarbital on the formation of diastereomeric oxazepam glucuronides in man. Analysis by high performance liquid chromatography. Acta Pharmacol Toxicol 49:200–204
51. Skovsted L, Hansen JM, Kristensen M, Christensen LK (1974) Inhibition of drug metabolism in man. In: Morselli L, Garratini S, Cohen SN (eds) Drug interactions. Raven Press, New York, pp 81–90
52. Somogyi A, Gugler R (1982) Drug interactions with cimetidine. Clin Pharmacokin 7:23–41
53. Sotaniemi EA, Medzihradsky F, Eliasson G (1974) Glucaric acid as an indicator of use of enzyme inducing drugs. Clin Pharmacol Ther 15:417–423
54. Vesell E, Passananti GT, Greene FE (1973) Impairment of drug metabolism in man by allopurinol and nortriptyline. New Engl J Med 283:1484
55. Vesell ES, Passananti GT, Glenwright PA, Dvorchik BH (1975) Studies on the disposition of antipyrine, aminopyrine, and phenacetin using plasma, saliva, and urine. Clin Pharmacol Ther 18:259–272
56. Vesell ES (1979) The antipyrine test in clinical pharmacology: conceptions and misconceptions. Clin Pharmacol Ther 26:275–286
57. Vital Durand D, Hampden C, Boobis AR, Park BK, Davies DS (1986) Induction of mixed function oxidase activity in man by rifapentine (MDL 473), a long acting rifamycine derivative. Brit J Clin Pharmacol 21:1–7
58. Vree TB, Henderson PT, van der Kleijn E, Guelen PMJ (1975) Drug interactions at the metabolic level. A reality in drug treatment of epilepsy. In: Schneider H, Janz D, Gardner-Thorpe C, Meinardi H, Sherwin AL (eds) Clinical pharmacology of antiepileptic drugs. Springer Verlag, New York, Heidelberg, Berlin, pp 34–42
59. Watson WA, Godley PJ, Garriott JC, Bradberry JC, Puckett JD (1983) Blood pentobarbital concentrations during thiopental therapy. Drug Intell. Clin. Pharm 20:283–287
60. Werk EE, MacGee J, Sholiton J (1964) Altered cortisol metabolism in advanced cancer and other terminal illness: excretion of 6β-hydroxycortisol. Metabolism 13:1425–1438
61. Wessling H, Mols-Türkow I (1975) Interaction between diphenylhydantoin (DPH) and tolbutamide in man. Eur J Clin Pharmacol 8:75–78
62. Whitfield JB, Moss DW, Neale G Orme, M Breckenridge A (1973) Changes in plasma-gamma-glutamyltranspeptidase activity associated with alterations in drug metabolism in man. Brit Med J 1:316–318
63. Wong DD, Longenecker DG, Liepman M, Baker S, LaVergne M (1985) Phenytoin-dexamethasone: A possible drug-drug interaction. JAMA 15:2062–2063
64. Yamada S, Iwai K (1976) Induction of hepatic cortisol-6-hydroxylase by rifampicin. Lancet 2:366–367
65. Zemaitis MA, Greene FE (1976) Impairment of hepatic microsomal and plasma esterases of the rat by disulfiram and diethyldithiocarbamate. Biochem Pharmacol 25:453–459
66. Zilly W, Breimer DD, Richter E (1978) Hexobarbital disposition in compensated and decompensated cirrhosis of the liver. Clin Pharmacol Ther 23:525–534

Pathophysiologische und pharmakologische Determinanten des hepatischen Arzneimittelstoffwechsels

H. Lange, J. Bircher

Einleitung

In der Intensivmedizin ist die moderne Arzneimitteltherapie geprägt durch den Einsatz von kurzwirksamen Medikamenten. Der Vorteil dieser Pharmaka liegt in der besseren Steuerbarkeit, indem kumulative Effekte und damit das gehäufte Auftreten unberechenbarer Toxizität deutlich verringert werden konnten. Erreicht wird diese Verbesserung zumeist durch einen schnellen, vorwiegend hepatischen Metabolismus. Allerdings können auch diese Arzneimittel zu „bösen" Überraschungen führen: Byrne et al. (1984) berichteten über einen älteren beatmungspflichtigen Patienten, der zur Sedierung mehrere Tage lang mit Midazolam, einem kurzwirksamen Benzodiazepin, behandelt wurde. Nach Absetzen der Therapie dauerte es wiederum einige Tage, bis der Patient erwachte. Dies war den Autoren angesichts der bekanntermaßen kurzen Plasmahalbwertszeit von Midazolam unerklärlich, und sie kamen zu dem Schluß, daß die Elimination von Midazolam z.B. infolge verminderter Leberdurchblutung verlangsamt gewesen sein muß. Der Patient hat keinen bleibenden Schaden genommen. Allerdings handelt es sich bei Midazolam um ein vergleichsweise harmloses Arzneimittel. Kumulationen von Medikamenten mit ausgeprägteren unerwünschten Wirkungen, wie beispielsweise Antiarrhythmika, hätten unter Umständen ernstere Folgen nach sich gezogen. Nicht allein aus diesem Grunde ist es wichtig, den hepatischen Arzneimittelstoffwechsel auf Störungsmöglichkeiten zu hinterfragen, um später nach besserer Einschätzung der klinischen Situation eine gezieltere Arzneimitteltherapie zu gewährleisten.

Physiologische Prinzipien des Arzneimittelabbaus in der Leber und ihre pharmakokinetischen Konsequenzen

Die Gesamtkörperclearance von Arzneimitteln kann man als Summe der Einzelclearances der beteiligten Organsysteme ansehen:

$$Cl_{gesamt} = Cl_{renal} + Cl_{hepatisch} + Cl_{pulmonal} + Cl_{unbekannt}. \tag{1}$$

Aus dem dargestellten Additionsprinzip der verschiedenen Teilclearances (1) geht hervor, daß die Bedeutung der Leber für die Arzneimittelelimination davon abhängt,

Abteilung Klinische Pharmakologie, Universitätsklinik Göttingen, Robert-Koch-Str. 40, D-3400 Göttingen

wie groß die Teilclearance der Leber im Verhältnis zu den anderen Teilclearances
ist. Nun gibt es eine große Anzahl von Medikamenten, für deren Elimination die Leber die dominierende Rolle spielt. Es handelt sich dabei um die lipophilen Pharmaka.

In Analogie zur renalen Clearance ist die hepatische Clearance definiert als der
Quotient aus der Menge Substanz, die pro Zeiteinheit aus dem Blut eliminiert wird
und der arteriellen Plasmakonzentration der Substanz. Die hepatische Clearance
(Cl_{hep}) kann deshalb wie folgt formuliert werden:

$$Cl_{hep} = \frac{Q \times (C_{art} - C_{hv})}{C_{art}}. \tag{2}$$

wobei Q die Leberdurchblutung, C_{art} die arterielle und C_{hv} die hepatischvenöse
Konzentration der Substanz ist. Bei parenteraler Verabreichung eines Arzneimittels
ist die portale Konzentration gleich hoch wie die arterielle, so daß C_{art} für die Konzentration im arteriellen und portalen Blut steht. In dieser Definition der Cl_{hep} entspricht der Ausdruck:

$$\frac{C_{art} - C_{hv}}{C_{art}}.$$

der hepatischen Extraktion (E).

Damit gilt für die hepatische Clearance (Cl_{hep}):

$$Cl_{hep} = Q \times E. \tag{3}$$

In dieser Gleichung ist die Bedeutung der Leberdurchblutung leicht verständlich, die
physiologische Erklärung der Extraktion aber nicht einfach. E wird zunächst durch
die Kapazität der metabolischen Enzymsysteme der Leber bestimmt. Idealerweise
sollte deren Beitrag unabhängig von der Durchblutungssituation der Leber gesehen
werden können. Zu diesem Zweck wurde der Begriff der „intrinsischen Clearance"
(Cl_i) eingeführt (Wilkinson u. Shand 1975), der die Fähigkeit der Leber beschreibt,
eine bestimmte Substanz zu eliminieren bei (angenommener) unendlich großer Durchblutung. Obwohl über die beste Methode zur Berechnung der intrinsischen Clearance
diskutiert werden kann, hat sich für klinische Zwecke folgende Definition als genügend erwiesen:

$$Cl_{hep} = Q \times \frac{Cl_i}{Q + Cl_i}. \tag{4}$$

Angenommen, die intrinsische Clearance einer bestimmten Substanz ist viel höher
als die Leberdurchblutung, dann nähert sich die Gleichung (4) folgender Verein-
fachung:

$$Cl_{hep} = Q. \tag{4a}$$

Entsprechend gilt bei im Verhältnis zur Leberdurchblutung niedriger intrinsischer
Clearance:

$$Cl_{hep} = Cl_i. \tag{4b}$$

Vergleicht man nun die allgemeine Gleichung für die hepatische Clearance (3) mit Gleichung (4), so ergibt sich:

$$E = \frac{Cl_i}{Q + Cl_i}. \tag{5}$$

Daraus folgt, daß Medikamente mit hoher intrinsischer Clearance (Cl_i) ebenfalls eine hohe Extraktion (E) besitzen, die kaum von der Durchblutung (Q) beeinflußt wird. Umgekehrt haben Substanzen mit niedriger intrinsischer Clearance eine niedrige Extraktion. Allerdings wirken sich hier Veränderungen in der Leberdurchblutung stärker auf die Extraktion aus: Erhöhung der Leberdurchblutung (Q) hat eine Erniedrigung der Extraktion (E) zur Folge und umgekehrt. Da die Clearance allerdings das Produkt aus Durchblutung mal Extraktion (Gleichung 3) darstellt, sind die Auswirkungen auf die Elimination solcher Substanzen vernachlässigbar.

Weiterhin gilt nach Umformung der Gleichung (4):

$$Cl_i = \frac{Q \times E}{1 - E}. \tag{6}$$

Dies zeigt wieder die enge Beziehung von intrinsischer Clearance (Cl_i) und Extraktion (E) und ergibt in Analogie zur intrinsischen Clearance, daß bei hoher hepatischer Extraktion die Leberdurchblutung (Q) der determinierende Faktor für die Elimination ist, daß hier also Veränderungen in der Leberdurchblutung erheblich stärkere Auswirkungen auf die Clearance haben als bei Substanzen mit niedriger Extraktion.

Aufgrund dieser theoretischen Betrachtungen sollten Medikamente, die vorwiegend durch die Leber eliminiert werden in bezug auf ihre hepatische Extraktion klassifiziert werden. Für praktische Zwecke bietet sich eine Einordnung in 3 Gruppen an (Larrey u. Branch 1983), nämlich in Arzneistoffe mit

- niedriger hepatischer Extraktion ($E < 0{,}25$),
- mittlerer hepatischer Extraktion ($0{,}25 < E < 0{,}6$),
- hoher hepatischer Extraktion ($E > 0{,}6$).

Eine besondere Relevanz findet sich in klinischen Bereichen, in denen eine intensive invasive Pharmakotherapie betrieben wird. Arzneimittel aus diesen Gebieten sollten gut steuerbar sein, d. h., sie sollten in bezug auf Wirkungsstärke und -dauer gut kalkulierbar sein. In Tabelle 1 findet sich eine Auswahl von Arzneimitteln aus dem intensivmedizinischen Anwendungsbereich mit unterschiedlichen Indikationen, aufsteigend geordnet nach der hepatischen Extraktion. Da in der Regel beim Menschen die Extraktion nicht gemessen werden kann, wurden Literaturangaben unter Anwendung der Gleichung (3) verwendet, in der vereinfachenden Annahme, daß die extrarenale Clearance der hepatischen gleichgesetzt werden kann. Zugrunde gelegt wurde zudem ein hepatischer Plasmafluß von 900 ml/min. Die Befunde ergeben eine weite Spanne der hepatischen Extraktionen. Unter den oben dargelegten Voraussetzungen ist zu erwarten, daß Veränderungen der hämodynamischen Bedingungen völlig unterschiedliche Auswirkungen auf die Eliminationsrate der aufgeführten Arzneimittel haben. So beeinflussen Änderungen in der Durchblutungs-

Tabelle 1. Pharmakokinetische Daten von Medikamenten aus der Intensivmedizin. (Die Zahlen sind Mittelwerte. Im Einzelfall können beträchtliche Abweichungen vorkommen)

INN-Name	Vd (l/kg)	$k \times 10^{-3}$ (1/min)	Renale Clearance (ml/min)	Extra-renale = „hepatische" Clearance (ml/min)	Geschätzte hepatische Extraktion[a]
Phenobarbital	0,7	0,16	2	6	0,007
Diazepam	1,0	0,36	< 0,25	25	0,03
Flunitrazepam	3,2	0,58	< 2	130	0,14
Thiopental	2,5	0,96	< 8	170	0,19
Pancuronium	0,3	30	440	190	0,21
Promethazin	3,0	0,89	< 2	185	0,21
Midazolam	1,0	5,8	< 20	400	0,44
Nifedipin	5,0	1,4	< 10	500	0,56
Methohexital	2,2	3,9	< 6	590	0,66
Propranolol	3,5	2,6	< 10	620	0,70
Fentanyl	4,0	2,9	50	750	0,83
Lidocain	1,5	7,7	< 40	780	0,87
Verapamil	5,5	2,3	< 50	830	0,92
Pethidin	3,5	3,9	50	890	0,99
Vecuronium	0,5	69	480	900[b]	1,00[b]

[a] Bei einem angenommenen hepatischen Plasmafluß von 900 ml/min

[b] Extrarenale Clearance übersteigt mit 2 l/min die Leberdurchblutung. Vermutlich zusätzliche extrahepatische und extrarenale Elimination

situation der Leber die hepatische Clearance von Phenobarbital (E = 0,007) kaum, während die hepatische Elimination des Antiarrhythmikums Verapamil (E = 0,92) im gleichen Fall dramatisch modifiziert wird. Gerade bei Medikamenten mit einer geringen therapeutischen Breite sollten diese Gesichtspunkte für die Dosierung berücksichtigt werden, um die Inzidenz unerwünschter Wirkungen zu minimieren. Bei Arzneimitteln mit mittlerer hepatischer Extraktion muß damit gerechnet werden, daß sowohl Leberdurchblutung als auch metabolische Kapazität die Eliminationsgeschwindigkeit wesentlich bestimmen.

Klinische Situationen mit veränderter Leberdurchblutung

Erkrankungen, die eine intensivmedizinische Therapie erfordern, sind zumeist nicht nur auf ein Organsystem beschränkt, sondern haben in der Regel auch Auswirkungen auf den Gesamtorganismus. Somit ist es nicht überraschend, daß auch die Leberdurchblutung, die etwa 25% des Herzzeitvolumens ausmacht, zum Teil erheblich beeinflußt wird. In Tabelle 2 sind verschiedene klinische Situationen aufgelistet, die mit Veränderungen der Leberdurchblutung einhergehen.

Tabelle 2. Klinische Zustände mit veränderter Leberdurchblutung

Auswirkung auf die Leberdurchblutung	Klinisches Bild bzw. pathophysiologische Ursache	Referenz
Vermindert	Beatmung (IPPV)	Cooperman 1972 Epstein et al. 1966 Hughes et al. 1979[a]
	Hyperventilation	Hughes et al. 1979[a] Schotholt u. Shirashi 1970[a]
	Herzinsuffizienz	Braunwald 1983 Zito u. Reid 1978
	Operative Eingriffe	Gelman 1976
	Polytrauma, Akutphase	Gottlieb et al. 1983
	Hypovolämischer Schock	Price et al. 1966
	Hypothyreose	Feely et al. 1981
Unverändert	Akute Hypovolämie ($\leq 20\%$)	Deutsch 1967 Price et al. 1966
Erhöht	Hyperkapnie	Epstein et al. 1961 Hughes et al. 1979[a]
	Intraperitoneale Infektionen	Gump et al. 1970
	Polytrauma, Erholungsphase	Gottlieb et al. 1983
	Hyperthyreose	Feely et al. 1981
Unvorhersehbar	Leberzirrhose	Bircher et al. 1973

[a] Untersuchungen am narkotisierten Hund

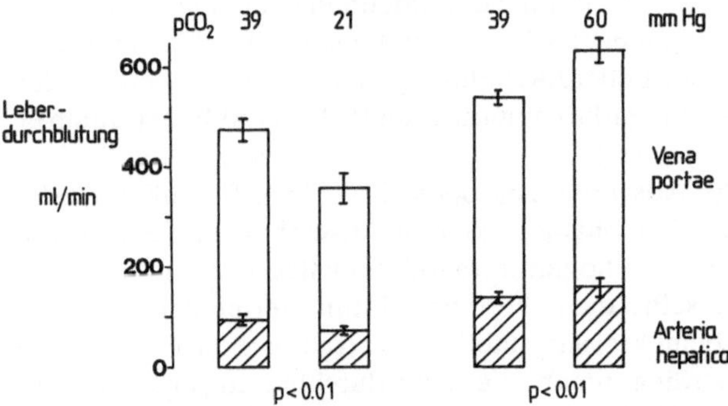

Abb. 1. Auswirkung der Ventilation auf die Leberdurchblutung beim narkotisierten Hund. Gezeigt wird die Leberdurchblutung in Abhängigkeit vom pCO_2. Eine Abnahme des pCO_2 führt zu einer Senkung der Leberdurchblutung, wogegen eine Steigerung eine Zunahme der Leberdurchblutung zur Folge hat (Schotholt u. Shirashi 1970)

Allein durch maschinelle Überdruckbeatmung (IPPV) sinkt die Leberdurchblutung um ca. 10% (Epstein et al. 1966; Cooperman 1972; Hughes et al. 1979b). Man geht davon aus, daß hierfür eher mechanische als reflexbedingte Mechanismen verantwortlich sind. Passive Hyperventilation hat eine nochmalige ausgeprägte Reduktion der Leberdurchblutung um mehr als 20% zur Folge (Abb. 1) (Hughes et al. 1979b; Johnson 1975; Schotholt u. Shirashi 1970). Es konnte gezeigt werden, daß die Senkung der arteriellen CO_2-Spannung erheblich stärkere Auswirkungen hat, als die

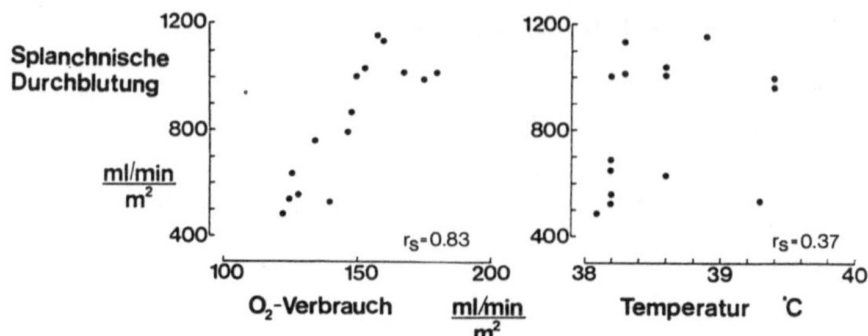

Abb. 2. Splanchnische Durchblutung bei intraperitonealen Infektionen. Es ist die Beziehung dargestellt zwischen Splanchnikusdurchblutung und O_2-Verbrauch bzw. Körpertemperatur. Während der
gesteigerte Grundumsatz mit einer vermehrten Splanchnikusdurchblutung einhergeht, besteht keine
Beziehung zwischen Körpertemperatur und splanchnischer Durchblutung. Wir können somit nicht
mit einfachen klinischen Meßgrößen die „Leberdurchblutung" abschätzen. (Nach Gump et al. 1970)

„normocapnische Hyperventilation" unter Zugabe von CO_2 in der Atemluft. Analog
dazu steigt die Leberdurchblutung unter Hypercapnie (Epstein et al. 1961; Hughes
et al. 1979). Bei der Herzinsuffizienz kommt es nicht nur durch Erhöhung des
Drucks im rechten Vorhof zu einer Druckerhöhung im lebervenösen System, sondern das gesenkte Herzzeitvolumen wird auch zugunsten der Vitalorgane Hirn und
Myocard und zu Lasten von Skelettmuskel und Intestinalorganen umverteilt. Entsprechend sinkt die Leberdurchblutung (Zito u. Reid 1978; Braunwald 1983; Sherlock 1983). Studien zur Auswirkung von Blutverlust auf die Leberdurchblutung zeigten, daß zunächst erstaunlich geringe Veränderungen zu verzeichnen sind (Deutsch
1967; Price et al. 1966). Man nimmt an, daß das intestinale Gefäßbett ein Blutreservoir
darstellt, das Hämorrhagien bis zu 20% ohne Veränderung der Durchblutung auf-
fangen kann. Entsteht aber ein hämorrhagischer Schock, so ist die Leberdurchblutung vermindert. Bei Infektionen kommt es im Zusammenhang mit einer Steigerung
der Körpertemperatur zu einer Zunahme des Herzzeitvolumens. Dies allein führt allerdings nicht zu einer Zunahme der Leberdurchblutung. Wenn jedoch ebenfalls der
Grundumsatz steigt, so nimmt die Leberdurchblutung deutlich zu (Abb. 2) (Gump et
al. 1970).

Gelman untersuchte 1976 die Auswirkungen operativer Eingriffe auf Veränderungen in der Leberdurchblutung. Unabhängig von den Auswirkungen der Narkose
konnte sowohl bei extra- wie auch bei hohen intraabdominellen Eingriffen gezeigt
werden, daß durch die Operation selbst die Leberdurchblutung vermindert wird. Ein
entsprechendes Bild findet sich beim kreislaufstabilen polytraumatisierten Patienten
in der klinischen Frühphase. Allerdings nimmt die Leberdurchblutung in den folgenden Tagen deutlich zu und ist nach etwa 1 Woche mit 40% des Herzzeitvolumens
deutlich gesteigert (Gottlieb et al. 1983). Bei Hypo- bzw. Hyperthyreose fanden
Feely et al. (1981) eine veränderte Elimination von Propranolol, die sich nach Normalisierung der Stoffwechsellage wieder normalisierte. Die vorliegenden Daten lassen vermuten, daß bei Hyperthyreose die Leberdurchblutung zunimmt und damit
die Elimination von Arzneimitteln mit hoher hepatischer Extraktion beschleunigt
wird. Entsprechendes gilt im umgekehrten Fall für die Hypothyreose. Bei Leberzirrhose fanden Bircher et al. (1973) variable Durchblutungsverhältnisse der Leber,
die nicht mit dem Ausmaß der Funktionseinschränkung in Einklang zu bringen
waren.

Tabelle 3. Veränderungen der Leberdurchblutung durch Arzneimittel

Auswirkung auf die Leberdurchblutung	Substanz	Referenz
Vermindert	Glyceryltrinitrat	Feely 1984
	Noradrenalin	Grayson u. Johnson 1953[a] Weiner 1985
	Propranolol	Lebrec et al. 1982 Schneck et al. 1984 Sheperd et al. 1985
	Vasopressin	Groszman et al. 1982
Unverändert	Cimetidin	Tyden et al. 1983 MacKichan et al. 1984
Erhöht	Adrenalin	Grayson et al. 1953[a] Weiner 1985
	Nifedipin	Feely 1984

[a] Untersuchung an Ratten und Kaninchen

Auch wenn kein Krankheitsbild vorliegt, das einen direkten Einfluß auf die Leberdurchblutung hat, kann diese iatrogen, d. h. durch die verabreichte Medikation modifiziert werden. In Tabelle 3 finden sich Arzneimittel, die beispielhaft zeigen sollen, wie die Leberdurchblutung pharmakologisch beeinflußt werden kann. Nifedipin als Vertreter der mittlerweile in der antihypertensiven Therapie weit verbreiteten Kalziumantagonisten führt zu einer Steigerung der Leberdurchblutung von über 30% (Feely 1984). Das in der antianginösen Therapie etablierte Glyceryltrinitrat hingegen senkt die Leberdurchblutung um 20% (Feely 1984). Der β-Rezeptorenblocker Propranolol führt ebenfalls zu einer Senkung der Leberdurchblutung und hat deshalb in der Therapie der portalen Hypertension Einzug gehalten (Lebrec et al. 1982; Schneck et al. 1984; Sheperd et al. 1985). Der H_2-Rezeptorenantagonist Cimetidin, im intensivmedizinischen Bereich weit verbreitet eingesetzt, läßt bei Daueradministration die Leberdurchblutung offenbar unbeeinflußt (Tyden et al. 1983; MacKichan et al. 1984). Von Interesse ist aber, daß MacKichan et al. (1984) nach einer Einzeldosis von Cimetidin 600 mg oral eine Verminderung der Leberdurchblutung um 25% fanden. Schon früh konnten Grayson und Johnson (1953) nachweisen, daß Adrenalin die Leberdurchblutung steigert, wohingegen Noradrenalin zu einer Verminderung der Leberdurchblutung führt (s. auch Weiner 1985).

Klinische Situationen mit veränderter metabolischer Kapazität der Leber

Im hepatischen Arzneimittelstoffwechsel sind komplexe Enzymsysteme involviert, deren Zusammenspiel die Elimination gewährleistet. Veränderungen in diesem System haben direkte Folgen für die Eliminationsgeschwindigkeit der Arzneistoffe mit niedriger Extraktion. So ist es einsichtig, daß bei Patienten mit Leberzirrhose die

Clearance von Diazepam und vieler anderer Arzneimittel erniedrigt sein kann (Wilkinson 1976). Auf der anderen Seite sind es nicht immer nur Erkrankungen der Leber, die die Leistungsfähigkeit der Enzymsysteme beeinflussen. Mit Arzneimitteln kann man einerseits eine Enzymhemmung herbeiführen. Unter der Therapie mit Cimetidin wird beispielsweise der Metabolismus von Propranolol, Theophyllin, Phenytoin und Lidocain deutlich verlangsamt, so daß eine Dosisanpassung vorgenommen werden muß (Oates u. Wilkinson 1983). Andere Hemmstoffe sind Ketoconazol und Disulfiram.

Barbiturate sind die klassischen Vertreter der Enzyminduktoren. Nach chronischer Therapie mit Phenobarbital fanden Branch et al. (1974) eine Zunahme der Lebermasse um 34%, verbunden mit einer entsprechenden Zunahme der Durchblutung. Gleichzeitig stieg die Clearance von Antipyrin und Propranolol um 25 bzw. 45%. Ähnliche Daten fanden Ohnhaus et al. (1971) für Ethylmorphin. Andere Induktoren sind noch Rifampicin und die Antikonvulsiva Phenytoin und Carbamazepin.

Ausblick

Leider stehen heute keine Routinemethoden zur Verfügung, die es gestatten, die Leberdurchblutung und die metabolische Kapazität der Leber am Krankenbett zu messen. Entsprechend ist es auch nicht möglich, quantitative Voraussagen zu machen über den Einfluß verschiedener pathologischer Zustände auf die Eliminationsgeschwindigkeit von bestimmten Arzneistoffen. Es bleibt deshalb bei der klinischen Empirie, die verlangt, daß der Arzt nach bestem Ermessen etwas tut und dann die Konsequenzen seiner Therapie überwacht. Dennoch erscheint es sinnvoll, die heute bekannten physiologischen und pharmakokinetischen Prinzipien a priori zu berücksichtigen und sowohl Planung als auch Überwachung der Therapie darauf zu stützen.

Literatur

Bircher J, Blankart R, Halpern A, Häcki W, Laissue J, Preisig R (1973) Criteria for assessment of functional impairment in patients with cirrhosis of the liver. Eur J Clin Invest 3(1):72–85

Branch RA, Shand DG, Wilkinson GR, Nies AS (1974) Increased clearance of antipyrine and d-propranolol after phenobarbital treatment in the monkey. J Clin Invest 53:1101–1107

Braunwald E (1983) Heart failure: redistribution of cardiac output. In: Petersdorf RG, Adams RD, Braunwald E, Isselbacher KJ, Martin JB, Wilson JD (eds) Harrison's principles of internal medicine. McGraw-Hill, New York, p 1355

Byrne AJ, Yeoman PM, Mace P (1984) Cumulation of midazolam in patients undergoing mechanical ventilation. Br Med J 289:1309

Cooperman LH (1972) Effects of anesthetics on the splanchnic circulation. Br J Anaesth 44:967–970

Deutsch S (1967) Physiology of the splanchnic circulation and its alteration by general anesthesia and hemorrhage in man. Am J Surg 114:353–358

Epstein RM, Wheeler HO, Frumin MJ, Habif DV, Papper EM, Bradley SE (1961) The effect of hypercapnia on estimated hepatic blood flow, circulating splanchnic volume and hepatic sulfobromophtalein clearance during general anesthesia in man. J Clin Invest 40:592–598

Epstein RM, Deutsch S, Cooperman LH, Clement AJ, Price HL (1966) Splanchnic circulation during halothane anesthesia and hypercapnia in normal man. Anesthesiology 27:654–661

Feely J (1984) Nifedipine increases and glyceryl trinitrate decreases apparent liver blood flow in normal subjects. Br J Clin Pharmacol 17:83–85

Feely J, Crooks J, Stevenson IH (1981) Plasma propranolol steady state concentrations in thyroid disorders. Eur J Clin Pharmacol 19:329–333

Gelman SI (1976) Disturbances in hepatic blood flow during anesthesia and surgery. Arch Surg 111:881–883

Gottlieb ME, Sarfeh IJ, Stratto H, Goldman ML, Newell JC, Shah DM (1983) Hepatic perfusion and splanchnic oxygen consumption in patients postinjury. J Trauma 23(9):836–843

Grayson J, Johnson DH (1953) The effect of adrenaline and noradrenaline on the liver blood flow. J Physiol 120:73–94

Gump FE, Price JB, Kinney JM (1970) Whole body and splanchnic blood flow and oxygen consumption measurements in patients with intraperitoneal infections. Ann Surg 171(3):321–328

Hughes RL, Mathie RT, Campbell D, Fitch W (1979a) Effect of hypercarbia on hepatic blood flow and oxygen consumption in the greyhound. Br J Anaesth 51:289–296

Hughes RL, Mathie RT, Campbell D, Fitch W (1979b) Liver blood flow and oxygen consumption during hypocapnia and IPPV in the greyhound. J Appl Physiol 47(2):290–295

Johnson EE (1975) Splanchnic hemodynamic response to passive hyperventilation. J Appl Physiol 38(1):156–162

Larrey D, Branch RA 61983) Clearance by the liver: current concepts in understanding the hepatic disposition of drugs. Semin Liver Dis 3(4):258–297

Lebrec D, Hillon P, Munoz C, Goldfarb G, Nouel O, Benhamou JP (1982) The effect of propranolol on portal hypertension in patients with cirrhosis: a hemodynamic study. Hepatology 2(5):523–527

MacKichan JJ, Schaal SF, Stine RA, Boudoulas H (1984) Indocyanine green clearance following single and chronic cimetidine doses. Res Com Chem Path Pharm 44(2):323–326

Oates JA, Wilkinson GR (1983) Principles of drug therapy. In: Petersdorf RG, Adams RD, Braunwald E, Isselbacher KJ, Martin JB, Wilson JD (eds) Harrison's principles of internal medicine. McGraw-Hill, New York, p 392

Ohnhaus EE, Thorgeirsson SS, Davies DS, Breckenridge A (1971) Changes in liver blood flow during enzyme induction. Biochem Pharmacol 20:2561–2570

Price HL, Deutsch S, Marshall BE, Stephen GW, Behar MG, Neufeld GR (1966) Hemodynamic and metabolic effects of hemorrhage in man, with particular reference to splanchnic circulation. Circ Res 18(5):469–474

Schneck DW, Luderer JR, Davis D, Vary J (1984) Effects of nadolol and propranolol on plasma lidocaine clearance. Clin Pharmacol Ther 36(5):584–587

Schotholt J, Shirashi T (1970) Die Wirkung der allgemeinen Hypoxie, Hypocapnie und Hypercapnie auf die Durchblutung der Leber und des Splanchnicusgebietes des narkotisierten Hundes. Pflugers Arch 318:185–201

Sheperd AN, Hayes PC, Jacyna M, Morrison L, Bouchier A d (1985) The influence of captopril, the nitrates and propranolol on apparent liver blood flow. Br J Clin Pharmacol 19:393–397

Sherlock S (1983) The hepatic artery and hepatic veins: the liver in circulatory failure. In: Sherlock S (ed) Diseases of the liver and the biliary system. Blackwell Scientific, Oxford, p 187

Tyden G, Thulin L, Nyberg B (1983) The effect of cimetidine on liver blood flow in anesthetized man. Acta Chir Scand 149(3):305–307

Weiner N (1985) Norepinephrine, epinephrine and the sympathomimetic amines. In: Goodman Gilman A, Goodman LS, Rall TW, Murad F (eds) The pharmacological basis of therapeutics. Macmillan, New York, p 145

Wilkinson GR (1975) Pharmacokinetics of drug disposition: hemodynamic considerations. Ann Rev Pharmac 15:11–27

Wilkinson GR, Schenker S (1976) Effects of liver disease on drug disposition in man. Biochem Pharmacol 25:2675–2681

Wilkinson GR, Shand DG (1975) A physiological approach to hepatic drug clearance. Clin Pharmacol Ther 18:377–390

Zito RA, Reid PR (1978) Lidocaine kinetics predicted by indocyanine green clearance. N Engl J Med 298:1160–1163

Arzneitherapie bei renaler Insuffizienz

D. KAMPF

Klinische Studien (Levy et al. 1979; Smith et al. 1966) als auch das *Boston Collaborative Drug Surveillance Program* (Jick 1977) haben gezeigt, daß die Niereninsuffizienz einen der größten Risikofaktoren für die Entwicklung unerwünschter Arzneimittelwirkungen darstellt. Als Gründe hierfür sind die bei Niereninsuffizienz häufige Multimorbidität, die ungewöhnlich umfangreiche Routinemedikation oder die veränderte Empfindlichkeit bestimmter Zielorgane zu nennen. Zweifellos die größte Bedeutung dürfte jedoch den Veränderungen der Pharmakokinetik zukommen. Hierbei können alle kinetischen Parameter, wie die Bioverfügbarkeit, die Plasmaproteinbindung, das Verteilungsvolumen, der Arzneimittelmetabolismus oder die renale Arzneimittelelimination betroffen sein.

Veränderungen der Pharmakokinetik bei Niereninsuffizienz

Für die Intensivmedizin sind etwaige Veränderungen der *Bioverfügbarkeit* angesichts der überwiegend intravenösen Arzneimittelapplikation von untergeordneter Bedeutung. Anders verhält es sich mit der *Plasmaproteinbindung,* die häufig sowohl bei akuter als auch chronischer Niereninsuffizienz vermindert ist (Tabelle 1) (Reidenberg u. Drayer 1984). Hierfür sind vor allem 1. die Akkumulation bindungshemmender Stoffwechselendprodukte (aromatische organische Säuren), 2. strukturelle Albuminveränderungen und 3. eine verminderte Albuminkonzentration verantwortlich zu machen. Dementsprechend weisen ganz überwiegend saure Arzneimittel, die primär an Albumin gebunden werden, eine Abnahme der Plasmaproteinbindung auf (Gugler u. Azarnoff 1976; Gulyassy u. Depner 1983). Hingegen sind basische Arzneimittel infolge ihrer Bindung an das α_1-saure Glykoprotein und andere Proteine (Albumin, Lipoproteine, Transcortin etc.) nur selten betroffen (Tabelle 1) (Piafsky 1980).

Die Arzneimittelwirkung und -toxizität sind weniger mit der Gesamt- als vielmehr mit der freien Arzneimittelkonzentration korreliert. Wie Tabelle 2 zeigt, hat jedoch eine Abnahme der Plasmaproteinbindung unterschiedliche Auswirkungen auf die ungebundene Arzneimittelkonzentration (C_u), je nachdem, ob es sich um eine Substanz mit niedriger oder hoher Extraktionsrate handelt. Bei Arzneimitteln mit niedriger Extraktionsrate hängt die Elimination von der ungebundenen Arzneimittelfraktion (f_u) ab (Rowland 1984). Eine Abnahme der Plasmaproteinbindung bzw. Zunahme von f_u bewirkt einen Anstieg der Gesamtplasmaclearance (Cl) und führt

Klinikum Charlottenburg, FU Berlin, Spandauer Damm 130, D-1000 Berlin 19 im Steady state zu einem proportionalen Abfall der Gesamtkonzentration (C_g) unter Beibehaltung einer unveränderten freien Arzneimittelkonzentration (Tabelle 2). Auf der anderen Seite erfolgt die Elimination von Arzneimitteln mit hoher Extraktionsrate weitgehend unabhängig von der Plasmaproteinbindung. Ein Anstieg von f_u hat somit zumindest bei der i.v.-Gabe keinen Einfluß auf die Clearance oder die Gesamtkonzentration (Rowland 1984). Dementsprechend steigt die ungebundene Arzneimittelkonzentration analog der ungebundenen Fraktion an. Nach oraler Gabe könnte der Anstieg von C_u durch eine gleichzeitige Zunahme des „First-pass"-Effektes kaschiert werden (Tabelle 2).

Tabelle 1. Arzneimittel mit veränderter Plasmaproteinbindung bei Niereninsuffizienz. (Modifiziert nach Reidenberg u. Drayer 1984)

Säuren		Basen	
Cefazolin	(−)	Diazepam	(−)
Cefoxitin	(−)	Etomidat	(−)
Clofibrat	(−)	Oxazepam	(−)
Diazoxid	(−)	Triamteren	(−)
Dicloxacillin	(−)		
Diflunisal	(−)		
Furosemid	(−)		
Naproxen	(−)		
Penicillin G	(−)		
Pentobarbital	(−)		
Phenobarbital	(−)		
Phenylbutazon	(−)		
Phenytoin	(−)		
Salizylate	(−)		
Sulfonamide	(−)		
Theophyllin	(−)		
Thiopental	(−)		
Valproinsäure	(−)		

Tabelle 2. Arzneimittelelimination und -konzentration bei Abnahme der Plasmaproteinbindung

Extraktionsrate	fu	Cl	Cg	Cu	Therapie
Niedrig[a]	↑	↑	↓	=	=
Hoch[b]					
i.v.	↑	=	=	↑	↓
p.o.	↑	=	↓ ?	= ?	= ?

[a] $Cl = fu \cdot Clu$
[b] $Cl = Q \cdot E$

Tabelle 3. Verändertes Verteilungsvolumen
(Vd) bei Niereninsuffizienz *(NI)*

	Vd NI	PB (%)	
		Kontrolle	NI
Cefazolin	+	85	69
Clofibrat	+	97	91
Furosemid	+	96	94
Naproxen	+	99.8	99.2
Phenytoin	+	90	74
Digoxin	−	25	18

In therapeutischer Hinsicht folgt aus den dargestellten kinetischen Veränderungen, daß bei Substanzen mit hoher Proteinbindung und niedriger Extraktionsrate trotz des Abfalls der Gesamtkonzentration keine Dosisänderung angebracht ist. Demgegenüber ist bei intravenöser Gabe von Substanzen mit hoher Extraktionsrate eine Reduktion der Erhaltungsdosis zu empfehlen (Tabelle 2).

Eine Veränderung des *Verteilungsvolumens* bei Niereninsuffizienz wurde nur für relativ wenige Arzneimittel beschrieben. Wie die Beispiele der Tabelle 3 zeigen, handelt es sich hierbei nahezu ausschließlich um Substanzen mit hoher Plasmaproteinbindung, bei denen infolge einer Bindungsabnahme eine Zunahme des Verteilungsvolumens auftritt. Lediglich Digoxin nimmt eine Sonderstellung ein, da nur diese Substanz eine Abnahme des Verteilungsvolumens in Abhängigkeit von der Nierenfunktion bis auf die Hälfte des Normalwertes aufweist (Reuning et al. 1973). Hierbei deutet der simultane Abfall des Myokard-/Plasma-Konzentrationsverhältnisses auf eine verminderte Digoxinaufnahme im Myokard hin (Jusko u. Weintraub 1974). Klinisch ist die Veränderung des Verteilungsvolumens bei den aufgeführten Substanzen in bezug auf die erforderliche Initial- und Erhaltungsdosis ohne Relevanz. Lediglich im Falle von Digoxin wurde eine Reduktion der Initialdosis um 30–50% empfohlen (Reuning et al. 1973; Grabensee et al. 1981). Die Bedeutung der Verteilungsvolumenabnahme wird jedoch wegen der Interferenzen des radioimmunologischen Digoxinnachweises mit digoxinähnlichen Substanzen (Greenway u. Nanji 1986) und der verminderten Myokardaufnahme bei Niereninsuffizienz unterschiedlich beurteilt (Reuning et al. 1973; Wagner 1974a; Dettli 1984).

Systematische Untersuchungen über den *Arzneimittelstoffwechsel* bei Niereninsuffizienz liegen nicht vor. Tierexperimentelle Befunde sprechen für eine urämisch bedingte Abnahme des Zytochrom-P-450-Gehaltes und der mischfunktionellen Oxygenaseaktivität in der Leber (Leber u. Schütterle 1972; Black et al. 1977; Patterson u. Cohn 1984). Für den Menschen wurden bisher nur vereinzelte Beispiele für einen veränderten Arzneimittelstoffwechsel beschrieben (Reidenberg u. Drayer 1980; Gibson 1986). Vereinfacht darf derzeit davon ausgegangen werden, daß bei Niereninsuffizienz der oxidative Arzneimittelabbau weitgehend ungestört, dagegen die Hydrolyse, die Azetylierung und die Glukuronidierung einiger Substanzen verlangsamt ablaufen (Tabelle 4). Im letzteren Falle bleibt zu klären, inwieweit es sich hierbei tatsächlich um eine Hemmung der Glukuronidierung oder vielmehr um eine Dekon-

Tabelle 4. Pharmaka mit verändertem Arzneimittelstoffwechsel bei
Niereninsuffizienz

Oxidation		*Azetylierung*	
Antipyrin	(n/+)	Cilastatin	(−)
Bumetanid	(+)	Isoniazid	(n/−)
Phenylbutazon	(+)	Procainamid	(−)
Phenytoin	(+)	Sulfamethoxazol	(−)
Hydrolyse		*Glukuronidierung*	
Glukagon	(−)	Clofibrat	(−)
Imipenem	(−)	Diflunisal	(−)
Insulin	(−)	Ketoprofen	(−)
Procain	(−)	Oxazepam	(−)
Reduktion			
Cortisol	(−)		

jugation im Darm mit enterohepatischem Kreislauf bzw. eine hydrolytische Konjugatspaltung im Plasma handelt (Verbeeck 1982).

In therapeutischer Hinsicht wird häufig empfohlen, bei Niereninsuffizienz grundsätzlich Arzneimittel mit hepatischer Elimination zu bevorzugen. Dieser auf den ersten Blick einleuchtende Vorschlag kann, wie die Tabelle 4 zeigt, so allgemein nicht akzeptiert werden. Darüber hinaus ist dringend vor der Bildung aktiver oder toxischer Metabolite zu warnen, die bei Niereninsuffizienz eine ausgeprägte Kumulationstendenz aufweisen können (Chinidin, Cyclophosphamid, Glibenclamid, Nitroprussid, Procainamid u. a.; Drayer 1976).

Für viele Pharmaka und Metabolite stellt jedoch nicht die Leber, sondern die Niere das Hauptausscheidungsorgan dar. Dementsprechend muß, gerade in der Intensivmedizin, stets die Entwicklung einer Nierenfunktionsstörung bedacht und gegebenenfalls im Therapieplan berücksichtigt werden. Hierbei ergeben sich 2 grundsätzliche Probleme, nämlich

1. wie kann die gestörte renale Arzneimittelausscheidung quantifiziert werden? und
2. auf welche Weise kann die Arzneimitteltherapie der veränderten Kinetik angepaßt werden?

Die Ausscheidungsverzögerung eines Arzneimittels kann letztlich nur durch eine aufwendige pharmakokinetische Analyse am betreffenden Patienten exakt bestimmt werden. Es versteht sich von selbst, daß dieses Vorgehen gerade in der Intensivmedizin mit großen Schwierigkeiten verbunden ist. Andererseits konnte wiederholt gezeigt werden, daß die glomeruläre Filtrationsrate entsprechend der „intact nephron hypothesis" (Bricker et al. 1960) eine hinreichend gute Korrelation mit der renalen Arzneimittelausscheidung aufweist. Dementsprechend beziehen sich heute nahezu alle prädiktiven Dosierungsmodelle bei der Bestimmung der aktuellen renalen Arzneimittelclearance in einem Analogieschluß auf das S-Kreatinin bzw. die endogene Kreatininclearance.

D. Kampf

Tabelle 5. Formeln zur Schätzung der endogenen Kreatinin-clearance

Erwachsene[a]	
Männer:	$\mathrm{Clcr} = \dfrac{(140 - \mathrm{Alter}) \cdot \mathrm{KG\,(kg)}}{72 \cdot \mathrm{Scr\,(mg\%)}}\,\mathrm{ml/min}$
Frauen:	$\mathrm{Clcr} = \mathrm{Clcr(M\ddot{a}nner)} - 15\%$
Kinder[b]	
	$\mathrm{Clcr} = \dfrac{0{,}55 \cdot \mathrm{Gr\ddot{o}\ss e\,(cm)}}{\mathrm{Scr\,(mg\%)}}\,\mathrm{ml/min/1{,}73\,m^2}$

[a] Cockcroft u. Gault (1976)
[b] Schwartz et al. (1976)

Bestimmung der Nierenfunktion

Das S-Kreatinin stellt keinen optimalen Funktionsparameter dar. Seine geringfügigen Veränderungen im Clearancebereich zwischen 100–50 ml/min („kreatininblinder Bereich") sowie seine Abhängigkeit von der Muskelmasse geben keineswegs selten Anlaß zu schwerwiegenden Fehleinschätzungen. Aus diesem Grunde wurden Nomogramme (Bjornsson et al. 1983) bzw. Formeln entwickelt (Tabelle 5), die die Limitierungen des S-Kreatinins durch gleichzeitige Berücksichtigung von Alter, Geschlecht und Körpergewicht bzw. Körpergröße weitgehend ausgleichen (Cockcroft u. Gault 1976; Schwartz et al. 1976). Einschränkend ist jedoch darauf hinzuweisen, daß nahezu alle auf dem S-Kreatinin beruhenden Clearanceschätzungen eine absolut stabile Nierenfunktion voraussetzen. Bei einer Funktionsänderung muß erst das neue Steady state des S-Kreatinins abgewartet werden, was z. B. bei einer GFR um 25 ml/min 2–3 Tage dauern kann. Gerade in der Intensivmedizin sollte deshalb der direkten Messung der endogenen Kreatininclearance der Vorzug gegenüber den Schätzverfahren gegeben werden.

Therapieanpassung bei Niereninsuffizienz

Für die Dosierungsanpassung nach Bestimmung der aktuellen Kreatininclearance bzw. der entsprechend veränderten Arzneimittelelimination stehen mehrere Methoden zur Verfügung. Das geeignete Dosierungsschema kann entweder 1. unter Zuhilfenahme entsprechender Literaturangaben, 2. durch Anwendung mathematischer Dosierungsmodelle, sog. prädiktiver Algorithmen, oder 3. durch aufwendige pharmakokinetische Computermodelle mit konzentrationsgesteuerter Feedbackkontrolle ermittelt werden.

Erfahrungsgemäß bevorzugt die Mehrzahl der Kliniker das erste Verfahren. Hierfür können 2 umfangreiche tabellarische Datensammlungen empfohlen werden, die neben Dosierungsvorschlägen für verschiedene Nierenfunktionsbereiche wichtige pharmakokinetische Basisdaten wie Eliminationshalbwertszeit, Plasmaproteinbindung und Verteilungsvolumen enthalten (Anderson et al. 1981; Bennett et al.

1983). Dem Vorteil der bequemen Verfügbarkeit von Dosierungsempfehlungen stehen jedoch auch Nachteile wie unhandliche Tabellensammlungen, relativ grobe Nierenfunktionsunterteilung, fehlende Angaben über in Europa zugelassene Präparate und vor allem die Gefahr der unkritischen Handhabung von Standarddosierungen gegenüber. Ein Teil dieser Nachteile kann durch Anwendung prädiktiver mathematischer Dosierungsmodelle vermieden werden.

Die mittlere Plasmakonzentration eines Arzneimittels im Steady state (C_{ss}) ist neben der Eliminationsrate (Cl) abhängig von der verfügbaren Erhaltungsdosis ($F \cdot D$) und dem Dosierungsintervall (τ):

$$C_{ss} = F \cdot D / Cl \cdot \tau.$$

Hieraus folgt, daß bei einem Clearanceabfall ein Anstieg der mittleren Plasmakonzentration entweder durch eine proportionale Reduktion der Erhaltungsdosis („variable dosage regimen"; Wagner 1974b) oder eine entsprechende Verlängerung des Dosierungsintervalles („variable frequency regimen"; Cutler u. Orme 1969) vermieden werden kann. Beide Möglichkeiten führen für eine Reihe von Arzneimitteln zu befriedigenden Ergebnissen. Bei Substanzen mit ganz überwiegender renaler Elimination ergeben sich jedoch gewisse Probleme. So wird das Verfahren der variablen Dosierung infolge der starken Dosisreduktion bei fortgeschrittener Niereninsuffizienz zu relativ niedrigen, möglicherweise subtherapeutischen Plasmakonzentrationen führen. Andererseits kann die ausschließliche Verlängerung des Dosierungsintervalles langanhaltende ineffektive Plasmakonzentrationen zur Folge haben. Allein diese 2 Beispiele verdeutlichen die Schwierigkeit, ein für alle Pharmaka gleichermaßen optimales Dosierungsmodell zu erstellen. Infolgedessen wurden bereits spezifische, nur für bestimmte Arzneimittel geltende Nomogramme bzw. Computermodelle entwickelt, wie z. B. für Aminoglykoside, Digoxin, Theophyllin, Phenytoin oder Lidocain (Burton et al. 1985). Eine solche individuelle Problemlösung über eine Vielzahl unterschiedlich zu handhabender Einzelmodelle ist jedoch für den Kliniker wenig hilfreich. Vielmehr ist für die klinische Routine ein einheitliches Dosierungsmodell zu bevorzugen, das in sich unterschiedliche Anpassungsmöglichkeiten vereint.

Ein solches flexibles Dosierungsmodell wurde von Dettli entwickelt. Auf den theoretischen Hintergrund und die Modellableitung kann an dieser Stelle nicht näher eingegangen werden. Hierzu sei auf die ausführliche Darstellung von Dettli 1984 verwiesen. Für die klinische Anwendung werden folgende Daten benötigt:

1. das normale Dosierungsschema beim Nierengesunden,
2. die aktuelle Kreatininclearance,
3. die normale Halbwertszeit des betreffenden Medikaments,
4. die minimale Eliminationsfraktion Q_0 (entspricht der extrarenalen Eliminationsrate z. B. in der Anurie),
5. die individuelle, der jeweiligen Nierenfunktion entsprechende Eliminationsfraktion Q und
6. die Abklingfraktion d.

Die normale Halbwertszeit und die minimale Eliminationsfraktion Q_0 können einer Tabelle entnommen, die individuelle Eliminationsfraktion Q und die Abklingfrak-

Tabelle 6. Regeln für die Dosierungsanpassung bei
Niereninsuffizienz. (Nach Dettli 1984)

Regel	Initial-dosis	Erhaltungs-dosis	Dosierungs-intervall
1	=	$D_N \cdot Q$	=
2	=	=	τ_N/Q
3	=	$D^* \cdot d$	wählbar

tion d aus einem Nomogramm der Originalarbeit (Dettli 1984) abgelesen werden.
Die Dosierungsanpassung geht grundsätzlich von dem normalen Dosierungsschema
beim Nierengesunden aus und erfolgt nach einer von 3 Regeln (Tabelle 6). In allen
Fällen wird die Initialdosis des normalen Dosierungsschemas beibehalten. Nach Regel 1 wird lediglich die Erhaltungsdosis (D_N) und nach Regel 2 das Dosierungsintervall (τ_N) mit Hilfe der individuellen Eliminationsfraktion (Q) der jeweiligen Nierenfunktion angepaßt. Für Substanzen mit ganz überwiegender renaler Elimination ermöglicht Regel 3 die gleichzeitige Modifikation von Dosierungsintervall und Erhaltungsdosis. Nach Vorgabe eines adäquaten Dosierungsintervalls wird die entsprechende Erhaltungsdosis mit Hilfe der normalen Initialdosis (D^*) und der Abklingfraktion (d) ermittelt (Tabelle 6).

Das Dosierungsmodell beruht auf mehreren Voraussetzungen. Es geht von

1. einem Einkammermodell mit linearer Kinetik,
2. einer glomerulotubulären Funktionseinheit im Sinne der „intact nephron hypothesis" (Bricker et al. 1960) und
3. einem bei Niereninsuffizienz unverändertem Verteilungsvolumen sowie Arzneimittelstoffwechsel aus.

Wie in den vorangegangenen Abschnitten ausgeführt, sind diese Annahmen nicht in
allen Fällen erfüllt. Darüber hinaus wird die Güte der Dosierungsanpassung generell
von der Genauigkeit der zugrunde gelegten kinetischen Daten (zumeist Mittelwerte
einer vergleichsweise kleinen Population), der korrekten Bestimmung der aktuellen
Nierenfunktion und vor allem von der großen biologischen Variabilität kinetischer
Abläufe beeinflußt. Alle prädiktiven mathematischen Dosierungsmodelle liefern
dementsprechend nur Annäherungen an das gewünschte therapeutische Ziel (Burton et al. 1985; Lesar et al. 1982). Aus diesem Grunde sollte bei Arzneimitteln mit
geringer therapeutischer Breite die initiale Dosierungsanpassung stets durch Plasmakonzentrationsbestimmungen überprüft und gegebenenfalls präzisiert werden.

Neben der Anwendung von Standarddosierungen oder von prädiktiven Algorithmen sind als dritte Möglichkeit computergestützte Dosierungsmodelle mit obligato-
rischen Plasmakonzentrationsbestimmungen zu erwähnen. Während die prädiktiven
Algorithmen durch die Verwendung von kinetischen Durchschnittswerten im Einzelfall mit Dosierungsungenauigkeiten einhergehen können, werden diese bei den
computergestützten Verfahren durch eine Individualisierung der kinetischen Parameter vermieden. Diese können zum Beispiel durch eine regelrechte kinetische
Analyse am einzelnen Patienten nach Gabe einer Testdosis ermittelt und anschließend als Grundlage für die Dosierungsanpassung verwandt werden (Lesar et al.

1982). Als nachteilig muß hierbei angesehen werden, daß die kinetische Analyse unabhängig von der klinischen Situation jeweils vor Therapiebeginn durchgeführt werden muß. Zudem repräsentieren die so gewonnenen Daten nur die Kinetik nach einer Einzeldosierung und nicht nach multipler Applikation. Diese Einschränkungen gelten jedoch nicht für ein zweites Verfahren, das die Individualisierung der Dosierungsanpassung unter der laufenden Therapie ermöglicht. Hierbei wird das initiale Dosierungsschema mit einem prädiktiven Algorithmus unter Verwendung kinetischer Durchschnittswerte ermittelt. Die Individualisierung erfolgt über beliebige Plasmakonzentrationsbestimmungen unter der Therapie durch entsprechende Korrektur der initial zugrunde gelegten kinetischen Schätzparameter bzw. des jeweiligen Dosierungsschemas (Bayesian feedback; Sheiner et al. 1972).

Vergleichende Untersuchungen mit anderen Dosierungsmodellen haben gezeigt, daß diese computergestützten Verfahren zu den besten Ergebnissen führen (Lesar et al. 1982; Burton et al. 1985; Vozeh u. Steimer 1985). Dennoch haben sie bislang keinen Eingang in die klinische Routine gefunden. Einer breiten Anwendung stehen die Investitionen auf dem Gebiete der Hard- und Software, der Ausbildung und Vorhaltung eines entsprechend geschulten Personals sowie die vergleichsweise geringe Akzeptanz seitens des Klinikers entgegen.

Abschließend sei darauf hingewiesen, daß die Optimierung der Arzneimitteltherapie bei Niereninsuffizienz nicht mit der Anwendung eines adäquaten Dosierungsschemas, sondern der Auswahl eines geeigneten Medikamentes beginnt. Stehen für die gleiche Indikation mehrere Arzneimittel zur Verfügung, dann sollte das Präparat bevorzugt werden, das am ehesten die folgenden Eigenschaften aufweist. Das Präparat sollte

1. eine große therapeutische Breite besitzen,
2. hepatisch eliminiert werden und bei Niereninsuffizienz einen ungestörten Metabolismus aufweisen,
3. keine aktiven oder toxischen Metabolite besitzen,
4. langfristig klinisch erprobt sein, und
5. der Therapeut selbst sollte mit dem Medikament gut vertraut sein.

Literatur

Anderson RJ, Bennett WM, Gambertoglio JG, Schrier RW (1981) Fate of drugs in renal failure. In: Brenner BM, Rector FC (eds) The kidney, 2 edn. Saunders, Philadelphia, pp 2659–2708

Bennett WM, Aronoff GR, Morrison G, Golper TA, Pulliam J, Wolfson M, Singer I (1983) Drug prescribing in renal failure: Dosing guidelines for adults. Am J Kidney Dis 3:155–193

Bjornsson TD, Cocchetto DM, McGowan FX, Verghese CP, Sedor F (1983) Nomogram for estimating creatinine clearance. Clin Pharmacokinet 8:365–369

Black M, Biempica L, Goldfischer S, Grossman S, Arias IM (1977) Effect of chronic renal failure in rats on structure and function of the hepatic endoplasmic reticulum. Exp Mol Pathol 27:377–391

Bricker NS, Morrin PAF, Kime SW (1960) The pathologic physiology of Bright's disease. Am J Med 28:77–98

Burton ME, Vasko MR, Brater DC (1985) Comparison of drug dosing methods. Clin Pharmacokinet 10:1–37

Cockcroft DW, Gault MH (1976) Prediction of creatinine clearance from serum creatinine. Nephron 16:31–41

Cutler RE, Orme BM (1969) Correlation of serum creatinine concentration and kanamycin half-life. JAMA 209:539–542

Dettli L (1984) Arzneimitteldosierung bei Niereninsuffizienz. In: Kuemmerle HP, Hitzenberger G, Spitzy KH (Hrsg) Klinische Pharmakologie, 4. Aufl. ecomed, Landsberg, S II-2.7

Drayer DE (1976) Pharmacologically active drug metabolites: Therapeutic and toxic activities, plasma and urine data in man, accumulation in renal failure. Clin Pharmacokinet 1:426–437

Gibson TP (1986) Renal disease and drug metabolism: An overview. Am J Kidney Dis 8:7–17

Grabensee B, Peters U, Risler T (1981) Digitalisglykoside und Niereninsuffizienz. Internist 22: 622–628

Greenway DC, Nanji AA (1986) Digoxin-like immunoreactive substance in renal failure: a reappraisal. Nephron 44:108–110

Gugler R, Azarnoff DL (1976) Drug protein binding and the nephrotic syndrome. Clin Pharmacokinet 1:25–35

Gulyassy PF, Depner TA (1983) Impaired binding of drugs and endogenous ligands in renal diseases. Am J Kidney Dis 2:578–601

Jick H (1977) Adverse drug effects in relation to renal function. Am J Med 62:514–517

Jusko WJ, Weintraub M (1974) Myocardial distribution of digoxin and renal function. Clin Pharmacol Ther 16:449–454

Leber HW, Schütterle G (1972) Oxidative drug metabolism in liver microsomes from uremic rats. Kidney Int 2:152–158

Lesar TS, Rotschafer JC, Strand LM, Solem LD, Zaske DE (1982) Gentamycin dosing errors with four commonly used nomograms. JAMA 248:1190–1193

Levy M, Lipshitz M, Eliakim M (1979) Hospital admissions due to adverse drug reactions. Am J Med Sci 277:49–56

Patterson SE, Cohn VH (1984) Hepatic drug metabolism in rats with experimental chronic renal failure. Biochem Pharmacol 33:711–716

Piafsky KM (1980) Disease-induced changes in the plasma binding of basic drugs. Clin Pharmacokinet 5:246–262

Reidenberg MM, Drayer DE (1980) Drug therapy in renal failure. Ann Rev Pharmacol Toxicol 20:45–54

Reidenberg MM, Drayer DE (1984) Alteration of drug-protein binding in renal disease. Clin Pharmacokinet [Suppl 1] 9:18–26

Reuning RH, Sams RA, Notari RE (1973) Role of pharmacokinetics in drug dosage adjustment. 1. Pharmacologic effect kinetics and apparent volume of distribution of digoxin. J Clin Pharmacol 13:127–141

Rowland M (1984) Protein binding and drug clearance. Clin Pharmacokinet [Suppl 1] 9:10–17

Schwartz GJ, Haycock GB, Edelmann CM, Spitzer A (1976) A simple estimate of glomerular filtration rate in children derived from body length and plasma creatinine. Pediatrics 58:259–263

Sheiner LB, Rosenberg B, Melmon KL (1972) Modelling of individual pharmacokinetics for computer-aided drug dosage. Comput Biomed Res 5:441–459

Smith JW, Seidl LG, Cluff LE (1966) Studies on the epidemiology of adverse drug reactions: V. Clinical factors influencing susceptibility. Ann Intern Med 65:629–640

Verbeeck RK (1982) Glucuronidation and disposition of drug glucuronides in patients with renal failure. Drug Metab Dispos 10:87–89

Vozeh S, Steimer JL (1985) Feedback control methods for drug dosage optimisation. Concepts, classifications and clinical application. Clin Pharmacokinet 10:457–476

Wagner JG (1974a) Loading and maintenance doses of digoxin in patients with normal renal function and those with severely impaired renal function. J Clin Pharmacol 14:329–338

Wagner JG (1974b) Relevant pharmacokinetics of antimicrobial drugs. Med Clin North Am 58: 479–492

Arzneimittelinteraktionen und Nierenerkrankungen

H. G. Sieberth

Hier sind 2 Themenkreise angesprochen.

1. Die Arzneimittelinteraktion oder die verstärkte Arzneimittelinteraktion bei eingeschränkter Nierenfunktion; Wirkungsort ist hierbei der gesamte Organismus.
2. Arzneimittelinteraktionen, die nephrotoxisch wirken. Dabei könnten, theoretisch gesehen, durch die Interaktion primär nichtnephrotoxische Arzneimittel nephrotoxisch werden oder bereits nephrotoxische Arzneimittel sich in ihrer Nephrotoxizität addieren oder gar potenzieren. Schließlich könnte die Nephrotoxizität eines Arzneimittels durch die Interaktion mit einem nichtnephrotoxischen Arzneimittel gesteigert werden. Die Betrachtung der Interaktion nephrotoxischer Arzneimittel setzt die Kenntnis der nephrotoxischen Wirkung einzelner Arzneimittel voraus.

Aus dieser Sicht ergeben sich 3 Punkte:
- Arzneimittelinteraktionen bei Niereninsuffizienz,
- nephrotoxische Arzneimittel,
- erhöhte Nephrotoxizität durch Arzneimittelinteraktionen.

Arzneimittelinteraktionen bei Niereninsuffizienz

Unser Wissen auf dem Gebiet der Arzneimittelinteraktionen ist noch sehr begrenzt, und wir stehen noch am Anfang in ein weit verzweigtes Wissensgebiet. Die Kenntnisse beruhen vorwiegend auf der Interaktion von 2 Arzneimitteln. Betrachtet man die Verordnungsbögen, insbesondere bei Intensivpflegepatienten, und versucht die möglichen Interaktionen nur abzuschätzen, kommt man rasch in bedrückende Verlegenheit. Die Kenntnisse über den Metabolismus von Arzneimitteln beruhen vorwiegend auf Untersuchungen an Gesunden. In den letzten Jahren haben die Kenntnisse über die verminderte renale Clearance bei den verschiedenen Arzneimitteln beträchtlich zugenommen. Diese Kenntnisse werden aber in der Praxis häufig noch zu wenig berücksichtigt. Inwieweit insbesondere bei Multiorganversagen zusätzlich auch veränderte metabolische Clearanceraten existieren, entzieht sich heute noch weitgehend unserer Kenntnis.

Hinzu kommt die Schwierigkeit, Arzneimittelnebenwirkungen von der Symptomatik einer schweren Erkrankung abzutrennen. Beispielhaft sei an plasmatische Gerinnungsstörungen oder Thrombozytopenien bei Erkrankungen mit schwerem

Abteilung Innere Medizin II, Klinikum der RWTH Aachen, Pauwelsstraße, D-5100 Aachen

Schockgeschehen und gleichzeitiger antibiotischer Therapie oder Antazidagabe erinnert.

Viel schwieriger ist es noch, im Einzelfall eine Arzneimittelinteraktion auszumachen.

Einige wichtige Formen der Interaktion bei Niereninsuffizienz sollen exemplarisch besprochen werden. Die bedeutsamen extrakorporalen Interaktionen in den Infusionslösungen sollen nur angedeutet werden, da es sich hierbei um ein generelles und nicht nur mit der Niereninsuffizienz in Zusammenhang stehendes Problem handelt. Bei der In-vitro-Interaktion müssen Zeit, Temperatur, pH-Wert, Lichteinwirkung, physikalisch-chemische und chemische Reaktionen berücksichtigt werden. Auf einige in der Intensivpflege bedeutsame Interaktionen soll kurz hingewiesen werden:

Werden Aminosäuren und Penizillin in der Infusion oder im Schlauchsystem zusammen gegeben, können verstärkt Allergene entstehen. Unter gleichen Bedingungen kann Bikarbonat die Wirkung von Insulin und Noradrenalin aktivieren. Chemische Wechselwirkungen zwischen Ampizillin und Gentamycin können in vitro zum Wirkungsverlust führen [7]. Werden bestimmte Arzneimittel gleichzeitig oral verabreicht, kann es zu einer veränderten Bioverfügbarkeit kommen. Bei der chronischen Niereninsuffizienz ist die Interaktion zwischen Aluminiumhydroxid, das als Phosphatbinder häufig in großen Mengen gegeben wird, und anderen Arzneimitteln, wie z. B. Glykoside und Tetrazyklin, bekannt [8]. Aus diesem Grunde sollten Aluminiumhydroxid und andere Arzneimittel in zeitlich großem Abstand voneinander gegeben werden.

Die urämische Enteritis kann zur Malabsorption mit verminderter Arzneimittelresorption führen. Eine Interaktion der nicht resorbierten Arzneimittel im Darm ist prinzipiell möglich, die Kenntnisse hierüber sind noch gering.

Ein generelles Problem der Arzneimittelinteraktion beruht auf der durch Arzneimittel bedingten Enzyminduktion oder Enzymhemmung. Die Enzyminduktion der Leber durch Barbiturate, besonders beim Icterus neonatorum, ist allgemein bekannt. Weniger bekannt ist die Enzyminduktion durch Rifampicin, die zur Wirkungslosigkeit von Antikonzeptiva führen kann [1]. Bei der Niereninsuffizienz kann die verminderte Ausscheidung z. B. von Barbituraten und Phenytoin zu einer verstärkten Enzyminduktion in der Leber führen. Umgekehrt kann die verminderte Ausscheidung z. B. von Allopurinol, Morphin, Kortisol, oder anderer Substanzen eine gesteigerte Enzymhemmung herbeiführen. Durch die Enzyminduktion werden andere Arzneimittel vermehrt und durch die Enzymhemmung wiederum bestimmte Arzneimittel vermindert abgebaut (Tabelle 1). Die Komplexität der Situation sei anhand eines Beispiels charakterisiert. Bei bereits bestehenden Enzyminduktionen durch Antikonzeptiva wird anfangs Kortisol vermehrt abgebaut. Wird unter Kenntnis dieser Situation die Dosierung gesteigert, kann durch Kortisol langsam eine Enzymhemmung auftreten, die bei gleichbleibender Zufuhr schließlich zu wesentlich höheren Kortisol-Plasma-Spiegeln führen kann [3]. Eine fehlende klinische Wirksamkeit oder zu starke Nebenwirkungen können auf diese Phänomene zurückgeführt werden. Nur die Bestimmung der Plasmakonzentrationen und der individuellen Kinetik wird uns eine adäquate Dosierung gestatten.

Ein weiteres Problem ist die Interaktion mit den Plasma- bzw. Rezeptorbindungsstellen. Dies ist ein recht komplexes Problem, das wir nur in wenigen Berei-

Tabelle 1. Arzneimittel, die Enzyme beeinflussen, die Arzneimittel metabolisieren

Induktion z. B.	Hemmung z. B.
Alkohol	Allopurinol
Barbiturat	Aspirin
Chloraldehyd	Chloramphenicol
Glutethimid	Cortisol
Griseofulvin	Dikumarol
Phenylbutazon	Isonazid
Phenytoin	Phenothiazin
	Testosterol
	Warfarin
	MAV-Hemmer

chen bisher übersehen. Die Konkurrenz um gemeinsame Plasma- bzw. Rezeptorbin-
destellen stellt ein weiteres Problem der Arzneimittelinteraktion dar. Die sich daraus ergebenden vielfältigen Probleme sind bisher noch wenig analysiert. Als Beispiel
sei Verdrängung von Warfarin aus der Albuminbindung durch Phenylbutazon erwähnt. Der dabei auftretende plötzliche Anstieg der nicht eiweißgebundenen aber
allein wirksamen Warfarinkonzentration im Plasmawasser kann zu tödlichen Blu-
tungskomplikationen führen [4].

Bei bestehender Niereninsuffizienz kann das bedeuten, daß eine um die Bindungsstelle interferierende Substanz besonders stark in der Konzentration ansteigt
und damit die ungebundene, aber pharmakologisch wirksame Konzentration eines
anderen Arzneimittels zunimmt. Die Bestimmung der Plasmakonzentration dieses
Arzneimittels ergibt in diesen Fällen einen scheinbar normalen Wert.

Ein weiteres wichtiges Problem der Arzneimittelinteraktion ergibt sich aus der
Hemmung bzw. Stimulierung von Rezeptoren mit der konsekutiven Hemmung bzw.
Aktivierung der daraus wiederum resultierenden Verminderung oder Vermehrung
von zyklischem AMP.

Relativ häufig beobachtet man bei Patienten mit akutem Nierenversagen eine relative Insulinresistenz, ohne daß bisher die Ursache hierfür sicher erkannt wurde.
Die Interaktion an Rezeptoren läßt sich durch folgendes Beispiel illustrieren. Bestimmte β-Rezeptorenblocker, z. B. Propranolol, kumulieren bei Niereninsuffizienz.
Durch Rezeptorenblocker wird die Adenylzyklase gehemmt und zyklische AMP vermindert gebildet. Die Ansprechbarkeit auf betaadrenerge Katecholamine, die über
die Adenylzyklase wirksam werden, ist unter diesen Bedingungen vermindert [6].
Von anderen Substanzen weiß man, daß sie zu einer Aktivierung der Adenylzyklase
in bestimmten Organen führen, wie z. B. ACTH in der Nebenniere, Katecholamine
in Herz, Leber, Darm, Gehirn, Glukagon in Herz und Leber, Histamin an der Ma-
genschleimhaut, Insulin im Fettgewebe, Prostaglandin in der glatten Muskulatur,
Lunge, Thrombozyten und Gefäßendothelien. Wahrscheinlich sind diese Vorgänge
für Arzneimittelinteraktionen von Bedeutung, finden aber bisher in der Arzneimittelapplikation kaum Berücksichtigung.

Schließlich soll die direkte Arzneimittelinteraktion an der Niere erwähnt werden. Man weiß, daß viele schwache Säuren aktiv tubulär sezerniert werden und eine Reihe von Substanzen, wie z. B. PAH, Penicillin, Furosemid, Thiazide, Indometacin, um den Transportmechanismus konkurrieren. Das klassische Beispiel in der Interaktion ist die Verminderung der Ausscheidung von Penicillin durch Probenicid [12].

Die Rückresorption vieler Arzneimittel ist abhängig vom tubulären pH-Wert. Dissoziierte Substanzen werden nicht resorbiert, während nichtionisierte Substanzen gut rückresorbiert werden. Man spricht von Non-ionic-diffusion. Schwache Säuren dissoziieren gut im alkalischen und schwache Basen gut im sauren Milieu. Man nutzt diese pk-wertabhängige Situation bei bestimmten Barbituratvergiftungen aus. Liegt der pk-Wert einer Barbituratssäure zwischen 7 und 8, kann durch Alkalisierung des Harns die Rückdiffusion nahezu völlig aufgehoben werden. Dies Phänomen hat natürlich auch Einfluß auf die Plasmakonzentration bestimmter Arzneimittel. So werden z. B. schwache Basen, wie Amphitonin, Morphin und Phetidin, im sauren Urin vermehrt ausgeschieden, während Barbiturate, Salycilsäuren, Streptomycin vermehrt im alkalischen Urin eliminiert werden. Bei der Niereninsuffizienz ist die Möglichkeit der Azidifizierung des Harns beeinträchtigt, so daß hierdurch eine zusätzliche Verminderung der Ausscheidung bestimmter Arzneimittel eintreten kann.

Nephrotoxische Arzneimittel

In der Pathogenese von nephrotoxischen Medikamenten muß man zwischen der direkten Nephrotoxizität, wie man sie von vielen Zytostatika und Antibiotika kennt [2], und der indirekten Nephrotoxizität auf immunologischer Basis unterscheiden. Zu den immunologisch wirksamen Substanzen gehört z. B. das Penicillamin, das zu einer Immunkomplexnephritis mit nephrotischem Syndrom führen kann [13]. Zu den indirekt toxischen Arzneimitteln müssen insbesondere die Saluretika gezählt werden, die durch Dehydratation und Störungen im Elektrolythaushalt toxisch auf die Nieren wirken können. Eine bekannte Substanz, kein Arzneimittel, das indirekt nephrotoxisch ist, ist Tetrachlorkohlenstoff. Die nephrotoxische Wirkung tritt erst verzögert im Gefolge der Leberschädigung ein.

Die Nierenschädigung selbst kann sowohl an den Glomerula, an den Tubuli, im Interstitium und auch an den Gefäßen einsetzen. Die unterschiedlichen Angriffspunkte an der Niere sind in Abb. 1 wiedergegeben.

Die Nephrotoxizität kann zu einer Einschränkung der Nierenfunktion mit subklinischem Verlauf führen. Dabei kann es zu einer Restitutio ad integrum oder zu einer anhaltenden Nierenschädigung kommen. Die Nierenschädigung kann aber auch klinisch apperent werden und bis hin zur Dialysebedürftigkeit führen. Auch im Verlauf kann man auf lange Sicht verschiedene Reaktionstypen unterscheiden: entweder eine rasche oder langsame Restitutio ad integrum, eine Besserung mit bleibendem Schaden, oder − wenn auch in seltenen Fällen − mit persistierender schwerer Beeinträchtigung der Nierenfunktion mit ständiger Dialysebedürftigkeit (Abb. 2). Medikamente, die ihre Wirkung von der luminalen Seite der Tubuli entfalten, sind in ihrer Nephrotoxizität abhängig von der intratubulären Konzentration. Diese Konzen-

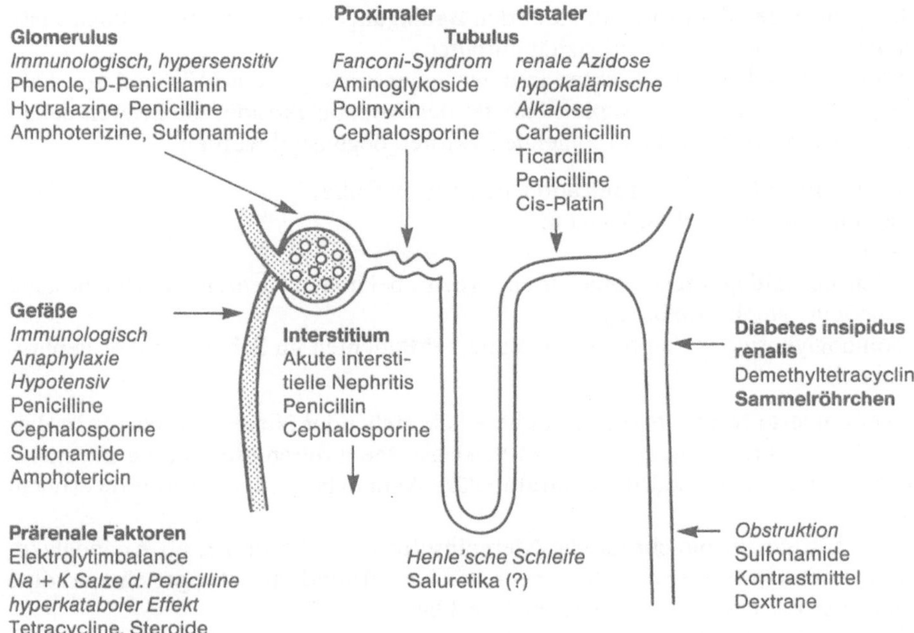

Abb. 1. Angriffspunkte verschiedener nephrotoxischer Arzneimittel im Bereich des Nephrons

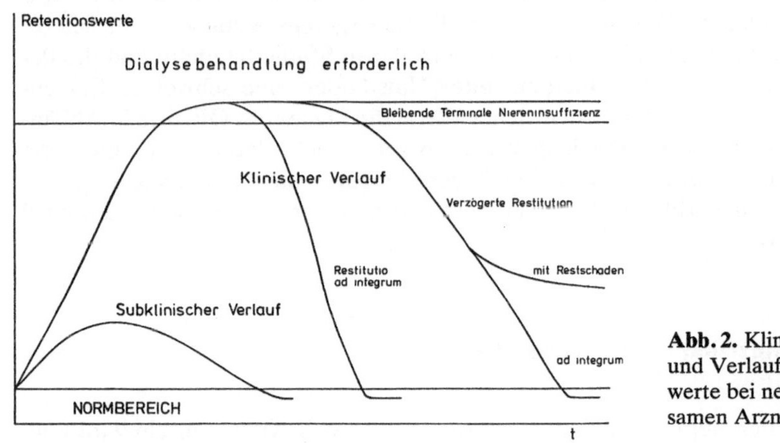

Abb. 2. Klinischer Verlauf und Verlauf der Retentionswerte bei nephrotoxisch wirksamen Arzneimitteln

tration ist abhängig vom Glomerulumfiltrat und im distalen Teil des Tubulus auch abhängig von der Diurese.

Zwischen Antidiurese und Diurese kann dadurch die Konzentration nephrotoxischer Substanzen im distalen Tubulus um den Faktor 5 und mehr schwanken. So ist z. B. Phenacetin in Antidiurese wesentlich toxischer als unter Diurese. Die anfänglich fehlende Nephrotoxizität von Phenacetin im Tierversuch war darauf zurückzuführen, daß die Ratten ad libidum Zugang zur Flüssigkeit hatten. Spätere Unter-

suchungen zeigten deutlich, daß unter den Bedingungen der Antidiurese Phenacetin
auch bei Ratten eine Nephrotoxizität entfaltet.

Moore et al. [11] untersuchten in einer Sequenzanalyse eine Vielzahl von Faktoren in Abhängigkeit zur Nephrotoxizität der Aminoglykoside. Sie zeigten dabei, daß die Nephrotoxizität durch folgende Faktoren begünstigt wurden:

1. hohe initiale Plasmakonzentrationen, 1 h nach Gabe,
2. bestehende Lebererkrankungen,
3. Alter,
4. Höhe der initialen Kreatininclearance (d. h., bei hohen Clearancewerten bestand eine hohe Nephrotoxizität),
5. Aminoglykoside waren bei Frauen und bei Patienten im Schock stärker nephrotoxisch.

Die verminderte Nephrotoxizität bei bereits bestehender Niereninsuffizienz ist darauf zurückzuführen, daß bei gleichen Plasmaspiegeln durch die erhöhte intratubuläre Stromstärke eine niedrigere intratubuläre Aminoglykosidkonzentration erreicht wird.

Dies gilt nur für die chronische Niereninsuffizienz. Die Frage, ob Aminoglykoside beim akuten Nierenversagen ebenfalls eine verminderte oder gar eine erhöhte Nephrotoxizität besitzen, ist bisher nicht geklärt.

Bei unseren Kranken mit akuten Nierenversagen wurde die Dauer der Oligurie bei Kranken, die ohne oder mit Aminoglykosiden behandelt wurden, untersucht. Patienten, die Aminoglykoside erhielten, hatten in 40% eine Oliguriedauer von über 14 Tagen, während die nicht mit Aminoglykosid behandelten Patienten nur in 30% eine Oligurie von über 2 Wochen aufwiesen. Diese Ergebnisse müssen natürlich relativiert werden, da es sich nicht um eine kontrollierte Studie handelte und die Patienten, die Aminoglykoside erhielten, unter Umständen eine schwerere Erkrankung aufwiesen. Untersucht man in gleicher Weise die Dauer der Oligurie in Abhängigkeit von der Gabe von Cephalosporinen, so zeigte sich, daß die Patienten, die Cephalosporine erhielten, ebenfalls eine längere Oligurie aufwiesen als Kranke, die keine Cephalosporine erhielten. Auch hier gilt natürlich der gleiche Einwand wie bei den Aminoglykosiden.

Erhöhte Nephrotoxizität bei Niereninsuffizienz

Die Frage nach der Nephrotoxizität durch Interaktion von Arzneimitteln wird kontrovers bearbeitet. An der Ratte konnte gezeigt werden, daß ein durch Glycerol ausgelöstes Nierenversagen durch die gleichzeitige Gabe von Furosemid und Cephaloridin verstärkt werden konnte [9]. Aber auch ohne akutes Nierenversagen führte die Gabe von Furosemid bzw. Etacrynsäure zusammen mit Cephaloridin an der Maus zu einer gesteigerten Nephrotoxizität [5]. Man muß jedoch annehmen, daß die erhöhte Nephrotoxizität nicht direkt durch Saluretika, sondern durch den Flüssigkeits- und Elektrolytverlust induziert war. Die Kombination Furosemid mit Cephazolin, Cephamandol und Cephaferin ließ keine Nephrotoxizität erkennen. Auch rein theoretische Überlegungen machen es unwahrscheinlich, daß Furosemid eine direkt additive oder potenzierende nephrotoxische Wirkung für Aminoglykoside besitzt. Furosemid greift sicher nicht an der Phospholipase an. Außerdem dürfte bei ausreichender Hydratisierung die intratubuläre Antibiotikakonzentration durch Furosemid eher gesenkt werden. Bei ungenügender Flüssigkeits- und Elektrolytzufuhr kann Furosemid indirekt eine erhöhte Nephrotoxizität dadurch bewirken, daß durch die Exsikkose und konsekutive Oligurie die intratubuläre Konzentration höher liegt als bei Polyurie. Smith und Lietman haben 1983 unter Beachtung dieser Möglichkeit darüber berichtet, daß die Aminoglykosidnephrotoxizität beim Menschen durch Furosemid nicht gesteigert wird [14].

Von der Kombination Aminoglykoside und Cephaloridin (erste Generation) . wurde wiederholt über eine durch Interaktion gesteigerte Nephrotoxizität berichtet. Spätere Untersuchungen zeigten, daß die Nephrotoxizität durch Kombination von Aminoglykosiden und Cephalosporinen der zweiten und dritten Generation nicht erhöht wird. Man nimmt sogar an, daß Cephalosporine der dritten Generation eine nephroprotektive Wirkung haben. Eine nephroprotektive Wirkung wird auch von Phosphomycin zugeschrieben [10].

Gesicherte Untersuchungen darüber, ob die Nephrotoxizität der Aminoglykoside durch die ebenfalls nephrotoxischen Substanzen Amphoterazin B, Cisplatin oder Cyclosporin A additiv oder gar potenzierend gesteigert werden, liegen nicht vor. Vom Wirkungsmechanismus aus gesehen, ist ein erhöhtes Risiko durch die gleichzeitige Gabe nicht unbedingt zu erwarten, weil die Angriffspunkte dieser Substanzen an der Niere nicht identisch sind.

Wenn auch eine direkte Interaktion zwischen nephrotoxischen Substanzen und Saluretika verneint werden muß, so muß jedoch ihre indirekte Nephrotoxizität durch Flüssigkeits- und Elektrolytverlust bejaht werden. Diese indirekte Wirkung kann jedoch prophylaktisch durch ausreichende Gabe von Flüssigkeit und Elektrolyten vermieden werden.

Literatur

1. Acoella G, Bonello L, Garimoldi M, Mainardi M, Tenconi LT, Nicolis FB (1972) Kinetics of rifampicin and isoiazid administered alone and in combination to normal subjects and patients with liver disease. Gut 13:47–53
2. Appel GB, Neu HC (1977) The nephrotoxicity of antimicrobial agents (Three parts). New Engl J Med 296:633–787
3. Ballinger B, Browning M, O'Malley K, Stevenson JH (1972) Drug-metabolizing capacity in states of drug dependence and with-drawal. Br J Pharmacol 45:638–643
4. Cicinell SA, Odessky L, Weiss M, Dayton PG (1966) The effect of chloral hydrate on bishydroxycoumarin metabolism; a fatal outcome. JAMA 197:366–368
5. Dodds MG, Foord RD (1970) Enhancement by patient diuretic of renal tubular necrosis induced by cephaloridine. Br J Pharmacol 40:227–236
6. Goldberg A, Singer JJ (1969) Evidence for a role of cyclic AMP in neuromuscular transmission. Proc Natl Acad Sci USA 64:134–141
7. Griffin JR, D'Arcy PF (Hrsg) (1981) Arzneimittelinteraktionen. Oldenbourg, München
8. Levy G (1970) Biopharmaceutical considerations in dosage form design and evaluation. In: Sprowls JB (ed) Prescription pharmacy, 2nd edn. Lippincott, Philadelphia, pp 70, 75, 80
9. Linton AL, Baily RR, Turnbull DI (1970) Renal disease due to analgesics. I. Recognition of the problem of analgetic nephropathy. Can Med Assoc J 107:414–417

10. Marre R, Schulz E, Hedtke D, Sack K (1985) Influence of fosfomycin and tobramycin on vanco-
    mycin-induced nephrotoxicity. Infection 13(4):190–192
11. Moore RD, Smith CR, Lipsky JJ, Mellits ED, Lietman PS (1984) Risk factors for nephrotoxicity
    in patients treated with aminoglycosides. Ann Intn Med 100:352–357
12. Orme M (1972) Iatrogenic disease and drug interactions. Medicine 4:302–316
13. Sieberth HG (1985) Akutes Nierenversagen – Nephrotoxine. Intensivmed 22:140–145
14. Smith CR, Lietman PS (1983) Effect of furosemide on aminoglycoside-induced nephrotoxicity
    and auditory toxicity in humans. Antimicrob Agents Chemother 23(1):133–137

Arzneimittelverluste bei Hämodialyse und spontaner Hämofiltration

F. Keller, H. Hilt*, H. Haller, G. Walz, U. Kunzendorf, G. Offermann

Grundlagen

Die Kunst der Arzneimitteltherapie besteht — wie Paracelsus schon 1538 formulierte — darin, die richtige Dosis zu finden (Deichmann et al. 1986). Bei Patienten mit eingeschränkter Nierenfunktion kann es zur Kumulation und Intoxikation durch Überdosierung kommen, vor allem bei den Medikamenten, die überwiegend renal ausgeschieden werden. Die andere — klinisch möglicherweise genauso bedeutsame Gefahr ist die der Unterdosierung und des mangelnden therapeutischen Effekts. Bei Patienten auf Intensivstationen besteht oder entwickelt sich häufig eine Niereninsuffizienz, und eine der Nierenfunktion angepaßte Dosisreduktion der nierenabhängigen Medikamente wird erforderlich. Diese Patienten laufen Gefahr unterdosiert behandelt zu werden, wenn zusätzliche extrarenale Eliminationsverfahren wie Hämodialyse oder spontane Hämofiltration angewandt werden.

Zur Hämodialyse und Hämofiltration werden Membranen verwendet, deren Eigenschaften immer mehr den Bauprinzipien der Glomeruli originaler Nieren gleichen. Die glomeruläre Filtration als passiver Vorgang kann durch Hämodialyse und spontane Hämofiltration weitgehend ersetzt werden. Jede Niere setzt sich aus 10^6 Nephren zusammen (Ullrich u. Hierholzer 1976). Das Nephron ist die funktionelle Einheit der Niere, bestehend aus deinem Glomerulus und einem tubulären Apparat. Die glomeruläre Leistung ist die passive Filtration. Filtriert werden alle Plasmabestandteile mit einem Molekulargewicht unter 10000 Dalton (g/mol), die nicht an Zellen oder Plasmaeiweiße gebunden sind. Aus der Plasmaeiweißbindung (PB%) erhält man den freien Plasmaanteil ($100\,fp = 100 - PB\%$). Deshalb ist die renale Clearance vieler Medikamente (Cl_{ren}) eine einfache proportionale Funktion des freien Plasmaanteils (fp) und der glomerulären Filtrationsrate (GFR) (Hall u. Rowland 1983).

$$Cl_{ren} = fp\ GFR.$$

Die glomeruläre Filtration ist die übergeordnete Leistung der Niere, und das zuverlässigste Maß der Nierenfunktion ist die glomeruläre Filtrationsrate. In den Nierentubuli werden die glomerulär filtrierten Substanzen teilweise rückresorbiert, andere werden in das Tubuluslumen aktiv sezerniert. Die tubulären Funktionen, insbesondere die der Konzentrierung des Ultrafiltrates von 120 ml/min auf einen Urinfluß von 1,2 ml/min können nicht ersetzt werden. Sie sind der glomerulären Filtrationsleistung aber nachgeschaltet. Bei einem akuten Nierenversagen aufgrund einer inter-

Abteilung für Allgemeine Innere Medizin und Nephrologie, *Klinik für Anästhesiologie, Klinikum Steglitz der FU Berlin, Hindenburgdamm 30, D-1000 Berlin 45

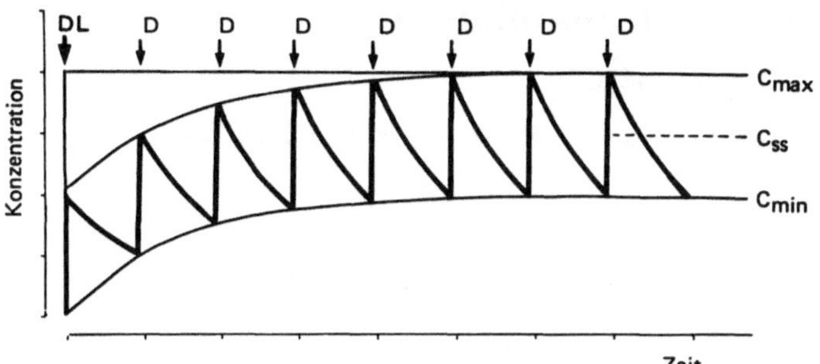

Abb. 1. Kumulationskinetik bei wiederholter Dosierung. Das Kumulationsplateau ist durch die maximale *(C_max)*, die mittlere *(C_ss)* und die minimale *(C_min)* Gleichgewichtskonzentration charakterisiert. Wirksame Spiegel müssen bei reduzierter Erhaltungsdosis *(D)* durch eine Sättigungsdosis *(DL)* hergestellt werden

stitiellen Nierenschädigung mit Tubulusnekrosen nimmt die Ausscheidung der normalerweise tubulär reabsorbierten Medikamente (Amobarbital, Phenobarbital, Theophyllin, Chloramphenicol, Fluorid, Äthanol, Riboflavin) keineswegs zu, sondern ab. Das Nephron als funktionelle Einheit beantwortet eine Tubulusschädigung mit einer glomerulären Funktionsstörung und umgekehrt. Grundlage für die Arzneimitteldosierung ist somit die glomeruläre Funktion. Nur in Einzelfällen müssen zusätzliche tubuläre Störungen berücksichtigt werden (nichtionische Diffusion, Metabolisierung von Insulin).

Als klinisches Maß der glomerulären Filtrationsrate (GFR) hat sich die Kreatininclearance (CCR) am besten bewährt (CCR = GFR). Das Grundgesetz der Pharmakokinetik bei Niereninsuffizienz besagt, daß bei jedem Medikament die Ausscheidung, ausgedrückt als Clearance (Cl), eine lineare Abhängigkeit von der Kreatininclearance (CCR) zeigt (Dettli 1974):

$$ \text{Cl} = \text{Cl}_{anur} + \alpha\,\text{CCR}. $$

Dabei gilt ($\alpha = \text{Cl}_{norm}/\text{CCR}_{norm} - \text{Cl}_{anur}/\text{CCR}_{norm}$). Die Grundgleichung der Pharmakokinetik läßt sich auch für die Halbwertszeit formulieren ($\ln2/T_{1/2} = \ln2/T_{1/2}anur + \alpha\,\text{CCR}$).

Die Arzneimitteltherapie bei Niereninsuffizienz erfordert, daß die Dosis der Nierenfunktion angepaßt wird. Grundlage der Dosisanpassung sind die Kumulationsgesetze (Dettli 1977). Bei wiederholter Verabreichung kumuliert ein Medikament so lange ($t = 4.32\,T_{1/2}$), bis ein stabiles Kumulationsplateau erreicht und die applizierte Dosis der eliminierten Menge gleich ist. Das Kumulationsgleichgewicht ist charakterisiert durch die maximale (C_{max}), die mittlere (C_{ss}) und die minimale (C_{min}) Gleichgewichtskonzentration (Abb. 1). Die Dosisanpassung selbst hängt von der Entscheidung ab, welche Spiegel für die Wirksamkeit des Medikamentes erwünscht sind. Pharmakokinetische Dosisberechnungen hängen also von pharmakodynamischen Voraussetzungen ab. Allgemein läßt sich sagen, daß für Medikamente mit einem irreversiblen Effekt wie bakteriziden Antibiotika die gleichen Spitzenspiegel (C_{max}) wie bei normaler Nierenfunktion erreicht werden müssen. Medikamente mit reversiblen Effekten, wie an Rezeptoren wirkenden β-Blockern, werden so dosiert, daß identische mittlere Gleichgewichtsspiegel (C_{ss}) oder eine identische Fläche unter der Kurve (AUC) garantiert werden (AUC = C_{ss}Tau). Beide Dosierungsregeln bedingen, daß bei Niereninsuffizienz höhere Talspiegel (C_{min}) als bei normaler Nierenfunktion in Kauf genommen werden müssen, da die andernfalls notwendige erhebliche Verlängerung des Dosierungsintervalls (Tau) mit einem Wirkungsverlust einhergehen könnte. Dies bedeutet, daß für ein Blutspiegelmonitoring die therapeutischen Spiegel bei Niereninsuffizienz neu definiert werden müssen. Die Anpassung der Dosis erfordert, daß von Anfang an durch Verabreichung einer Sättigungsdosis (DL) wirksame Blutspiegel hergestellt werden (Abb. 1). Als Faustregel kann gelten, daß sich die Sättigungsdosis (DL) zur Erhaltungsdosis (D) verhält wie das 1,5fache des Quotienten aus Halbwertszeit und Dosierungsintervall (DL/D = 1,5 $T_{1/2}$/Tau).

Hämofiltration

Die spontane Hämofiltration (CAVH) ist ein kontinuierlicher, nahezu physiologischer Vorgang (Kramer et al. 1977, 1980). Er kann als zusätzliche Ultrafiltrationsleistung der glomerulären Filtration hinzugerechnet werden. Da die Membran des Filters der glomerulären Basalmembran gleicht, wird das Verhalten der Medikamente bei spontaner Hämofiltration weitgehend ihrer renalen Eliminationscharakteristik entsprechen. Somit muß die Kreatininclearance des Filters den Dosisberechnungen zugrunde gelegt werden können. Da Kreatinin frei filtriert wird, entspricht die Kreatininclearance (CCR) dem filtrierten Volumen (dV/dt = Q_{CAVH}):

$$CCR = Q_{CAVH}.$$

Für die praktische Dosisanpassung bei spontaner Hämofiltration sind somit die Kreatininclearance und die Anwendung der Grundgleichung der Pharmakokinetik bei Niereninsuffizienz am besten geeignet (Cl = $Cl_{anur} + \alpha$ CCR). Die Kinetik bei pumpengesteuerter intermittierender Hämofiltration gleicht der Hämodialyse.

Theoretisch ist bei der spontanen Hämofiltration nur die Konvektion der grundlegende physikalische Prozeß der Elimination, während bei Hämodialyse Konvektion und Diffusion dem Stoffaustausch zugrunde liegen. Der wesentliche Unterschied zwischen beiden Prozessen ist, daß bei Konvektion das Molekulargewicht keinen Einfluß auf den Stofftransport hat, solange der Molekülradius kleiner als die Porengröße der Filter ist. Bei Hämofiltration sind alle Moleküle bis zu einem Molekulargewicht von etwa 10000 Dalton frei filtrierbar. Die Porengröße beträgt etwa 40 Angström. Die größeren Poren bringen jedoch keine Verbesserung der Elimination kleinerer Moleküle (Mann et al. 1978).

Die Eliminationsleistung dieser Filter kann erstens als Clearance (Cl_{CAVH}) aus dem Blutstrom (Q_{in} und Q_{out}) und der Konzentration im zuführenden (C_{in}) und abführenden (C_{out}) System direkt berechnet werden ($Cl_{CAVH} = Q_{in} - Q_{out} C_{out}/C_{in}$). Vereinfachend wird die Clearance aus der arteriovenösen Konzentrationsdifferenz ($C_{in} - C_{out}$) und dem zuführenden Blutstrom ($Q_{in} = Q_{out}$) berechnet. Diese Berechnung berücksichtigt jedoch nicht die Konzentrierung im rückführenden System auf-

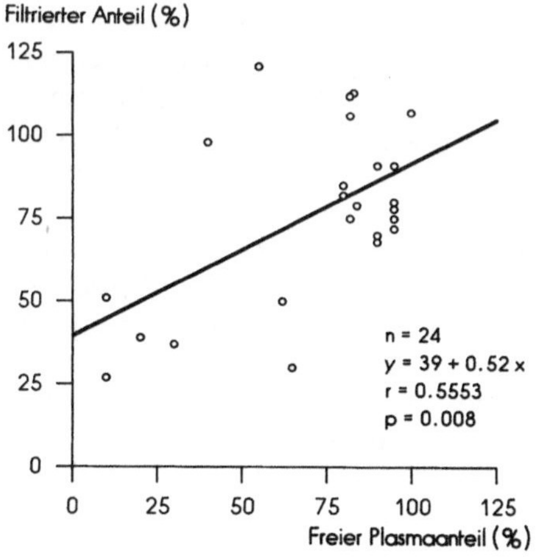

Abb. 2. Medikamentenelimination bei spontaner Hämofiltration. Der filtrierbare Anteil nimmt zu, je größer der freie Plasmaanteil (*fp* 100 = 100 − *PB%*), das heißt je geringer die Plasmaeiweißbindung *(PB%)* der Medikamente ist (Golper et al. 1985a)

grund der Filtration. Außerdem ist bei Anwendung dieses Konzepts ein Korrekturfaktor (häufig als Hämatokrit angegeben) für die Differenz zwischen Blutvolumen und Plasmakonzentration erforderlich. Eigentlich muß zusätzlich auch noch die Eiweißkonzentration, die etwa 5% des Plasmavolumens beträgt, berücksichtigt werden.

Die Medikamentenelimination durch spontane Hämofiltration läßt sich zweitens als Clearance (Cl_{CAVH}) aus dem pro Zeiteinheit filtrierten Volumen (dV/dt = Q_{CAVH}) und der Filtrationsfraktion (f_{filt}) berechnen (Golper et al. 1985b; Zarowitz et al. 1986):

$$Cl_{CAVH} = f_{filt} \, Q_{CAVH}.$$

Die Filtrationsfraktion wird als Quotient aus der Konzentration im Filtrat (C_{filt}) und der Konzentration im zuführenden Blutsystem (C_{in}) angegeben ($f_{filt} = C_{filt}/C_{in}$). Die Filtrationsfraktion ist von mehreren Faktoren abhängig. So kann bei Beginn einer spontanen Hämofiltration eine beträchtliche Adsorption von Medikamenten an der Membran auftreten, wie dies bei Heparin, Gentamicin, Doxycyclin und Ampicillin beobachtet wurde (Rumpf et al. 1977; Kraft u. Lode 1979; Zarowitz et al. 1986). Dieses Phänomen der Membranadsorption (bis zu 180 mg Gentamicin) soll bei Polyacrylnitrilmembranen stärker sein als bei Zelluloseazetatmembranen. Außerdem hängt die Filtrationsfraktion von der sterischen Konfiguration, den hydrophoben bzw. hydrophilen Eigenschaften und der elektrostatischen Ladung der Medikamente ab. Durch Ablagerungen entstehen vor allem bei hohen Transmembrandrücken sog. Sekundärmembranen, die die Filtrationseigenschaften der Kapillaren erheblich einschränken. Im wesentlichen ist die Filtrationsfraktion jedoch abhängig von der Plasmaeiweißbindung der Medikamente (Golper et al. 1985a). Somit kann die Clearance durch spontane Hämofiltration, wie die natürliche glomeruläre Filtration, als Funktion des freien Plasmaanteils (fp) der Medikamente verstanden werden (fp = f_{filt}). Je größer der freie Plasmaanteil, desto größer ist die Filtrationsfraktion. Hier bestehen aber auch methodische Probleme, wie die nur schwach signifikante Korrelation des freien Plasmaanteils mit den empirisch gemessenen Filtrationsfraktion der Medikamente zeigt (Abb. 2).

Tabelle 1. Filtrationsfraktion (f_{filt}) als Maß des Siebkoeffizienten bei spontaner Hämofiltration und freier Plasmaanteil (fp) als Maß der Pasmaeiweißbindung ($100\,fp = 100 - PB\%$). Die Medikamentenclearance bei Anurie (Cl_{anur}) erlaubt eine Abschätzung des Anteils der Hämofiltration an der Ausscheidung (HF%) (*PS* Polysulfon, *PAN* Polyacrylnitril, *CTA* Zellulosetriazetat, *CA* Zelluloseazetat, *CUP* Cuprophan)

Medikament	Cl_{anur} (ml/min)	fp	f_{filt}	Membran Typ
Aminoglykoside				
Amikacin	8,7	0,95	0,88	PS
Gentamicin	3,3	0,95	0,81	PS
			0,95	PAN
Netilmicin	6,1	0,95	0,95	PAN
Tobramicin	2,0	0,95	0,78	PS
Streptomycin	2,0	0,65	0,30	PS
Cephalosporine				
Cefoperazon	35,8	0,1	0,27	PS
Cefotaxim	(15,0)[a]	0,62	0,51	PS
			0,80	CUP
Cefoxitin	14,8	0,25	0,21	CTA
Cephapirin	77,0	0,55	1,7	PS
Ceftazidime	5,8	0,9	0,95	?
Ceftriaxone	8,7	0,1	0,71	PS
Herz-Kreislauf-Mittel				
Digoxin	20,6	0,75	0,96	PS
			0,6	PAN
Digitoxin	2,7	0,05	0,05	PAN
Strophantin	150,0	?	0,9	PAN
Noradrenalin	?	?	1,0	CTA
Phenbutolol	?		0,05	CUP
Procainamid	20,0/60,0	0,8	0,86	PS
N-Acetyl-P.	26,3	0,9	0,92	PS
Sonstige Medikamente				
Adriamycin	113,0	0,5	?	?
Cisplatin	1,6	0,1	0,05	?
Cimetidin	88,0	0,8	?	?
Clofibrat	1,9	0,04	0,05	PAN
Glibenclamid	7,5	0,01	0,6	CUP
Oxazepam	56,8	0,10	0,11	CA
Chlordiazepoxid	?	0,03	0,05	CA
Pyrithyldion	?	?	0,42	CA
Glutethimid	83,2	0,46	0,02	CA
Bromid	?	?	1,0	CTA
Penizilline				
Ampicillin	14,2	0,85	0,69	PS
			0,50	PAN

Tabelle 1 (Fortsetzung)

Medikament	Cl_{anur} (ml/min)	fp	f_{filt}	Membran Typ
Mezlocillin	15,5	0,68	0,68	PS
Nafcillin	23,10	0,25	0,54	PS
Oxacillin	75,0	0,05	0,02	PS
Sonstige Antibiotika				
Amphotericin	75,0	0,1	0,40	PS
Clindamycin	151,0	0,2	0,98	PS
Doxycyclin	44,2	0,1	?	PAN
Erythromycin	150,0	0,25	0,37	PS
Metronidazol	31,3	0,8	0,86	PS
Sulfamethoxazol	3,5	0,5	0,9	PAN
Vancomycin	1,9	0,9	0,76	PS
Hypnotika und Sedativa				
Diäthylbarbital	?	0,95	1,0	CTA
Phenobarbital	5,6	0,5	0,86	PS
			0,2	CA
Diazepam	28,5	0,02	0,016	CA
N-Desmethyl-D	15,1	0,02	0,025	CA
Nitrazepam	60,1	0,13	0,08	CA
Metamizol	?	0,44	0,4	CUP
Morphin	(24,0)[a]	0,65	?	PS
Phenytoin	131,0	0,1	0,45	PS
Nomifensin	625,0	0,6	0,7	CUP
Theophyllin	61,7	0,47	0,85	PS

[a] Aktiver Metabolit

Die Filtrationsfraktion wird in der Literatur häufig auch als Siebkoeffizient ange-geben. Die Berechnung der Siebkoeffizienten ist jedoch wegen des Filtrationseffek-tes und wegen des Volumenanteils der Plasmaeiweiße eine nicht einheitlich defi-nierte Größe (Golper 1985). Als Verhältnis der Konzentration im Filtrat zur Kon-zentration im zuführenden System ist der Siebkoeffizient der Filtrationsfraktion gleichzusetzen und eine wesentliche Kenngröße eines jeden Pharmakons. Zur Be-rechnung der Clearance ($Cl_{CAVH} = f_{filt}\ Q_{CAVH}$) bei spontaner Hämofiltration ein durchaus praktikabler Parameter (Tabelle 1). Die Elimination durch spontane Hämo-filtration (dR/dt) läßt sich relativ zur Dosierung (D/Tau) angeben [HF% = (dR/dt)/(D/Tau)]:

$$HF\% = \frac{Cl_{CAVH}}{Cl_{CAVH} + Cl_{anur}}.$$

Die spontane Hämofiltration kommt zum Einsatz, wenn die Nieren praktisch funk-tionslos geworden sind (Cl = Cl_{anur}), dann kann aus den angegebenen Parametern die den Hämofiltrationseffekt ersetzende Dosiskorrektur ($D_{anur} \times HF\%$) abgeleitet werden (Tabelle 1). Die angegebenen Werte wurden vereinheitlichend aus den Literaturangaben berechnet (Aigner et al. 1983; Balogh et al. 1981; Basile et al. 1985; Beer et al. 1978; Bion et al. 1986; Feldhoff et al. 1984; Frigon et al. 1984; Fuchs et al. 1984; Garcia et al. 1983; Golper 1985; Gouyette et al. 1981; Gravert 1983; Henderson et al. 1986; Kraft u. Lode 1979; Kroh et al. 1986; Maier u. Fuchs 1986; Pauls et al. 1984; Ronco et al. 1985; Rumpf et al. 1977).

Hämodialyse

Im Gegensatz zur kontinuierlichen Hämofiltration ist die Hämodialyse ein intermittierender und damit unphysiologischer Vorgang, der auch beträchtliche Probleme für die Arzneimitteldosierung mit sich bringt. Wie bei der Hämofiltration werden auch bei der Hämodialyse Medikamente eliminiert. Die Eliminationsleistung an Dialyse erreicht (oder übertrifft) während den 4–6 h der Behandlung die normale glomeruläre Filtrationsrate (Clearance 140 ml/min). Die Dialysierbarkeit der meisten Medikamente ist, wie auch bei Hämofiltration und glomerulärer Filtration, abhängig von der Plasmaeiweißbindung, und je größer der freie Plasmaanteil, desto größer ist die Dialysierbarkeit (Abb. 3). Während die Membran der Filter bei Hämofiltration Moleküle bis zu einem Molekulargewicht von 10000 Dalton (g/mol) passieren läßt, können durch die übliche Hämodialysemembran nur Moleküle bis zu einem Molekulargewicht von 1000 Dalton passieren. Das Molekulargewicht (MW) der meisten Medikamente liegt unterhalb dieser Grenze. Nur für einige Medikamente wie Vancomycin (MW 1448), Insulin (MW 6000), Cyclosporin (MW 1202) und He-

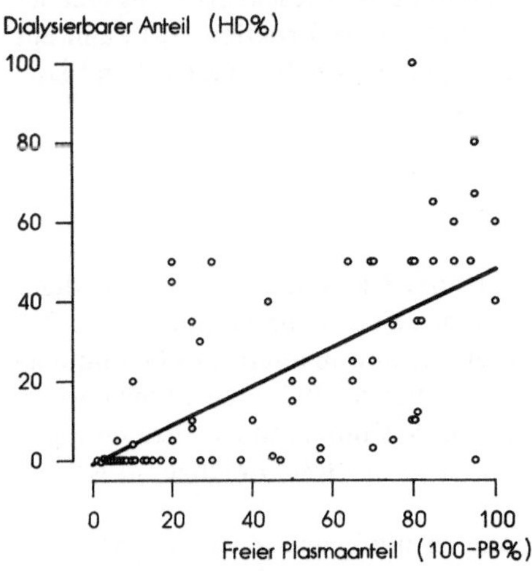

Abb. 3. Dialysierbarkeit von Medikamenten. Der an Hämodialyse eliminierte Prozentsatz *(HD%)* nimmt wie auch bei spontaner Hämofiltration zu, je größer der freie Plasmaanteil *(fp* 100 = 100 − *PB%*), das heißt je geringer die Eiweißbindung *(PB%)* der Medikamente ist (Keller et al. 1983)

parin (MW 5500–15000) ist das Molekulargewicht von über 1000 Dalton Ursache dafür, daß sie nicht dialysierbar sind. Vancomycin aber ist zu 32% hämofiltrierbar (Matzke 1986).

Die Hämodialyse hat bei vielen Medikamenten einen so einschneidenden Effekt auf den Blutspiegelverlauf, daß eine Supplementärdosis (S) am Ende der Dialyse zur Aufrechterhaltung des therapeutischen Effektes notwendig wird. Zur Bestimmung der Supplementärdosis nach Dialyse ist die Clearance kein geeigneter Parameter, da sie ohne Halbwertzeit oder Verteilungsvolumen keine direkten Dosierungsangaben abzuleiten erlaubt (Lee u. Marbury 1984). Zur Berechnung der Supplementärdosis eignet sich die eliminierte Fraktion (f_R), die als prozentuale Dialysierbarkeit (HD% = 100 f_R) für jedes Medikament angegeben werden kann. Die eliminierte Fraktion (f_R) ist der Anteil der Gesamtmenge eines Medikamentes im Körper, der durch eine Hämodialyse unter Standardbedingungen eliminiert wird (4 h Dialysedauer mit einer Kreatininclearance von 140 ml/min). Die eliminierte Fraktion gibt auch Auskunft über die Effektivität einer Hämodialyse zur Detoxikation bei Vergiftungen, wobei aber konkurrierend die Hämoperfusion, der Plasmaaustausch und die forcierte Diurese in Erwägung zu ziehen sind (Moeschlin 1980; Seyffart 1983).

Das Grundproblem bei der Bestimmung des Effektes der Hämodialyse auf die Medikamentenausscheidung besteht darin, daß die Medikamente aus dem Plasma (zentrales Kompartiment) wesentlich schneller als aus dem Gewebe (peripheres Kompartiment) eliminiert werden. Dieses wird an dem häufig zu beobachtenden Reboundphänomen erkennbar, wenn die Blutspiegel nach Beendigung der Dialyse vorübergehend wieder ansteigen, bis das dynamische Gleichgewicht zwischen Plasma und Gewebe wiederhergestellt ist. Dieses Rückverteilungsphänomen ist quantitativ nur schwer zu beschreiben, so daß die Angaben zur Dialysierbarkeit aus Gründen der Zuverlässigkeit immer mit mehreren, von theoretisch 5 möglichen Ansätzen berechnet werden sollte (Keller et al. 1984).

1. Bei Vorliegen einer Einkompartmentkinetik gibt es kein Rückverteilungsphänomen, und die während der Dialysedauer (t) eliminierte Fraktion (f_R) kann aus der Eliminationshalbwertszeit ohne Dialyse ($T_{1/2}$) und der Halbwertszeit mit Dialyse ($T_{1/2}{}^*$) berechnet werden (wobei ln2 = 0,693):

$$f_R = \exp\left(-\frac{\ln 2}{T_{1/2}}\,t\right) - \exp\left(-\frac{\ln 2}{T_{1/2}{}^*}\,t\right).$$

Die Berechnung der eliminierten Fraktion aus der Clearance wäre aufwendiger und erforderte immer die zusätzliche Angabe eines Verteilungsvolumens ($\ln 2/T_{1/2}$ = Cl/Vd). Oft wird die extrakorporal eliminierte Fraktion relativ zur Gesamtausscheidung angegeben (Takki et al. 1978; Gwilt u. Perrier 1978). Doch die körpereigene Ausscheidung wird durch die extrakorporale Elimination artifiziell supprimiert. Somit wird die eliminierte Fraktion relativ zur Gesamtmenge im Körper überschätzt.

2. Bei Nachweis eines Rückverteilungsphänomens muß eine Zweikompartmentkinetik unterstellt werden:

$$f_R = \left(1 - \frac{\beta}{\beta^*}\right) - f_A \exp(-\alpha^* t) - f_B \exp(-\beta^* t).$$

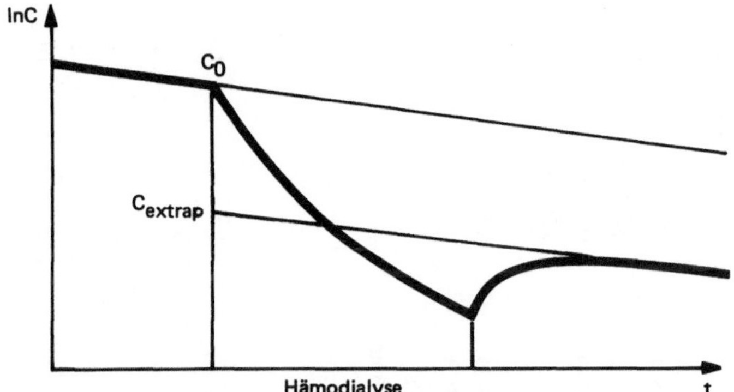

Abb. 4. Graphische Extrapolation zur Bestimmung der an Hämodialyse eliminierten Fraktion (f_R) eines Medikamentes $(f_R = 1 - C_{extrap}/C_o)$

Die eliminierte Fraktion (f_R) läßt sich dann am besten berechnen, wenn die Kinetik desselben Medikamentes bei demselben Patienten sowohl im dialysefreien Intervall (α und β), als auch unter Dialyse (α^* und β^*) bestimmt werden kann (f_A und f_B sind Fraktionen der Ordinatenabschnitte A und B).

3. Eine weitere Möglichkeit zur Bestimmung der eliminierten Fraktion bietet die Messung der im Dialysat (Q_{dial}) eliminierten Mengen:

$$f_R = \frac{\sum (C_{dial}\, dQ_{dial}/dt)}{C_o Vd}.$$

Hierzu sind Konzentrationsmessungen im Dialysat (C_{dial}) und eine Angabe der Menge im Körper ($C_o Vd$) zu Beginn der Dialyse erforderlich.

4. Die Extraktionsfraktion ($E = f_R$), gemessen als arteriovenöse Konzentrationsdifferenz ($C_{in} - C_{out}$) erlaubt nur eine grobe Abschätzung der eliminierten Fraktion:

$$f_R = \frac{C_{in} - C_{out}}{C_{in}}.$$

Mit der Extraktionsfraktion wird der Effekt der Dialyse häufig überschätzt. Bei spontaner Hämofiltration ist dieser Berechnungsmodus wesentlich zuverlässiger, da sich durch die Kontinuität des Verfahrens ein dynamisches Gleichgewicht ausbilden kann.

5. Die zuverlässigste Einschätzung des Dialyseeffektes erlaubt die graphische Extrapolation (Abb. 4):

$$f_R = 1 - \frac{C_{extrap}}{C_o}.$$

Dies bedeutet, daß sowohl vor wie nach Dialyse ausreichend Blutspiegel bestimmt werden müssen, um eine graphische Extrapolation durchführen zu können.

Tabelle 2. Dominante Eliminationshalbwertszeit ($T_{1/2}$), Dosis (D) und Dosierungsintervall (Tau) bei normaler (norm) und terminaler (anur) Nierenfunktion sowie die jeweilige Dosis nach Hämodialyse ($D_{HD} = D_{anur} + S$), die sich aus der reduzierten Erhaltungsdosis (D_{anur}) und der aus dem dialysierten Anteil (HD% = $100 f_R$) berechneten Supplementärdosis ($S = f_R$ DL) zusammensetzt. Die Dosierungen gelten für intravenöse Verabreichung und Patienten mit einem normalen Körpergewicht (65 kg)

Präparat	Generic	$T_{1/2}$ (h)		D/Tau (mg/h)		D_{HD} (mg)	HD%
		norm	anur	norm	anur		
Herz-Kreislauf-Mittel							
Prent	Acebutolol	3,0	7,5	25/8	25/12		3
Dalzic	Practolol	9,5	58,0	10/8	10/24	10	16
Dociton	Propranolol	4,0	4,0	5/6	5/6	5	0
Visken	Pindolol	3,4	3,4	0,4/6	0,4/6		?
Suprarenin	Adrenalin	0,05		0,01/min		0,012/min	19
Arterenol	Noradrenalin	0,03	0,03	0,01/min	0,01/min	0,02/min	50
Dopamin	Dopamin	0,05		0,5/min		1,0/min	60
Dobutrex	Dobutamin	0,04		0,325/min			?
Digimerck	Digitoxin	140,0	140,0	0,07/24	0,07/24	0,07	1
Lanicor	Digoxin	38,0	140,0	0,25/24	0,07/24	0,07	5
Nitroglycerin	Glyceroltrinitrat	0,05 (0,5)[a]	0,05 (2,0)[a]	1,5/h	1,5/h		?
Nipride	Nitroprussid (Cyanid)	0,1	0,1	0,13/min	0,13/min		?
	Thiosulfat (Thiocyanat)	(168,0)[a]	(1700,0)[a]				? (43)
Atropin	Atropin	2,2	4,4	1/h	1/2	1	10
Novocamid	Procainamid	2,5/3,5	10,0/20,0	1000/8	1000/12	1000	12
Phenhydan	Phenytoin	13,0	8,0	250/8	250/8	250	4
Rytmonorm	Propafenon	3,5		60/h			?
Norpace	Disopyramid	7,0	15,0	60/h	30/h	60	3
Tambocor	Flecainid			100/8		100	1
Remivox	Lorcainid	7,0 (20,0)[a]	8,6 (20,0)[a]	100/8	100/8	100	10

Xylocain	Lidocain	1,8	1,8	2/min	2/min	2/min	0
Gilurytmal	Prajmalin	5,0		50/6			?
Cordarex	Amiodaron	600,0		900/24			?
Isoptin	Verapamil	4,9	2,4	5/6	5/6	5	0
Adalat	Nifedipin	4,5	3,0	5/8	5/8	5	2
Catapresan	Clonidin	14,0	40,0	0,15/12	0,15/24	0,15	3
Presinol	Methyldopa	1,8	12,0	250/8	250/12	250	60
Nepresol	Dihydralazin	4,0	12,0	25/8	25/12	25	0
Lopirin	Captopril (oral)	4,0	50,8	25/8	12,5/12	25	40
Analgetika, Sedativa, Hypnotika, Relaxanzien							
Hypnomidate	Etomidat	4,0	4,5	15/6	15/6		?
Brevimytal	Methohexital	1,5	1,5	100/h	100/h		?
Trapanal	Thiopental	10,0		500/12			?
Luminal	Phenobarbital	86,0	117,0	500/8	500/12	500	63
Nembutal	Pentobarbital	40,0	40,0	400/8	400/8	400	4
Valium	Diazepam	30,0	65,0	10/8	10/12	10	0
Dormikum	Midazolam	2,5	2,5	15/3	15/3		?
Rohypnol	Flunitrazepam	15,0 (25,0)[a]	18,0	2/12	2/12		?
Haldol	Haloperidol	14,0	20,0	10/6	10/8	10	0
DHB	Dehydrobenzperidol (= Droperidol)	2,2	2,2	5/h	5/h		?
Fentanyl	Fentanyl	3,5 (9,0)[a] (0,2)[b]	(0,2)[b]	0,5/h	0,5/h		?
Rapifen	Alfentanil	1,1 (0,2)[b]	1,1	8/h	8/h		?
Dolantin	Pethidin	3,2	4,4	50/8	50/8		?
Temgesic	Buprenorphin	3,0	3,0	0,3/8	0,3/8		?
Morphium	Morphin	1,0	10,0	20/6	20/12	20	60
Dipidolor	Piritramid			15/8			?

Tabelle 2 (Fortsetzung)

Präparat	Generic	$T_{1/2}$ (h)		D/Tau (mg/h)		D_{HD} (mg)	HD%
		norm	anur	norm	anur		
Narcanti	Naloxan	1,0	1,5	0,15/h	0,15/h		?
Alloferin	Alcuronium	3,3 (0,4)[b]	5,6 (16,0)[b]	4/h	4/2	8	45
Pancuronium	Pancuronium	1,5 (0,5)[b]	5,0 (12,0)[b]	6/h	3/3	dialysierbar	
Norcuron	Vecuronium	1,1 (0,4)[b]	1,1 (0,4)[b]	4/h	4/h		?
	Atracurium	0,3	0,3				?
Verschiedene							
Alt-Insulin	Insulin	0,1 (1,0)[b]	1,1 (5,0)[b]	3E/h	1E/h	1E/h	0
Sostil	Ranitidin	2,5	5,5	50/6	50/8	50	13
Tagamet	Cimetidin	2,1	8,0	200/8	200/24	200	10
Euphyllin	Theophyllin	5,0	7,3	250/4	250/6	250	40
Solu Decortin	Prednisolon	4,2	3,0	50/12	50/12	50	12
Sandimmun	Cyclosporin	10,0	10,0	100/12	100/12	100	0
Urbason	Methylprednisolon	3,0	3,0	40/12	40/12	40	10
Fortecortin	Dexamethason	4,0	4,0	4/6	4/6		?
Lasix	Furosemid	0,7	3,0	40/8	250/24	250	0
Aldactone	Canrenoat	20,0	20,0	200/24	!	!	?
Antibiotika							
Biklin	Amikacin	2,0	40,0	500/8	125/24	375	50
Refobacin	Gentamicin	2,0	48,0	80/8	20/24	60	50
Gernebcin	Tobramycin	2,0	48,0	80/8	20/24	60	50
Certomycin	Netilmicin	2,0	48,0	100/8	30/24	85	50
Oracef	Cephalexin (oral)	1,0	30,0	1000/8	500/24	1000	50
Panoral	Cefclor (oral)	0,7	3,0	1000/8	1000/8	1000	30
Gramaxin	Cefazolin	2,2	40,0	2000/12	500/24	1500	45

Handelsname	Wirkstoff						
Spizef	Cefotiam	1,0	8,0	2000/12	1000/12	1500	50
Refosporin	Cefazedon	1,5	7,5	2000/12	1000/12		?
Mandocef	Cefamandol	1,0	14,0	2000/8	1000/12	1500	35
Zinacef	Cefuroxim	1,1	18,0	1500/8	750/24	1500	75
Mefoxitin	Cefoxitin	0,6	18,0	2000/8	1000/24	1500	44
Moxalactam	Lamoxactam	2,0	23,0	2000/12	1000/24	2000	50
Claforan	Cefotaxim	1,2	7,0 (10,0)[a]	2000/8	1000/12	2000	39
Cefobis	Cefoperazon	2,3	3,0	2000/12	2000/12		?
Fortum	Ceftazidim	2,1	25,0	2000/8	1000/24	2000	88
Rocephin	Ceftriaxon	8,0	15,0	4000/24	4000/24	4000	15
Tacef	Cefmenoxim	1,3	20,0	2000/8	1000/24	2000	34
Ceftix	Ceftizoxim	2,0	35,0	2000/8	1000/24	2000	52
Penicillin	Penicillin G	0,5	10,0	10 Mega/8	5 Mega/12	5 Mega	15
Amblosin	Ampicillin	1,2	13,0	1000/8	500/12	1000	40
Clamoxyl	Amoxicillin	1,2	12,0	1000/8	500/12	1000	50
Augmentan	Augmentan Amoxicillin/	1,2	12,0	1000/8	500/12	1000	50
	Clavulansäure		4,3	250/8	250/12	250	60
Staphylex	Flucloxacillin	0,8	3,0	1000/8	1000/8	1000	0
Baypen	Mezlocillin	1,0	9,7	4000/8	2000/12	3000	25
Securopen	Azlocillin	0,8	6,5	5000/12	2500/12	5000	50
Aerugipen	Ticarcillin	1,2	16,0	5000/8	1000/12	2500	40
Pipril	Piperacillin	1,1	4,0	4000/8	4000/12	4000	48
Lumota	Apalcillin	1,5	4,0 (25,0)[a]	3000/8	2000/12	2000	30
Erycinum	Erythromycin	2,3	5,0	1000/8	1000/8	1000	2
Sobelin	Clindamycin	3,0	3,0	600/8	600/8	600	0
Vancomycin	Vancomycin	6,0	200,0	500/8	0/168	1000	0
Paraxin	Chloramphenicol	2,5	7,0	1000/8	1000/12	1000	5

Tabelle 2 (Fortsetzung)

Präparat	Generic	$T_{1/2}$ (h)		D/Tau (mg/h)		D_{HD} (mg)	HD%
		norm	anur	norm	anur		
Bactrim	Co-trimoxazol						
	Sulfamethoxazol	9,3	50,0	800/12	400/24	400	10
	Trimethoprim	10,0	24,0	160/12	160/24	160	1
Vibramycin	Doxycyclin	23,0	23,0	200/24	200/24	200	0
Fosfocin	Fosfomycin	1,5	20,0	5000/8	2500/24	5000	80
Barazan	Norfloxacin (oral)	4,0		400/12			?
Ciprobay	Ciprofloxacin	4,4	9,0	200/12	200/24	200	23
	(oral)			500/12	500/24	500	23
Tarivid	Ofloxacin	6,0	18,0	300/12	200/24		?
Tebesium	Isoniazid	1,0/3,3	5,0/12,0	300/24	200/24	300	67
Myambutol	Ethambutol	3,1	9,6	1400/24	400/24	800	34
Rifa	Rifampicin	4,5	4,5	600/24	600/24	600	0
Streptothenat	Streptomycin	2,6	100,0	1000/24	0/48	250	25
Pyrafat	Pyrazinamid (oral)	12,0	13,0	3000/24	1500/24		?
Amphotericin	Amphotericin B	24,0	35,0	50/24	50/24	50	0
Ancotil	Flucytosin	4,0	150,0	2500/8	0/48	2500	80
Nizoral	Ketoconazol (oral)	3,0	2,0	200/12	200/12		?
Clont	Metronidazol	10,0	11,0 (34,0)[a]	500/12	500/24	500	40
Zovirax	Acyclovir	2,5	25,0	500/8	250/24	500	45
Azactam	Aztreonam	1,7	8,4	1000/8	1000/12	1000	45
Zienam	Imipenem	0,9	2,9	1000/8	500/12	1000	73
	Cilastatin	0,9	13,3	1000/8	500/12	1000	82

[a] Aktiver Metabolit
[b] Wirkungshalbwertszeit
! Kontraindiziert

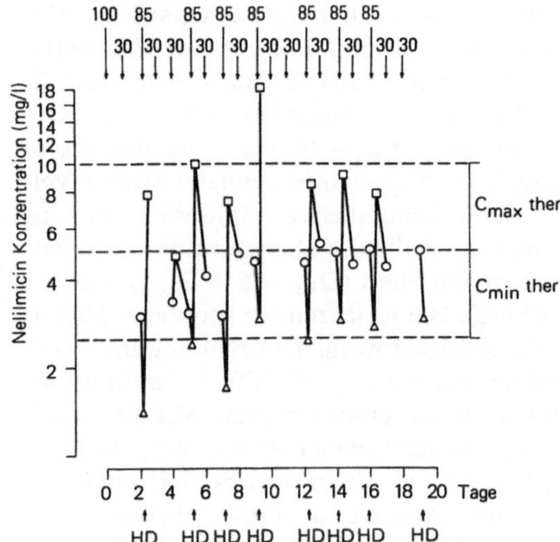

Abb. 5. Aminoglykosidtherapie und Blutspiegelverlauf bei einem entsprechend den Dosierungsrichtlinien behandelten Hämodialysepatienten (HD = Hämodialyse)

Aus der eliminierten Fraktion (f_R) läßt sich die Supplementärdosis (S) berechnen, die zur Aufrechterhaltung wirksamer Blutspiegel nach Dialyse erforderlich ist. Es empfiehlt sich, die Supplementärdosis an der therapeutisch erforderlichen Sättigungsdosis (DL) zu orientieren. So wird eine unbeabsichtigte Unterdosierung wie eine Überdosierung vermieden oder gegebenenfalls sogar korrigiert:

$$S = f_R\, DL.$$

Da Medikamente bei der Dialyse verlorengehen, ist es nicht sinnvoll, die Dosis zu Dialysebeginn zu applizieren (Gibson 1985). Die Dosis, die jeweils nach Dialyse verabreicht werden muß (D_{HD}), setzt sich aus der entsprechend der Nierenfunktion angepaßten Erhaltungsdosis (D_{anur}) plus der Supplementärdosis (S), die den Dialyseeffekt kompensiert, zusammen:

$$D_{HD} = S + D_{anur}.$$

Erfolgt die Hämodialyse nach einem längeren Dosierungsintervall, so ist die tatsächlich eliminierte Menge natürlich geringer als die an der Sättigungsdosis orientierte Supplementärdosis. Doch bei Berücksichtigung des Dosierungsintervalls könnte die Supplementärdosis kaum mehr standardisiert werden und die Gefahr der Unterdosierung wäre größer. Diese Überlegungen liegen der Dosierungstabelle für Medikamente bei Patienten mit Hämodialysebehandlung zugrunde. Angegeben werden die dominante Eliminationshalbwertzeit und die Dialysierbarkeit, soweit sie in der Literatur belegt sind (Bennett et al. 1983, Lee u. Marbury 1984, Keller u. Schwarz 1987; Bion et al. 1986). Aus diesen Angaben wurden die Dosierungsangaben für Niereninsuffizienz und Hämodialyse berechnet (Tabelle 2). Die in den Packungsbeilagen empfohlene Dosisreduktion der Hersteller orientiert sich nicht an den Spitzenspiegeln sondern an der Fläche (AUC) oder den Talspiegeln und ist deshalb häufig unterdosiert.

Am Beispiel der Aminoglykosiddosierung (Netilmicin) bei Hämodialyse läßt sich für einen Patienten mit 65 kg Körpergewicht das Schema erläutern (Abb. 5). Die Therapie beginnt mit einer Sättigungsdosis (DL = 100 mg). Die normale Halbwertszeit ($T_{1/2}$ = 2 h) ist kürzer als das normale Dosierungsintervall (Tau = 8 h). Deshalb entspricht die Sättigungsdosis etwa der normalen Erhaltungsdosis (DL = D). Die angepaßte Erhaltungsdosis muß reduziert werden (D_{anur} = 30 mg/d) und das Dosierungsintervall muß verlängert werden (Tau_{anur} = 24 h) entsprechend der extrem (von 2 auf 48 h) verlängerten Halbwertszeit. Ist eine Hämodialyse erforderlich, so wird die tägliche Erhaltungsdosis (D_{anur} = 30 mg) am Ende der Dialyse verabreicht. Zusätzlich wird die Supplementärdosis (S = 55 mg) addiert (D_{HD} = S + D_{anur}), um den Dialyseeffekt zu kompensieren (D_{HD} = 85 mg). Bei gleichzeitiger spontaner Hämofiltration von beispielsweise 6000 ml pro Tag müssen sowohl die Erhaltungsdosis (D^* = 50 mg/d) entsprechend der Kreatininclearance (Q_{CAVH} = CCR = 5 ml/min) als auch die Dosis nach Dialyse (D_{HD} = 100 mg) etwas erhöht werden. Mit einem solchen Dosierungsschema ließen sich bei 50 Hämodialysepatienten Spitzenspiegel (7,5 ± 2,7 mg/l) und Talspiegel (3,6 ± 1,3 mg/l) erzielen, die in dem bei Niereninsuffizienz theoretisch zu fordernden Bereich lagen (Keller et al. 1987). Theoretisch zu fordern sind für bakterizid wirkende Aminoglykoside gleiche Spitzenspiegel wie bei normaler Nierenfunktion (5–10 mg/l). Die Talspiegel aber müssen wegen der extrem verzögerten Ausscheidung wesentlich höher liegen (2,5–5 mg/l) als sie bei normaler Nierenfunktion zu fordern wären (unter 2 mg/l).

Literatur

Aigner K, Tonn JC, Hechtel R, Seuffer R (1983) Die intraarterielle Zytostatikatherapie mit venöser Filtration im halboffenen System. Onkologie 6:74–76

Balogh A, Fünfstück R, Demme U, Kangas L, Sperschneider H, Traeger A, Stein G, Pekkarinen A (1981) Dialysability of benzodiazepines by haemodialysis and controlled sequential ultrafiltration. Acta Pharmacol Toxicol 49:174–180

Basile C, Di Maggio A, Curine E, Scatizzi A (1985) Pharmacokinetics of netilmicin in hypertonic hemodiafiltration and standard hemodialysis. Clin Nephrol 24:305–309

Beer H, Franken W, Greuer W (1978) In Vitro-Versuche zur Reduzierung hoher Noradrenalin-, Barbiturat- und Bromidkonzentrationen im Blut durch Hämofiltration. Arzneimittelforsch 28:469–471

Benet LZ, Sheiner LB (1985) Design and optimization of dosage regimes: pharmacokinetic data. In: Gilman AG, Goodman LS, Rall TW, Murad F (eds) Goodman and Gilman's. The pharmacological basis of therapeutics. Macmillan, New York, pp 1663–1733

Bennett WM, Aronoff GR, Morrison G, Golper TA, Pulliam J, Wolfson M, Singer I (1983) Drugprescribing in renal failure: dosing guidelines for adults. Am J Kidney Dis 3:155–193

Bion JF, Logan BK, Newman PM, Oliver MJ, Aitchison TC, Ledingham I McA (1986) Sedation in intensive care: morphine and renal function. Intensive Care Med 12:359–365

Deichmann WB, Henschler D, Hohnstedt, Keil G (1986) What is there that is not poison? A study of the Third Defense by Paracelsus. Arch Toxicol 58:207–213

Dettli L (1974) Drug dosage in renal disease. Clin Pharmacol Ther 16:274–279

Dettli L (1977) Elimination kinetics and dosage adjustment of drugs in patients with kidney disease. Prog Pharmacol 1:1–34

Feldhoff P, Turnham T, Klein E (1984) Effect of plasma proteins on sieving spectra of hemofilters. Artif Organs 8:186–192

Frigon RP, Leypoldt JK, Alford MF, Uyeji S, Henderson LW (1984) Hemofilter solute sieving is not governed by dynamically polarized protein. Trans Am Soc Artif Intern Organs 30:486–490

Fuchs KH, Maier C, Engelke M, Wirtz HJ (1984) Untersuchungen zur Pharmakokinetik von Cimetidin bei kontinuierlicher artervenöser Hämofiltration. Anaesthesist 33:457–459

Garcia MJ, Dominguez-Gil A, Tabernero JM, Molina MD (1983) Pharmacokinetics of cefoxitin during haemofiltration. Eur J Clin Pharmacol 25:395–398

Gibson TP (1985) Designing dialysis drug studies. Int J Artif Organs 8:69–70

Golper TA (1985) Continuous arteriovenous hemofiltration in acute renal failure. Am J Kidney Dis 6:373–386

Golper TA, Pulliam J, Bennett WM (1985a) Removal of therapeutic drugs by continuous arteriovenous hemofiltration. Arch Intern Med 145:1651–1652

Golper TA, Wedel SK, Kaplan AA, Abdel-Meguid Saad, Donta ST, Paganini EP (1985b) Drug removal during continuous arteriovenous hemofiltration: theory and clinical observations. Int J Artif Organs 8:307–312

Gouyette A, Lemoine R, Adhemar JP, Kleinknecht D, Man NK, Droz JP, Macquet JP (1981) Kinetic of cisplatin in an anuric patient undergoing hemofiltration dialysis. Cancer Treat Rep 65:665–668

Gravert C, Schulz E, Sack K (1983) Ceftazidim in intensive care medicine and hemofiltration. J Antimicrob Chemother [Suppl A] 12:177–180

Gwilt OR, Perrier D (1978) Plasma protein binding and distribution characteristics of drugs as indices of their hemodialyzability. Clin Pharmacol Ther 24:154–161

Hall S, Rowland M (1983) Relationship between renal clearance, protein binding and urine flow for digitoxin, a compound of low clearance in the isolated perfused rat kidney. J Pharmacol Exp Ther 227:174–179

Henderson LW, Leypold JK, Frigon RP (1986) The impact of membrane area on solute clearance in continuous arteriovenous hemofiltration. La Greca G, Fabris A, Ronco C (eds) Proc Int Symp on CAVH. Wichtig Editore, Milano, pp 37–47

Keller F, Schwarz A (1987) Pharmakokinetik bei Niereninsuffizienz. Fischer, Stuttgart

Keller F, Wilms H, Schultze G, Offermann G, Molzahn M (1983) Effect of plasma protein binding, volume of distribution and molecular weight on the fraction of drugs eliminated by hemodialysis. Clin Nephrol 19:201–205

Keller F, Offermann G, Scholle J (1984) Kinetics of the redistribution phenomenon after extracorporeal elimination. Int J Artif Organs 7:181–188

Keller F, Borner K, Schwarz A, Offermann G, Lode H (1987) Therapeutic aminoglycoside monitoring in renal failure patients. Ther Drug Monit 9:148–153

Kraft D, Lode H (1979) Elimination of Ampicillin and Gentamicin by hemofiltration. Klin Wochenschr 57:195–196

Kramer P, Wigger W, Rieger J, Matthaei D, Scheler F (1977) Arteriovenous haemofiltration: a new and simple method for treatment of over-hydrated patients resistant to diuretics. Klin Wochenschr 55:1121–1122

Kramer P, Kaufbold G, Grönc HJ, Wigger W, Rieger J, Matthaei D, Stokke T, Burchardi H, Scheler F (1980) Management of anuric intensive-care patients with arteriovenous hemofiltration. Int J Artif Organs 3:225–230

Kroh U, Hoffmann W, Feußner W, Lennartz H (1986) Pharmakokinetik und Dosisfindung von Cefotaxim und Tobramycin beim akuten Nierenversagen und kombinierter hepatorenaler Insuffizienz während kontinuierlicher volumenkonstanter Hämofiltration. (Poster) Symposium „Aspekte der Arzneitherapie bei Intensivpatienten", Berlin 1986

Lee CC, Marbury TC (1984) Drug therapy in patients undergoing hemodialysis. Clinical pharmacokinetic considerations. Clin Pharmacokinet 9:42–66

Maier C, Fuchs K (1986) Pharmakokinetik von Cimetidin bei Multiorganversagen und kontinuierlicher arteriovenöser Hämofiltration. (Poster) Symposium „Aspekte der Arzneitherapie bei Intensivpatienten", Berlin 1986

Mann H, Stiller S, Gürich W (1978) Kinetik des Stoffaustausches bei der Hämofiltration und bei der Hämodialyse: vergleichende Berechnungen mit einem mathematischen Modell Patient − künstliche Niere. Nieren Hochdruckkr 1:1–8

Matzke GR, O'Connell MB, Collins AJ, Keshaviah PR (1986) Disposition of vancomycin during hemofiltration. Clin Pharmacol Therap 40:425–430

Moeschlin S (1980) Klinik und Therapie der Vergiftungen. Thieme, Stuttgart

Pauls A, Grigoleit HG, Herrat D von, Schaefer K (1984) Comparison of drug elimination by current methods of blood purification. Blood Purification 2:14–22

Ronco C, Brendolan A, Borin D, Bragantini L, Fabris A, Feriani M, Chiaramonte S, Greca G (1985) Permeability characteristics of polysulfonic membranes in CAVH. In: Sieberth HG (ed) Proc Int Conf on CAVH, Aachen 1984. Karger, Basel, pp 59–63

Rumpf KW, Rieger J, Doht B, Ansorg R, Kramer P (1977) Elimination von Pharmaka durch Hämofiltration. In: Scheler F, Henning HV (Hrsg) Hämofiltration. Dustri, München-Deisenhofen, S 75–86

Seyffart G (1983) Giftindex. Dialyse und Hämoperfusion bei Vergiftungen. Fresenius, Bad Homburg

Takki S, Gambertoglio JG, Honda DH, Tozer TN (1978) Pharmacokinetic evaluation of hemodialysis in acute drug overdose. J Pharmacokinet Biopharm 6:427–442

Ullrich KJ, Hierholzer K (1976) Physiologie der Niere. In: Sarre H (ed) Nierenkrankheiten. Thieme, Stuttgart, S 1–70

Zarowitz BJM, Anandan JV, Jayashankar J, Levin N (1985) Ultrafiltration clearance of aminoglycoside antibiotics. Drug Intell Clin Pharm 19:459–462

Zarowitz BJ, Anandan JV, Dumler F, Jayashankar J, Levin N (1986) Continuous arteriovenous hemofiltration of aminoglycoside antibiotics in critically ill patients. J Clin Pharmacol 26:686–689

Serumkonzentrationsbestimmungen von Arzneimitteln in der Intensivtherapie

F. FOLLATH

Serumkonzentrationsmessungen werden zunehmend zur Optimierung einer medikamentösen Behandlung angewandt. Die rationale Grundlage für „Drug Monitoring" bildet die Beobachtung, daß bei Arzneimitteln mit reversiblen, konzentrationsabhängigen Wirkungen der Serumspiegel besser mit dem pharmakologischen Effekt korreliert als die eingenommene Dosis. Falls für ein bestimmtes Arzneimittel ein „therapeutischer" und/oder „toxischer Konzentrationsbereich" festgelegt werden kann, zeigt die Serumkonzentration an, ob eine eventuelle Über- oder Unterdosierung vorliegt und ermöglicht so eine individuelle Dosisanpassung. Solche Kontrollen sind vor allem bei Arzneimitteln mit geringer therapeutischer Breite und stark variabler Pharmakokinetik (Resorption, Metabolisierung und Elimination) indiziert. In diese Kategorie gehörten mehrere in der Intensivmedizin benützte Arzneimittel, wie Antiarrhythmika, Theophyllin, Aminoglykosidantibiotika und Antiepileptika. Da bei den schwerkranken, hämodynamisch instabilen Patienten sehr häufig Nieren- und Leberfunktionsstörungen bestehen, muß sowohl bei renal unverändert ausgeschiedenen, als auch bei metabolisierten Arzneistoffen mit einer verlangsamten Elimination und damit einer toxischen Kumulation gerechnet werden. Zusätzliche pharmakokinetische Veränderungen entstehen auch durch Wechselwirkungen bei gleichzeitiger Gabe von mehreren Arzneimitteln. Eine Therapieüberwachung wäre deshalb gerade bei Intensivpatienten dringend notwendig. Zur Zeit werden jedoch die Serumkonzentrationsbestimmungen auf Intensivstationen nur selten durchgeführt, obwohl die modernen Laboratoriumsmethoden innerhalb von wenigen Minuten entsprechende Meßwerte liefern könnten. Im folgenden Beitrag möchten wir auf die Möglichkeiten und praktischen Vorteile einer durch Serumspiegel optimal eingestellten medikamentösen Therapie aufmerksam machen.

Antiarrhythmika

Das Lidocain ist weiterhin eines der meistbenützten Antiarrhythmika zur Behandlung von akuten ventrikulären Rhythmusstörungen nach Myokardinfarkt und Herzoperationen. Die therapeutisch optimal wirksame Serumkonzentration beträgt 2–5 mg/l, bei Werten über 5 mg/l treten häufig zentralnervöse Nebenwirkungen auf. Die Dosierung des Lidocains wird dadurch erschwert, daß seine Metabolisierung bei herzinsuffizienten Patienten infolge der verminderten Leberdurchblutung durchschnittlich um 50% abnimmt und die Halbwertszeit von 2 auf 4–6 h zunimmt (Follath

Abteilung für klinische Pharmakologie, Departement Innere Medizin, Universitätsspital (Kantonspital), CH-4031 Basel, Schweiz

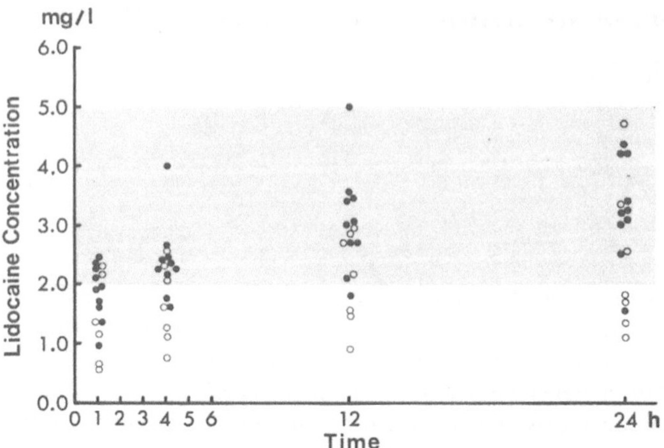

Abb. 1. Serumkonzentration des Lidocains unter standardisierter Dosierung bei 17 Patienten mit Myokardinfarkt. ● Patienten ohne Herzinsuffizienz (Dosis 150 mg als Bolus, Infusion 2 mg/min während 24 h), ○ Patienten mit Herzinsuffizienz (Dosis 100 mg als Bolus, Infusion 1 mg/min)

et al. 1982; Vozeh et al. 1984). Im kardiogenen Schock kann die Lidocainelimination fast vollständig aufhören (Prescott et al. 1976). Es wird deshalb allgemein empfohlen, bei herzinsuffizienten Patienten die Sättigungs- und Erhaltungsdosen des Lidocains auf die Hälfte (75–100 mg bzw. 1 mg/min) zu reduzieren. In einer prospektiven Untersuchung konnten wir aber zeigen, daß eine solche schematische Dosisanpassung keine optimalen Serumkonzentrationen garantiert. Bei vielen herzinsuffizienten Patienten bleiben die Lidocainkonzentrationen mit der reduzierten Dosis unterhalb der optimalen Grenze, und die ventrikulären Arrhythmien können nicht unterdrückt werden (Abb. 1). Die praktische Schwierigkeit besteht darin, daß die klinischen Zeichen der Herzinsuffizienz keine sicheren Rückschlüsse auf die Verzögerung der hepatischen Metabolisierung erlauben und die Patienten mit reduziertem Dosisbedarf nicht identifiziert werden können. Dieses Problem kann nur mit einer frühzeitigen Konzentrationsmessung überwunden werden. Wir fanden, daß ein einziger Meßwert 2 h nach Infusionsbeginn ausreichend ist, um die individuelle Clearance und das Verteilungsvolumen zu schätzen und so eine Dosisanpassung vorzunehmen (Vozeh et al. 1984). Die Berechnung der notwendigen Lidocaindosis erfolgte mit einem Computerprogramm, das neben den Lidocainkonzentrationen auch die populationspharmakokinetischen Größen bei Patienten mit Myokardinfarkt berücksichtigte. In einer prospektiven Evaluation erzielten wir mit dieser Methode bei 20 Patienten durch eine rasche Dosiskorrektur Lidocainkonzentrationen im therapeutischen Bereich (Abb. 2). Die Differenz zwischen den vorausgesagten und gemessenen Werten betrug nur −4 ± 21% nach 12 h und 7 ± 34% nach 24 h. Die Genauigkeit der Voraussage wurde durch eine Herzinsuffizienz nicht beeinträchtigt. Diese guten Ergebnisse konnten in einer Nachfolgestudie auch unter Routinebedingungen bestätigt werden (Vozeh et al. 1987). In dieser zweiten Studie waren die Arrhythmierezidive infolge Unterdosierung ebenfalls vermindert. Aufgrund unserer Erfahrungen empfehlen wir die Bestimmung der Lidocainkonzentration bei allen Patienten mit klinischen Zeichen einer Herzinsuffizienz. Bei arterieller Hypotension und

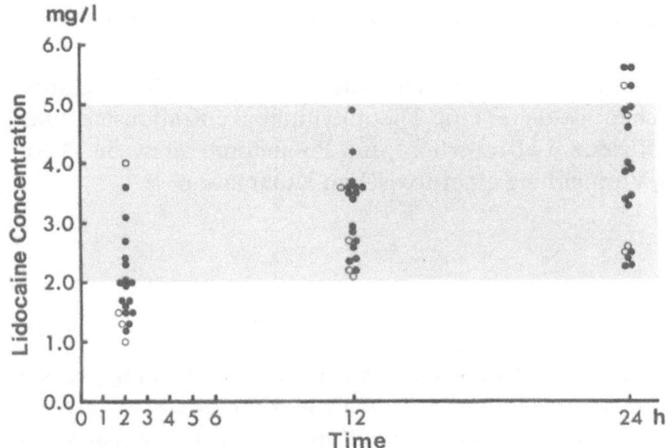

Abb. 2. Serumkonzentration des Lidocains unter individualisierter Dosierung bei 20 Patienten mit Myokardinfarkt. Dosiskorrektur aufgrund des Meßwertes nach 2 h. ● Patienten ohne Herzinsuffizienz, ○ Patienten mit Herzinsuffizienz

kardiogenem Schock sind solche Messungen gar unerläßlich, da bereits niedrige Lidocaindosen von 0,5–1 mg/min gefährliche Intoxikationen verursachen. Mit den EMIT- oder TDX-Systemen stehen immunologische Methoden zur Verfügung, die in den meisten Laboratorien ohne Probleme eingeführt werden könnten. Ähnliche Meßmethoden existieren auch für Procainamid und Disopyramid, die therapeutische Alternativen zu Lidocain nach akutem Myokardinfarkt darstellen. Besonders das Disopyramid erfordert bei herzkranken Patienten strikte Kontrollen, da es eine negativ-inotrope Wirkung besitzt und bei Herzinsuffizienz verlangsamt eliminiert wird (Ilett et al. 1979).

Theophyllin

Die bronchodilatorischen und toxischen Wirkungen des Theophyllins sind ebenfalls konzentrationsabhängig. Die optimale therapeutische Konzentration beträgt 10–20 mg/l, bei Konzentrationen über 30 mg/l sind kardiale Rhythmusstörungen und schwere zentralnervöse Nebenwirkungen zu befürchten. Kontrollen des Theophyllinspiegels werden bei der peroralen Langzeitbehandlung oft durchgeführt, da die Theophyllinelimination durch mehrere Faktoren, u. a. Rauchen, Leber- und Herzinsuffizienz, beeinflußt wird. In einer prospektiven, randomisierten Studie bei Patienten mit akuter Dekompensation einer obstruktiven Bronchitis konnten wir zeigen, daß eine durch Serumkonzentrationsmessungen gesteuerte Dosisanpassung die Normalisierung der Lungenfunktion beschleunigt. Bei Patienten, deren Theophyllinkonzentration auf 20 mg/l eingestellt wurde, kam es innerhalb von 24 h zum Anstieg der FEV_1 um 0,57 ± 0,52 l und der VC um 1,0 ± 0,65 l gegenüber praktisch unveränderten Werten in der Vergleichsgruppe mit Serumkonzentrationen um 10 mg/l (Vozeh et al. 1982). Auch Mungall et al. (1983) beobachteten eine raschere Besserung des klinischen Zustandes bei asthmatischen Patienten mit individualisierter Dosisanpassung.

Bei Patienten mit schwerem Asthma bronchiale, die auf eine initiale standardisierte Therapie nicht ansprechen, ist daher eine Theophyllinkonzentrationsmessung zu empfehlen. Bei Herzinsuffizienz, Leberzirrhose und Pneumonie dient die Theophyllinbestimmung auch zur Vermeidung einer toxischen Kumulation.

Aminoglykosidantibiotika

Bei schweren Infektionen mit gramnegativen Bakterien werden die Aminoglykoside meist in Kombination mit einem Penizillin oder Zephalosporin eingesetzt. Ihre bekannte Nephro- und Ototoxizität erschwert die Behandlung und erfordert, vor allem bei Patienten mit vorbestehenden Nierenfunktionsstörungen, eine sehr sorgfältige Dosisanpassung. Es sind zahlreiche Nomogramme vorgeschlagen worden, mit denen eine Dosisreduktion gemäß der gemessenen Kreatininclearance durchgeführt werden kann. Solche Nomogramme und Tabellen sind zweifellos sehr nützlich für die Berechnung der initialen Dosen, sie haben aber alle ihre Limitation, weil sie die große interindividuelle Variabilität unter Patienten mit vergleichbarer Nierenfunktion nicht berücksichtigen. Wenn man die Dosierung in den einzelnen Clearancekategorien anpaßt, sind die durchschnittlichen Serumkonzentrationen wohl im erwünschten Bereich, aber in Einzelfällen sind häufig zu hohe oder zu niedrige Serumspiegel vorhanden (Abb. 3).

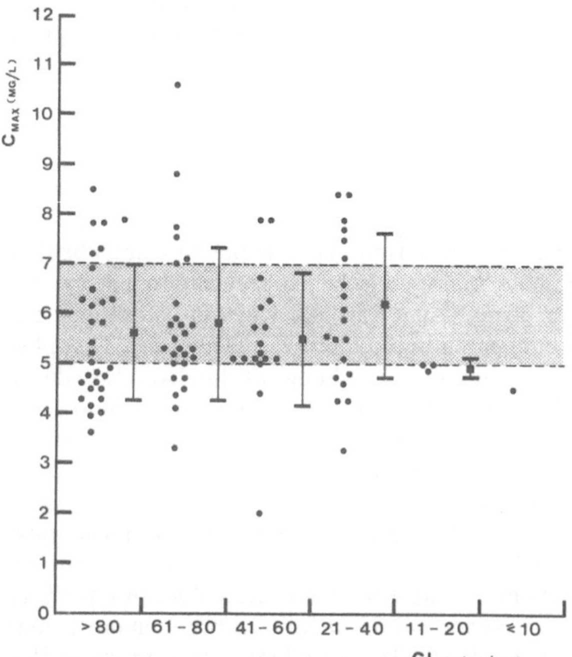

Abb. 3. Serumkonzentration des Tobramycin bei 100 Patienten mit gramnegativen Infektionen. Die initiale Dosierung wurde entsprechend der Kreatininclearance modifiziert. ◆ Mittelwerte ± SD, C_{max} Spitzenkonzentrationen während eines Dosierungsintervalles (optimaler Bereich 5–7 µg/ml)

Tabelle 1. Optimale Serumkonzentrationen

Medikament	Optimaler Serumkonzentrationsbereich		Normale Halbwertszeit (h)	Besonderes
Antiarrhythmika				
Lidocain	2– 5 µg/ml	8,5– 21 µmol/l	2	
Chinidin	2– 5 µg/ml	6 – 15 µmol/l	6	
Procainamid	4– 10 µg/ml	17 – 42 µmol/l	3–4	
Disopyramid	2– 5 µg/ml	6 – 15 µmol/l	6	
Aminoglykoside	C_{max}	C_{min}		
Gentamicin				
Tobramycin	6– 10	<2 µg/ml	1,8–2,6	
Netilmicin				
Amikacin	20– 30	<10 µg/ml		
Antiepileptika				
Phenytoin	10– 20 µg/ml	40– 80 µmol/l	20–30	t½ dosisabhängig
Phenobarbital	15– 40 µg/ml	64–172 µmol/l	80	
Carbamazepin	4– 10 µg/ml	17– 42 µmol/l	20	
Cyclosporin	200–500 ng/ml[a]			
Theophyllin	10– 20 µg/ml	55–110 µmol/l	6	

[a] Messung im Vollblut

Die Serumkonzentrationsbestimmung von Gentamicin, Tobramycin, Netilmicin und Amikacin gehört heute in vielen Krankenhäusern zur Routine und erlaubt eine bessere individuelle Dosierung. Allerdings werden die Möglichkeiten zur Therapieoptimierung meist nicht richtig genützt. Immer noch führt man die Messungen oft erst nach mehreren Tagen durch, mit dem Ziel, eine potentiell toxische Aminoglykosidkumulation zu vermeiden. Viel wichtiger wäre aber eine frühzeitige Kontrolle nach den ersten Dosen, um eine adäquate bakterizid wirkende Serumkonzentration sicherzustellen. Da die Wirksamkeit der Aminoglykoside erst nach Erreichen einer genügenden Spitzenkonzentration (> 7 mg/l für Gentamicin, Tobramycin und Netilmicin und > 20 mg/l für Amikacin) ausreichend ist (Moore et al. 1984a, b), darf die Gefahr der Unterdosierung bei Patienten mit lebensbedrohlichen Infektionen nicht unterschätzt werden. Die Serumkonzentrationsbestimmung vermag die Toxizität wegen der Aminoglykosidanreicherung im Nierengewebe und in der Innenohrflüssigkeit nie vollständig verhindern, hingegen kann ein Therapieversagen infolge ungenügenden Serumkonzentrationen vermieden werden. Mit modernen computergesteuerten Dosierungsmethoden (sog. „Bayesian feedback") werden auch bei Aminoglykosiden sehr genaue und zuverlässige Dosisanpassungen erreicht (Burton et al. 1985).

Weitere Arzneimittel, bei denen die Therapiekontrolle mittels Serumkonzentrationsmessungen praktische Vorteile bringt, sind das *Cyclosporin* und die *Antiepileptika*. In Transplantationszentren gehört die Cyclosporinmessung zum üblichen Überwachungsschema. Meist wird ein optimaler Konzentrationsbereich um 200–500 ng/

ml angegeben, bei Blutspiegeln über 1000 ng/ml sind zentralnervöse, hepatische und renale Nebenwirkungen sehr häufig. Meistens wird dieses Medikament nicht in Serum und Plasmaproben, sondern im Vollblut gemessen, da die Verteilung des Cyclosporins zwischen Plasma und Erythrozyten temperaturabhängige Schwankungen zeigt (Wenk et al. 1983).

Unter den *Antiepileptika* ist die Konzentrationsmessung beim Phenytoin am wichtigsten. Die nichtlineare Pharmakokinetik dieses Medikaments, verbunden mit einer geringen therapeutischen Breite, führt zu einem hohen Toxizitätsrisiko und macht eine unkontrollierte Phenytoinbehandlung sehr problematisch.

In Tabelle 1 sind die therapeutischen Serumkonzentrationsbereiche der besprochenen Arzneigruppen zusammengefaßt.

Schlußfolgerungen

Der praktische Wert der Serumkonzentrationsbestimmung besteht vor allem darin, daß man so die Dosierung eines Arzneimittels direkt überprüfen kann. Da die klinische Beurteilung allein nicht zuverlässig genug ist, Patienten mit verlangsamter Arzneimittelmetabolisierung oder reduzierter renaler Ausscheidung zu identifizieren, sind die Meßwerte äußerst nützlich, um die Dosisbedürfnisse im Einzelfall abzuschätzen. Verschiedene Studien zeigten, daß die Serumkonzentrationsbestimmung eine antiarrhythmische, antiasthmatische, antiinfektiöse, immunosuppressive und antiepileptische Behandlung sicherer und effektiver macht. Moderne, rasch durchführbare Laboratoriumsmethoden ermöglichen entsprechende Therapiekontrollen auch unter intensivmedizinischen Bedingungen. Es ist zu erwarten, daß computergesteuerte Dosierungsmethoden in Zukunft vermehrt zur individualisierten Dosisanpassung angewandt werden. Selbstverständlich wird die Konzentrationsbestimmung nicht automatisch einen Therapieerfolgt garantieren, denn die Medikamente bleiben gelegentlich trotz optimaler Dosierung ineffektiv oder verursachen unerwünschte Nebenwirkungen. Eine kritische Interpretation der Meßwerte ist unerläßlich, die Zahlen sollten die klinischen Entscheidungen nie allein bestimmen.

Literatur

Burton ME, Brater DC, Chen PS, Day RB, Huber PJ, Vasko MR (1985) A Bayesian feedback method of aminoglycoside dosing. Clin Pharmacol Ther 37:349–357

Cipolle RJ, Seifert RD, Zaske DE, Strate RG (1980) Hospital acquired gram-negative pneumonias: response rate and dosage requirements with individualized tobramycin therapy. Ther Drug Monit 2:359–363

Follath F, Ritz R, Vozeh S, Wenk M (1982) Verlangsamte Lidocain-Elimination und Dosisanpassung bei Patienten mit Herzinsuffizienz. Schweiz Med Wochenschr 112:789–791

Ilett KF, Madsen BW, Woods JD (1979) Disopyramide kinetics in patients with acute myocardial infarction. Clin Pharmacol Ther 26:1–7

Moore RD, Smith CR, Lietman PS (1984a) The association of aminoglycoside plasma levels with mortality in patients with gram-negative bacteremia. J Infect Dis 149:443–448

Moore RD, Smith CR, Lietman PS (1984b) Association of aminoglycoside plasma levels with therapeutic outcome in gram-negative pneumonia. Am J Med 77:657–662

Mungall D, Marshall J, Penn D, Robinson A, Scott J, Williams R, Hurst D (1983) Individualizing theophyline therapy: the impact of clinical pharmacokinetics on patients outcomes. Ther Drug Monit 5:95–101

Prescott LF, Adjepon-Yamoah KK, Talbot RG (1976) Impaired lignocaine metabolism in patients with myocardial infarction and cardiac failure. Br Med J 1:939–941

Vozeh S, Kewitz G, Perruchoud A, Tschan M, Kopp C, Heitz M, Follath F (1982) Theophylline serum concentration and therapeutic effect in severe acute bronchial obstruction: The optimal use of intravenously administered aminophylline. Am Rev Respir Dis 125:181–184

Vozeh S, Berger M, Wenk M, Ritz R, Follath F (1984) Rapid prediction of individual dosage requirements for lignocaine. Clin Pharmacokin 9:354–363

Vozeh S, Uematsu T, Ritz R, Schmidlin O, Kaufmann G, Scholer A, Follath F (1987) Computer-assisted individualized lidocaine dosage: clinical evaluation and comparison with physician performance. Am Heart J 113:928–933

Wenk M, Follath F, Abisch E (1983) Temperature dependency of apparent cyclosporin A concentrations in plasma. Clin Chemistry 29:1865

Gebrauch von Arzneimitteln auf Intensivstationen

H. P. Schuster

Im deutschen Schrifttum liegen erstaunlich wenige Daten über den Verbrauch an Arzneimitteln auf Intensivstationen vor. Grundsätzlich können Informationen hierüber in 4 verschiedenen Annäherungen gewonnen werden:

1. der Ermittlung des Gesamtkostenaufwandes für Arzneimittel,
2. dem Verbrauch an mittleren Tagesdosen einzelner Arzneimittel (Gesamtkosten für das jeweilige Arzneimittel dividiert durch die Tagestherapiekosten),
3. dem Anteil der mit einzelnen Arzneimitteln therapierten Patienten (Zahl therapierter Patienten pro Gesamtzahl der Patienten),
4. der Häufigkeitseinschätzung der Anwendung einzelner Arzneimittel durch Ärzte.

Arzneimittelkostenaufwand

In diesem Zusammenhang interessieren 2 Fragen: *wieviel* wird für Arzneimittel ausgegeben und *wofür* erfolgen diese Ausgaben? Die Gesamtkosten der Intensivmedizin setzen sich zusammen aus Investitionskosten, Personalkosten und Kosten für den medizinischen Sachbedarf. Arzneimittelkosten sind Teil der medizinischen Sachkosten, die heute über die elektronische Datenverarbeitung der Klinikverwaltung exakt zu erfahren sind. Aus einer Erhebung an der II. Medizinischen Universitätsklinik Mainz für das Jahr 1981 geht hervor, daß in der 10 Betten umfassenden allgemein internen Intensivstation 43% der Kosten für den medizinischen Sachbedarf auf Arzneimittel entfielen (Reuss et al. 1983). In der Summe waren dies 40158 DM pro Monat oder 199 DM pro Pflegetag. In der 12-Betten-Intensivstation der Medizinischen Klinik I des Städtischen Krankenhauses Hildesheim betrugen im Jahre 1985 die Arzneimittelkosten pro Monat durchschnittlich 48913 DM oder 194 DM pro Pflegetag. Die Tatsache, daß trotz eines 5 Jahre späteren Erhebungszeitraumes die Arzneimittelkosten pro Pflegetag etwas niedriger lagen als in Mainz ist dadurch begründet, daß in dieser Intensivstation eines kommunalen Krankenhauses allgemein internistische Intensivtherapie und kardiologische Intensivüberwachungsfälle vereint sind, während an der Medizinischen Universitätsklinik in Mainz neben der allgemein internen Intensivtherapiestation eine gesonderte, in der Kostenrechnung nicht berücksichtigte Koronarüberwachungsstation besteht.

Die Frage, wofür diese Arzneimittelkosten im wesentlichen aufgewendet wurden, läßt sich durch die ABC-Analyse beantworten. In Tabelle 1 sind diejenigen Medikamente aufgeführt, die 1985 in der internen Intensivstation des Städtischen Kran-

Medzinische Klinik I, Städtisches Krankenhaus, Weinberg 1, D-3200 Hildesheim

Tabelle 1. Arzneimittel auf Intensivstationen. Kostenaufwand nach der ABC-Analyse (Intensivtherapiestation der Medizinischen Klinik I, Städtisches Krankenhaus Hildesheim 1985)

Indikation	Kosten [%]	Substanz	Kosten [%]
Thrombolyse	29,3	Urokinase	20,9
		Streptase	8,4
Gastrointestinale Blutstillung	13,8	Terlipressin	7,4
		Somatostatin	6,4
Blutkomponenten	10,9	AT III	5,3
		Albumin	3,3
		PPSB	2,3
Kardiovaskuläre Therapie	8,0	ISDN	2,8
		Dobutamin	2,1
		Dopamin	1,2
		Nifedipin	1,0
		Lidocain	0,9
Antibiotika	6,5	Piperacillin	2,7
		Latamoxef	2,7
		Cefazolin	1,1
Parenterale Ernährung	5,2	Aminosäuren	4,1
		Kohlenhydrate	1,1
Kolloide	1,3	HÄS	1,3

kenhauses Hildesheim 75% (A) der Arzneimittelkosten ausmachten. Dabei fällt der relativ hohe Anteil für Arzneimittel zur Blutstillung bei gastrointestinalen Blutungen auf. Im übrigen entspricht die Verteilung im wesentlichen den Angaben anderer Intensivstationen. Besonders zu vermerken ist die Tatsache, daß Antibiotika als Arzneimittelgruppe erst an 5. Stelle, Nährlösungen zur parenteralen Ernährung erst an 6. Stelle stehen und daß Albuminlösungen nur 3,3% der gesamten Arzneimittelkosten ausmachen. Die mit Abstand teuerste Arzneimittelgruppe waren die Thrombolytika. Geht man von den akzeptierten Standardindikationen aus, so wird dieser Kostenfaktor durch die Patientenzuweisungen und nicht durch die Therapiegewohnheiten der Ärzte auf der Intensivstation bestimmt, ist also von der Intensivstation selbst kaum kontrollierbar.

Verbrauch an mittleren Tagesdosen

Die Analyse der für Arzneimittel aufgebrachten Gesamtkosten liefert ohne Frage wichtige Informationen. Für die eigentliche medizinische Problematik der Häufigkeit der Anwendung einzelner Arzneimittel, der damit verbundenen Möglichkeiten von Arzneimittelinteraktionen und Nebenwirkungen, ergibt die Gesamtkostenanalyse jedoch nur bedingt Auskünfte, da teuere, wenn auch seltener angewendete Präparate eventuell billigere, aber häufig angewendete Substanzen überspielen. So betrachtet, sollte eine Analyse des Verbrauchs an Tagesdosen einzelner Medikamente einen besseren Einblick in die eigentlichen medizinischen Sachverhalte liefern. In der Intensivmedizin ist diese Annäherungsweise nur sehr begrenzt möglich, da einigermaßen standardisierte mittlere Tagesdosen allenfalls für Antibiotika und Nährlösungen definierbar sind. Die meisten Pharmaka haben dagegen für die Phase der Intensivtherapie keine annähernd fixen Tagesdosen, sondern werden nach individueller Situation und Effekt dosiert. Dies gilt im besonderen Maße für die teuren Medikamente wie Thrombolytika, Blutkomponenten und kardiovaskuläre Pharmaka.

Anteil therapierter Patienten

Die Häufigkeit der Anwendung einzelner Medikamente in der Intensivmedizin läßt sich mit dem Anteil der Patienten, die das jeweilige Pharmakon erhalten, gut beschreiben. Betrachtet man Angaben der Literatur hierzu (Abizand Campos et al. 1980; Buchanan u. Cane 1978) (Tabelle 2 und 3), so finden sich ganz erhebliche Unterschiede. Gemeinsam in den beiden zitierten Untersuchungen war nur die häufige Anwendung von Furosemid, Diazepam und Gentamycin bei mehr als 25% der Patienten. In krassem Gegensatz standen dagegen die Häufigkeit der Anwendung von Heparin (74% vs 4%), Acetylsalicylsäure (31% vs 0%). Insulin (25% vs 1,5%), Penizillin (24% vs 55%), Morphin (3% vs 34%), Digoxin (12% vs 31%), Cephalotin

Tabelle 2. Häufig angewendete Arzneimittel (bei mehr als 25% der Patienten eingesetzt) nach Angaben von R. Abizanda Campos et al. 1980 bei 427 Patienten einer interdisziplinären Intensivtherapiestation 1978

Arzneimittel	[%]
Heparin	74
Furosemid	53
Diazepam	50
Noramidopirine	31
Acetylsalicylsäure	31
Gentamicin	26
Insulin	25
Penizillin	24
Morphine	3
Digoxin	12
Cephalotin	4
Pancuronium	14

Tabelle 3. Häufig eingesetzte Arzneimittel auf Intensivstationen (bei mehr als 25% der Patienten eingesetzt) nach Angaben von N. Buchanan et al. 1978 bei 200 Patienten einer allgemeinen Intensivtherapiestation

Arzneimittel	[%]
Furosemid	55
Penizillin	55
Gentamicin	43
Indomethacin	35
Morphine	34
Digoxin	31
Cephalotin	30
Diazepam	30
Pancuronium	25
Heparin	4
Acetylsalicylsäure	0
Insulin	1,5

(4% vs 30%), Pancuronium (14% vs 25%). Neuere Daten als die hier aus dem Jahre 1978 zitierten liegen nicht vor.

Die genannten Autoren untersuchten auch die Zahl der verschiedenen Arzneimittel, die durchschnittlich pro Patient auf der Intensivstation verabreicht wurden. Bei Buchanan und Cane (1978) waren dies ohne Berücksichtigung der Infusion 7,0 ± 4,6 (1–26). Es fand sich keine Korrelation zwischen der Zahl der verabreichten Medikamente und dem Ausgang. Abizanda Campos et al. (1980) berechneten unter Einschluß der Infusionen die Zahl der verschiedenen Präparate mit durchschnittlich 13,1 ± 8,5 pro Patient, und zwar für die Überlebenden 11,1 ± 6,3 und für die Nichtüberlebenden 17,3 ± 10,5 verschiedene Medikamente.

Häufigkeitseinschätzung durch Ärzte

Im Jahre 1983 wurde das Ergebnis einer Umfrage über häufig angewendete Pharmaka und Infusionslösungen auf internen Intensivstationen publiziert (Schuster 1983). Die Leiter internistischer Intensivstationen waren gefragt worden, welche injizierbaren Medikamente und Infusionslösungen sie an ihrer Station häufig anwenden. Diese Umfrage wurde für das Jahr 1986 wiederholt. Der Nachteil einer solchen Erhebung ist, daß die Angaben nur semiquantitativ zu werten sind. Ärzte neigen dazu, die tatsächliche Häufigkeit der Anwendung bei denjenigen Medikamenten zu überschätzen, die sie für besonders wichtig und wirkungsvoll halten. Darin ist zugleich aber auch der Vorteil einer solchen Informationsquelle zu sehen. In das Ergebnis der Umfrage geht die ärztliche Intention und die Einschätzung der Ärzte über die Bedeutung einzelner Präparate ein.

In der Umfrage von 1980 antworteten 23 (82%) der 28 befragten Stationen, in der Umfrage von 1986 antworteten nur 21 (57%) der befragten 35 Stationen. Von den 23 Intensivstationen des Jahres 1980 und den 21 Stationen des Jahres 1986 waren 12 identisch.

Insgesamt wurden 1986 164 verschiedene Fertigarzneimittel als häufig in der Intensivmedizin angewendet genannt. Berücksichtigt man nur die Fertigarzneimittel, die von mehr als 2 Stationen als häufig angewendet angegeben wurden, so waren dies 115. Reduziert man von den verschiedenen Fertigarzneimittel auf die chemischen Inhaltsstoffe, so wurden 1986 151 verschiedene Substanzen als häufig angewendet bezeichnet, 1980 waren dies nur 116. Von mehr als 2 Stationen wurden 99 chemische Wirkstoffe häufig in der Intensivmedizin eingesetzt. Betrachtet man die Zahlen für die Antibiotika als der größten Einzelgruppe, so wurden als Fertigarzneimittel insgesamt 43 verschiedene häufig angewendet, von mehr als 2 Stationen wurden 22 Medikamente genannt. Reduziert man auch dies auf die chemischen Wirksubstanzen, so wurden immerhin noch 38 verschiedene antibiotische Wirkstoffe als häufig angewendet erklärt, und von mehr als 2 Stationen wurden 17 verschiedene Wirksubstanzen angegeben.

Betrachtet man die Verhältnisse auf einzelnen Stationen, so ergibt sich eine erstaunliche Stabilität. Die Station mit der geringsten Zahl häufig eingesetzter Präparate verwandte 1980 21 verschiedene Präparate, 1986 22. Die Station mit den maximal genannten verschiedenen Präparaten gab 1980 62, 1986 72 an. Der Medianwert für die Zahl verschiedener Präparate, die auf den Intensivstationen häufig angewen-

Tabelle 4. Häufig angewendete Analgetika und Narkotika

	1986 21 IThSt	1980[a] 23 IThSt
Pethidin	12	
Morphin	11	
Buprenorphin	10	2
Lysinacetylsalicylat	10	5
Pentazocin	9	19
Tramadol	9	2
Metamizol	8	20
Fentanyl	8	
Droperidol	4	
Droperidol-Fentanyl	4	
Piritramid	3	

[a] Vergleichszahlen bei deutlich erkennbaren Veränderungen.

Tabelle 5. Häufig angewendete Psychopharmaka und Hypnotika

	1986 21 IThSt	1980[a] 23 IThSt
Diazepam	20	
Promethazin	12	18
Flunitrazepam	11	6
Midazolan	9	0
Haloperidol	7	
Clomethiazol	5	
Phenobarbital	5	10
Clonazepam	3	

[a] Vergleichszahlen bei deutlich erkennbaren Veränderungen.

det werden, betrug zu beiden Zeitpunkten 46 Präparate. An Antibiotika wurden minimal 3 verschiedene als häufig angewendet angegeben, maximal 14 im Jahre 1980 und 15 im Jahre 1986, median 10 im Jahre 1980 und 8 im Jahre 1986.

Im folgenden wird auf die speziellen Gegebenheiten innerhalb einiger wichtiger Substanzgruppen eingegangen.

In der Gruppe der Analgetika und Hypnotika (Tabelle 4) ist die Anwendung von Metamizol und Pentazocin deutlich zurückgegangen. Dagegen haben Buprenorphin, Lysinacetylsalicylat und Tramadol deutlich zugenommen. Bei den anderen Präparaten wurden keine wesentlichen Unterschiede angegeben.

Unter den Psychopharmaka (Tabelle 5) dominiert nach wie vor Diazepam. Der Einsatz von Promethazin und Phenobarbital ist offensichtlich zurückgegangen, die Anwendung von Flunitrazepam und Midazolan (1980 überhaupt noch nicht angegeben) hat zugenommen.

Als Antiarrhythmika (Tabelle 6) wird nach wie vor Lidocain von allen Stationen häufig eingesetzt. Weiter durchgesetzt hat sich Propafenon. Amiodaron, Flecainid und Disopyramid werden neu als häufig angewendet angegeben und ersetzen offenbar zum Teil Verapamil und Phenytoin.

Die interessanteste und problematischste Gruppe sind die Antibiotika. 1980 wurden von den 23 Stationen insgesamt 25 Substanzen als häufig angewendet angegeben, 1986 waren dies bei 21 Stationen insgesamt 38 verschiedene Substanzen. Der Zuwachs geht eindeutig zu Lasten der Cephalosporine. Das Cephalosporinfeld ist für den Intensivmediziner offenbar nicht mehr kontrollierbar. 1980 wurden als häufig angewendet angegeben Cefoxitin, Cefotaxim, Cefuroxim, Cefamandol, Cefazolin. 1986 sind hinzugetreten Ceftazidim, Cefotiam, Ceftitoxin, Ceftriazon, Cefoperazon, Cefazedon, Cefsulodim. Analysiert man die Verhältnisse im einzelnen (Tabelle 7), so sind 1986 gegenüber 1980 neu aufgetaucht die Präparate Imipenem, Metronidazol, Ceftazidin, Cefotiam und Netilmicin. Von den übrigen Antibiotika, die sowohl

Tabelle 6. Häufig angewendete Antiarrhythmika

	1986 21 IThSt	1980[a] 23 IThSt
Lidocain	21	
Propafenon	17	10
Verapamil	14	21
Mexiletin	10	
Prajmalin	9	
Amiodaron	9	0
Propranolol	5	
Metoprolol	5	
Flecainid	5	0
Phenytoin	3	12
Disopyramid	3	0

[a] Vergleichszahlen bei deutlich erkennbaren Veränderungen.

Tabelle 7. Häufig angewendete Antibiotika

	1986 21 IThSt	1980[a] 23 IThSt
Cefotoxim	13	10
Flucloxacillin	11	4
Imipenem	11	0
Mezlocillin	10	
Tobramycin	9	
Gentamicin	8	
Penicillin G	8	
Piperacillin	8	3
Amoxicillin	7	
Metronidazol	7	0
Trimethoprim	6	
Cefoxitin	6	
Cefazolin	6	3
Ceftazidin	6	0
Doxycyclin	5	
Cefotiam	5	0
Ampicillin	4	
Netilmicin	4	0
Amikacin	3	
Cefuroxin	3	

[a] Vergleichszahlen bei deutlich erkennbaren Veränderungen.

1980 als auch 1986 als häufig angewendet angegeben wurden, tauchen 1986 nur noch 4 häufig auf, nämlich Cefotaxim, Flucloxacillin, Piperacillin und Cefazolin. Alle anderen Substanzen wurden 1986 seltener genannt als 1980, wiederum ein Ausdruck der größten Streuung der angewendeten Antibiotika über die einzelnen Stationen.

Bemerkenswert ist der Rückgang der Aminoglykoside in der Einschätzung der Ärzte (Tabelle 8). Abgesehen von Netilmicin werden alle anderen Präparate 1986 eindeutig seltener als häufig angewendet angegeben als 1980.

Abschließend sind in Tabelle 9 nochmals die 1986 als am häufigsten in internen Intensivstationen angewendeten Pharmaka wiedergegeben.

Aufgrund der Analyse der internen Intensivstation einer Universitätsklinik und eines Städtischen Krankenhauses entfallen etwa 40% der medizinischen Sachkosten auf Arzneimittel, entsprechend etwa 200 DM pro Pflegetag. Dabei stehen kostenmäßig Thrombolytika, Substanzen zur Blutstillung gastrointestinaler Blutungen, Blutkomponenten an der Spitze, gefolgt von Antibiotika.

Nach Untersuchungen auf 2 allgemeinen, interdisziplinären Intensivstationen bestehen erhebliche Unterschiede in der Anwendungshäufigkeit einzelner Substanzen von Station zu Station.

Nach einer Umfrage bei 21 internen Intensivstationen 1986 werden 115 Arzneimittelpräparate bwz. 99 Wirkstoffsubstanzen von mehr als 2 Stationen als häufig an-

Tabelle 8. Häufig angewendete Aminoglykoside

	1986 21 IThSt	1980 23 IThSt
Gentamicin	8	19
Tobramycin	9	17
Amikacin	3	12
Netilmicin	4	0
Neomycin	1	0

Tabelle 9. Die 25 Pharmaka, die 1986 von internen Intensivstationen als am häufigsten eingesetzt angegeben wurden

21	Furosemid Lidocain Dopamin Dobutamin Ranitidin Heparin Insulin	13	Digitoxin Cefotaxim
20	Diazepam	12	Pethidin Promethazin Acetylcystein Dexamethason Metoclopramid Nifedipin
19	Digoxin Prednisolon	11	Morphin Flunitrazepam Spironolactone Neostigmin Flucloxacillin Imipenem Dihydralazin
18	Pancuronium Atropin		
17	Propafenon		
14	Theophillin Verapamil Nitroglyzerin Adrenalin		

gewendet angegeben. Antibiotika sind die Indikationsgruppe mit der größten Vielzahl genannter Substanzen. Im Durchschnitt werden pro Station 8 verschiedene Antibiotika häufig angewendet (minimal 3, maximal 15). Die Zahlen über die Häufigkeit verschiedener Medikamente entsprechen praktisch einer Umfrage aus dem Jahre 1980. Bezogen auf die einzelnen Substanzen haben sich jedoch erhebliche Verschiebungen in der Einschätzung der Ärzte gegeben.

Im Hinblick auf die den Intensivmediziner eigentlich interessierenden Fragen des Einflusses von Nierenfunktion und Leberdurchblutung auf die Pharmakokinetik, der Möglichkeiten von Arzneimittelinteraktionen und Inkompatibilitäten zwischen Medikamenten und Infusionslösungen, der Möglichkeiten und Bedeutung von Blutspiegelmessungen sollten die klinischen Pharmakologen vorrangig Modelle für die wirklich häufig eingesetzten Pharmaka entwickeln.

Literatur

Abizanda Campos R, Valle Herraez FX, Jorda Marcos R, Guiscafre Amer J, Claramonte Procar R, Ibanz Lucia P (1980) Drug use in an intensive care unit and its relation to survival. Intensive Care Med 6:163–168

Buchanan N, Cane RD (1978) Drug utilization in a general intensive care unit. Intensive Care Med 4:75–77

Reuß M, Weilemann LS, Majdandzic J, Schuster HP (1983) Belegungsziffern und Sachkostenaufwand auf der Intensivtherapiestation einer Medizinischen Universitätsklinik. Intensivmed 20: 233–235

Schuster HP (1983) Medikamente und Infusionen in der Intensivmedizin. Intensivmed 20:243–249

Zentralnervöse Nebenwirkungen der intensivmedizinischen Arzneitherapie

P. M. LAUVEN, H. STOECKEL

Die Vielzahl der in der Intensivmedizin − meistens im gleichen Zeitraum − applizierten Pharmaka kann zu erheblichen Beeinträchtigungen der Vigilanz des Patienten führen, da ein großer Teil der während der Intensivtherapie verwendeten Medikamente lipophil ist und daher die Blut-Hirn-Schranke durchdringen kann. Jedem intensiv-medizinisch tätigen Arzt stellt sich daher die Frage, ob und wie unerwünschte zentrale Nebenwirkungen aufgehoben oder doch zumindest abgemildert werden können.

Prinzipiell lassen sich 3 Arten von Antagonismus unterscheiden: Zum einen kann der Antagonist an anderen Wirkarealen oder Rezeptoren angreifen als der Agonist und auf diese Weise *funktionell* unerwünschte Wirkungen abmildern oder aufheben. Beispiele für diese Art Antagonismus sind die Wirkungen des Analeptikums Doxapram oder des Cholinesterasehemmers Physostigmin. *Kompetitive* Antagonisten verdrängen den Agonisten unmittelbar vom Wirkort und heben auf diese Weise den Wirkerfolg des Agonisten auf. Ein bekanntes Beispiel für diese Art Antagonismus bietet die Opiatantagonisierung mit Naloxon oder die Antagonisierung der Benzodiazepinwirkung mit Flumazenil (Ro 15-1788). *Chemischer* Antagonismus liegt dann vor, wenn z.B. Agonist und Antagonist wie im Falle von Heparin und Protamin einen unwirksamen Komplex bilden, so daß die Wirkung aufgehoben wird.

Im Rahmen der Intensivmedizin und der Anästhesiologie erlangen vor allem jedoch die beiden erstgenannten Mechanismen klinische Bedeutung. Als Antidots der in der Intensivmedizin verwendeten Pharmaka interessieren vor allem solche Substanzen, die eine Depression zerebraler Funktionen, besonders von Atmung und Bewußtsein, aufheben oder zumindest abmildern können. Als unspezifische funktionelle Stimulanzien wurden vor allem die seit langem bekannte Pharmakongruppe der Analeptika z.B. Doxapram und Amiphenazol sowie z.T. 4-Aminopyridin und Physostigmin eingesetzt.

Analeptika stimulieren dosisabhängig alle Ebenen des ZNS. Neben der Weckwirkung ist vor allem die Stimulation des Atemzentrums von Bedeutung, die sowohl durch direkten zentralen Angriff als auch im Falle des Doxaprams durch Steigerung der Empfindlichkeit der peripheren Chemorezeptoren erzielt wird. Gerade die modernen Analeptika Amiphenazol und Doxapram bieten wegen ihrer therapeutischen Breite den faszinierenden Ausblick, die durch Opiate bedingte Atemdepression unspezifisch und ohne Beeinträchtigung der Analgesie aufheben zu können. Allerdings lassen die Nebenwirkungen auf Vegetativum und Kreislauf im Sinne einer erhöhten Druckbelastung des Herzens und eines gesteigerten myokardialen Sauerstoffbedarfs eine generelle Anwendung der Analeptika nicht geboten erscheinen [10].

Institut für Anästhesiologie der Rheinischen Friedrich-Wilhelms-Universität, Sigmund-Freud-Str. 25, D-5300 Bonn 1 (Venusberg)

4-Aminopyridin bietet im Prinzip, eventuell in Kombination mit Cholinesterase-hemmern, interessante Ausblicke. Die Substanz erhöht durch verstärkte Acetyl-cholinfreisetzung aus der präsynaptischen Nervenendigung im ZNS das Angebot an Acetylcholin. Wegen unerwünschten Nebenwirkungen ist diese Substanz jedoch nicht allgemein verfügbar.

Physostigmin ist ein seit mehr als 100 Jahren bekannter Cholinesterasehemmer. Der funktionelle Antagonismus zwischen Atropin und Physostigmin wurde schon 1864 von Kleinwächter [7] und 1873 von Bartholow [1] publiziert. Longo [13] stellte 1966 diesen Antagonismus im Rahmen von EEG-Untersuchungen über die zentra-len Wirkungen von Atropin und Skopolamin erneut dar. Er wies zusätzlich darauf-hin, daß die zentrale Symptomatik zwar durch das lipophile, tertiäre Amin Physo-stigmin, nicht aber durch die quaternäre, hydrophile Ammoniumverbindung Neo-stigmin antagonisiert werden kann, da aufgrund der chemischen Struktur die Blut-Hirn-Schranke nur von Physostigmin, nicht aber von Neostigmin passiert werden kann. Daher wird Physostigmin nicht als Antagonist der Muskelrelaxation verwen-det, sondern als Antidot des klinisch noch nicht allgemein bekannten, aber keines-wegs seltenen, zentral anticholinergischen Syndroms benutzt.

Symptomatik des zentralen anticholinergen Syndroms (ZAS)

Die Symptomatik des zentralen anticholinergischen Syndroms läßt sich wie folgt zu-sammenfassen: Es kann in 2 Ausprägungen auftreten, die beide zusätzlich mit einer zentral ausgelösten Hyperpyrexie einhergehen können [2, 5, 11, 17]:

1. Als komatöse Verlaufsform, die durch eine deutliche, der Dosis der applizierten Sedativa nicht entsprechenden Vigilanzverminderung gekennzeichnet ist. Sie kann eventuell mit Konvulsionen und flacher bis hin zur insuffizienten Spontan-atmung kombiniert sein.
2. Als agitierte Form, die durch Desorientierung, Angst, Halluzinationen, Amne-sie, Exzitation und Agitiertheit, Aggressivität, Sprachschwierigkeiten und eine Hyperalgesie mit Photophobie gekennzeichnet ist.

Erstaunlicherweise läßt sich die Agitiertheit — insbesondere bei kombinierter Appli-kation von Lokalanästhetika und Benzodiazepinen — manchmal abrupt in die koma-töse Verlaufsform transformieren, sobald das Droperidol/Fentanyl-Mischpräparat Thalamonal appliziert wird. Dabei genügen etwa 0,5 ml, das entspricht nur 1,25 mg Droperidol und 0,025 mg Fentanyl, um 4–6 h andauernde komatöse Verlaufsformen mit sehr flacher Spontanatmung zu generieren.

Klassischerweise wird das ZAS durch Atropin oder Skopolamin hervorgerufen. In niedriger Dosierung bis etwa 1 mg dominiert jedoch das altbekannte *periphere anticholinergische Syndrom:* Es ist durch Mydriasis und trockene Schleimhäute so-wie eine Tachykardie gekennzeichnet, wobei jedoch vor allem das letztgenannte Symptom in extremen Lebensaltern fehlen kann. Mit steigender Dosierung wird die Symptomatik bis hin zu kardialen Arrhythmien verstärkt. Durch maximale Vaso-dilatation zeigt der Patient eine heiße, rote, trockene Haut, und aufgrund der schlechten Wärmeabgabe durch fehlende Schweißsekretion und der erwähnten zentralen Thermoregulationsstörung steigt die Körpertemperatur an. Zusätzlich kann häufig eine Harnretention und eine stark reduzierte Peristaltik beobachtet werden.

Die agitierte Verlaufsform des ZAS wird im Regelfall als paradoxe oder adverse Medikamentenwirkung, evtl. auch als „Durchgangssyndrom" diagnostiziert. Die komatöse Verlaufsform wird dagegen normalerweise auf eine Medikamentenüberempfindlichkeit oder eine verlängerte Wirkung infolge einer verlangsamten Elimination zurückgeführt. Der Begriff „zentrales Anticholinergisches Syndrom" trifft den Sachverhalt allerdings erheblich besser als die eben erwähnte Terminologie, denn die klinisch imponierenden Symptome des ZAS werden durch die Applikation eines zentral wirkenden Cholinesterasehemmers aufgehoben oder zumindest abgemildert.

Auch vital bedrohliche periphere Symptome des anticholinergischen Syndroms wie toxisches Herz-Kreislauf-Versagen lassen sich mit Physostigmin antagonisieren [8, 15, 16, 18]. Im Rahmen von zentralanticholinergischen Syndromen nach Narkosen oder während der Intensivtherapie sind allerdings bislang keine Fälle von toxischem Herz-Kreislauf-Versagen beschrieben worden. Diese Komplikation kann sich als besonders tückisch erweisen, da sie sowohl zentral als auch direkt myogen bedingt ist. Die bisherigen therapeutischen Erfahrungen deuten wohl daraufhin, daß diese Rhythmusstörungen größtenteils weder durch die übliche medikamentöse Therapie mit Kalzium, Katecholaminen und Digitalis noch durch elektrische Maßnahmen wie Defibrillation oder Schrittmacherimplantation beeinflußbar sind. Mit Physostigmin sind die kardialen Störungen jedoch innerhalb weniger Minuten behebbar.

Eine solche vital bedrohliche Symptomatik ist nach Intoxikationen mit Thymoleptika vom Imipramin- oder Amitriptylintyp beschrieben worden, die sowohl direkt anticholinergisch als auch membranstabilisierend wirken. Als therapierender Notarzt sollte man bei Intoxikationen mit Thymoleptika unbedingt ein ZAS differentialdiagnostisch in Erwägung ziehen, da *bradykarde* Rhythmusstörungen in dieser Situation *kausal mit Physostigmin* zu therapieren sind, also mit einem Pharmakon, das zumindest theoretisch selbst bradykarde Situationen hervorrufen kann. Die Symptomenkonstellation Unruhe, Exzitation, choreoathetotische Bewegungen oder Bewußtlosigkeit, verbunden mit tachy- oder bradykarden Rhythmusstörungen und Mydriasis erfordern unseres Erachtens nach frühzeitig einen Therapieversuch mit Physostigmin.

Anästhesisten sehen das zentrale anticholinergische Syndrom mit oder ohne ausgeprägte periphere Symptomatik vor allem in den folgenden Situationen:

1. Nach der Prämedikation. Das ZAS wird dann häufig durch die Narkoseeinleitung unterbrochen.
2. In der Aufwachphase nach einer Narkose.
3. Bei Lokalanästhesieverfahren, insbesondere wenn eine zusätzliche Sedierung erwünscht oder erforderlich ist.
4. Darüber hinaus sind alle auf der Intensivstation tätigen Ärzte mit dem zentralen anticholinergen Syndrom konfrontiert.

Während Schläfrigkeit und Amnesie in den genannten Situationen häufig erwünschte pharmakologische Effekte sind, führen Angst, Unruhe und Agitiertheit im Regelfall dazu, daß dem Patienten z. B. Haloperidol oder Benzodiazepinpräparate appliziert werden, die das Syndrom noch verstärken können.

Zu den Pharmaka, die allein oder vor allem in Kombination sowohl nach intra- als auch nach extravasaler Applikation zentral anticholinerg wirken können, gehören: Lokalanästhetika wie Lidocain oder Mepivacain, Hypnotika wie Thiopental oder Methohexital, Anästhetika wie Enfluran, Halothan oder Ketamin, Analgetika wie Morphin oder Fentanyl, Neuroleptika wie Droperidol oder Haloperidol, Benzodiazepine wie Diazepam oder Flunitrazepam, Phenothiazine wie Promethazin oder Chlorpromazin, trizyklische Antidepressiva wie Imipramin oder Amitriptylin, H_1-Rezeptorenblocker, also Antihistaminika, wie Clemastin und Diphenhydramin, H_2-Rezeptorenblocker wie Cimetidin oder Ranitidin, β-Blocker wie Propranolol, Ethylalkohol und selbstverständlich auch die Belladonnaalkaloide Atropin und Skopolamin, die als die klassisch anticholinerg wirkenden Pharmaka apostrophiert werden können [2–5, 11, 12].

Chemisch haben diese Substanzen nur eines gemeinsam: sie sind lipophil oder können bei physiologischem pH-Wert lipophil vorliegen. Daher können sie die Blut-Hirn-Schranke durchdringen und so die unerwünschte anticholinerge Nebenwirkung hervorrufen.

Pathobiochemie des ZAS [14]

Die Wirkung von Physostigmin soll am Beispiel des Flußschemas für Acetylcholin in einer nikotinischen Synapse verdeutlicht werden. Acetylcholinrezeptor und Cholinesterase reagieren etwa gleich schnell mit dem Transmitter, so daß Rezeptorreizung und enzymatische Transmitterinaktivierung parallel verlaufende Reaktionen sind. Da die Rezeptorreizung ein reversibler Prozeß ist, während die Transmitterhydrolyse gerichtet verläuft, kann die Reizung als eine verzögernde Seitenschleife im Reaktionsfluß des Transmitters aufgefaßt werden.

Physostigmin erhöht nun durch Blockade der Cholinesterase die Konzentration von Acetylcholin im synaptischen Spalt, so daß die gestörte cholinerge Transmission wieder normalisiert wird.

Eine Blockade der Esterase hat nun grundsätzlich 2 Effekte; sie führt zur *Verlängerung und Verstärkung* der cholinergen Reizung. Es können jedoch außerdem noch 2 Begleiteffekte auftreten:

Bei stark erhöhten Acetylcholinkonzentrationen können erstens Reizungen und Reizmodulationen im extrasynaptischen Bereich und in Fremdsynapsen auftreten, die normalerweise nicht beobachtet werden, zweitens desensibilisieren die Acetylcholinrezeptoren bei hoher und langanhaltender Reizung. Diese Faktoren machen Physostigmin zu einem besonders geeigneten Therapeutikum des ZAS: Es wird einerseits auch nach intramuskulärer Applikation gut resorbiert und durchdringt als tertiäres Amin gut die Blut-Hirn-Schranke, andererseits ist es jedoch als Carbamat zeitlich nur begrenzt stabil, da es sowohl enzymatisch durch die Pseudocholinesterase des Blutes als auch nichtenzymatisch gespalten wird.

Die Pathobiochemie des ZAS ist bislang nur unvollständig bekannt. Im zentralen Nervensystem findet man sowohl den nikotinischen als auch den muskarinischen Typ des Acetylcholinrezeptors. Die nikotinischen Rezeptoren sind grundsätzlich vom aktivierenden Typ mit sehr schneller Reizantwort. Muskarinische Rezeptoren können entweder aktivierend oder inhibierend wirken. Das Spektrum der Acetylcholinrezeptoren wird jedoch noch durch die Existenz von Unterklassen des muskarinischen Rezeptors erweitert. Hinzu kommt noch, daß die Reizantwort des nikotinischen Rezeptors in Gegenwart von sog. nichtkompetitiven Liganden wie Lokalanästhetika oder Barbituraten oder in Gegenwart von Modulatoren wie Opiaten verändert werden kann.

Mit welchen komplexen Beziehungen man rechnen muß, zeigt bereits das noch relativ einfache Beispiel der ganglionischen Neurotransmission: Acetylcholin wird präganglionisch freigesetzt und aktiviert nikotinische und muskarinische Rezeptoren der postganglionischen Zellen und naher dopaminausschüttender Zellen, die ihrerseits konsekutiv den Dopaminrezeptor und α-adrenerge Rezeptoren beeinflussen. Die Aktivierung nikotinischer Rezeptoren führt zum schnellen EPSP (excitatory postsynaptic potential), diejenige von Dopaminrezeptoren zum langsamen IPSP (inhibitory postsynaptic potential) und diejenige von postganglionischen muskarinischen Rezeptoren zum langsamen EPSP, die noch durch Hormone wie z. B. Serotonin beeinflußbar sind.

Die funktionellen Verknüpfungen sind im Zentralnervensystem natürlich noch erheblich komplizierter. So besteht zusätzlich vielfach eine Rückkopplung zwischen Rezeptorreizung und Transmitterausschüttung. Es ergeben sich daher komplizierte Wirkspektren, die von der Organisation der betreffenden Hirnrinde und der Konzentration des Acetylcholins am Wirkort abhängen. Selbstverständlich beeinflussen auch die Konzentrationen der Liganden und Effektoren die Wirkung. Aus dieser komplexen biochemischen Situation heraus erklärt sich, daß es zu gemischten und individuell sehr verschiedenen anticholinergen Syndromen kommen kann, obwohl die Reaktionen in der experimentellen Reduktion auf begrenzte Hirnareale einwandfrei pharmakologisch klassifizierbar und biochemisch analysierbar sind.

Man kann daher annehmen, daß ein relativer oder absoluter Acetylcholinmangel an zentralen Synapsen offensichtlich nicht nur durch direkte anticholinergische Pharmaka hervorgerufen wird. Er kann auch durch Rückkopplung über andere Neurotransmitter generiert werden. Daher ist offensichtlich Physostigmin über die Erhöhung der Acetylcholinkonzentration auch als wirksames Antidot nach der Applikation von Benzodiazepinen brauchbar, obwohl diese Substanzklasse primär die hemmende Wirkung des Neurotransmitters γ-Aminobuttersäure verstärkt.

Häufigkeit des ZAS

Die Häufigkeit des zentralen anticholinergischen Syndroms im Zusammenhang mit Prämedikation, Narkose, Lokalanästhesie intravenöser Analgosedierung oder Intensivmedizin ist zur Zeit noch schwierig zu schätzen [6, 11, 12, 17]. Dies hat vor allem 2 Gründe:

1. Viele Ärzte sehen angeblich das Syndrom nicht bzw. sie diagnostizieren es symptomatisch − wie schon erwähnt − entweder als Medikamentenüberempfindlichkeit bzw. verlängerte Medikamentenwirkung bzw. als Durchgangssyndrom.
2. In Anbetracht der unterschiedlichen Schwere der Symptome und des klinischen Verlaufs wird das ZAS bei leichteren Verlaufsformen nicht erkannt und daher auch nicht mit Physostigmin diagnostiziert und therapiert.

Erschwert wird die klinische Diagnose noch dadurch, daß es sich bei dem zentralen anticholinergischen Syndrom um eine Ausschlußdiagnose handelt. So sind im Rahmen der Anästhesiologie sowie der Intensiv- oder Notfallmedizin auszuschließen bzw. primär zu behandeln:

Hypoxie z. B. aufgrund von Ateminsuffizienz, *Hypercapnie* durch Hypoventilation oder *Hypocapnie* durch Hyperventilation. Auch eine *Hypothermie* oder ein *Hang-over* durch offensichtliche Überdosierung von zentral wirksamen Medikamenten können zu einer erheblichen Verlängerung der Aufwachphase führen und somit ein ZAS vortäuschen. Das gleiche gilt für alle Situationen, die mit einer *Störung der Autoregulation der Hirndurchblutung* einhergehen können, können das Vigilanzniveau des Patienten so verändern, daß eventuell ein ZAS differentialdiagnostisch schwer abgrenzbar ist. Dazu gehören neben der akzidentellen oder induzierten *Hypotension* auch *hypertensive Krisen* insbesondere beim hypertonen und zerebralsklerotischen Patienten. Werden Störungen des Zentralnervensystems durch *rezeptor- oder transmitterspezifische Pharmaka* wie Benzodiazepine, Opiate oder Neuroleptika hervorgerufen, sollten diese auch mit den spezifischen Antagonisten therapiert werden, also mit dem Benzodiazepinantagonisten Flumazenil (Ro 15-1788) [9], mit Naloxon [10] bzw. mit Biperiden [19]. Erst wenn diese Therapie fehlschlägt, ist ein Therapieversuch mit Physostigmin indiziert.

Während manche Autoren schätzen, daß z. B. nach Narkosen etwa 10% der Patienten ein ZAS entwickeln, deuten neuere Untersuchungen eher auf eine Inzidenz von etwa 1–2% hin. Zur Zeit sind noch keine sicheren Daten darüber erhältlich, wie Alter und Geschlecht der Patienten oder die Narkoseform die Ausbildung des Syndroms beeinflussen.

Viele Befunde deuten jedoch darauf hin, daß die Wahrscheinlichkeit des Auftretens eines ZAS steigt, wenn die Anzahl der applizierten Pharmaka zunimmt. Der Einfluß einzelner, in der Anästhesie und Intensivmedizin verwendeter Substanzen auf die Ausbildung eines ZAS läßt sich gegenwärtig noch nicht angeben.

Therapie des ZAS mit Physostigmin

Die absolute Indikation zur Physostigmintherapie ist gegeben, wenn die agitierte Form mit Erregung, motorischer Unruhe und Verwirrtheit vorliegt, die den Patienten selbst gefährdet bzw. die postoperative oder intensivmedizinische Therapie sehr erschwert. Als relative Indikation zur Physostigminanwendung gelten eine auffällige, der applizierten Dosis nicht adäquate Verlängerung der Vigilanzeinschränkung in der Aufwachphase oder auch leichtere Unruhezustände.

Die erforderliche Einzeldosis von Physostigmin ist dabei abhängig von der Ausprägung des klinischen Bildes. Es empfiehlt sich, worauf alle Autoren hinweisen [2–6, 11], das Antidot langsam mit etwa 1 mg/min zu applizieren und nach 2 mg die Wirkung bzw. evtl. auftretende Nebenwirkungen abzuwarten. Der Erfahrung nach zeigen sich die pharmakologischen Effekte von Physostigmin nach einer Narkose meistens innerhalb von 5 min. In der Intensivmedizin kann die Latenzzeit zwischen Applikation und Wirkung allerdings auch bis 20 min betragen.

Nebenwirkungen durch Physostigmin, insbesondere Bradykardie, vermehrter Speichelfluß und profuser Schweißausbruch treten vor allem bei solchen Patienten auf, die nicht unter der Wirkung anticholinerger Pharmaka stehen oder wenn die Physostigmindosis zu hoch gewählt wurde. Es empfiehlt sich daher eine Physostigminapplikation nach Wirkung, wobei eine Dosis von maximal 4 mg innerhalb von 2 h nicht überschritten werden sollte.

Allgemein ist es wegen der potentiellen cholinergen Nebenwirkungen anzuraten, die Physostigminapplikation bei liegender intravenöser Kanüle unter EKG-, Herzfrequenz- und Blutdruckkontrolle durchzuführen, obwohl auch die intramuskuläre Applikation beim agitierten Patienten möglich ist. In jedem Falle sollte Atropin als Physostigminantagonist bereitliegen.

Die primär erfolgreiche Antagonisierung des ZAS darf nicht dazu führen, daß der Patient sofort aus der klinischen Beobachtung entlassen wird. Es ist schon von der Antagonisierung der Opiat- und Muskelrelaxanswirkung und neuerdings auch von der Antagonisierung der Benzodiazepinwirkung bekannt [9], daß nach oder besser trotz der Antagonisierung erneute Vigilanzminderungen auftreten können, wenn der Antagonist schneller wirkungslos wird als der Agonist. Daher sollte nach erfolgreicher erster Antagonisierung des ZAS eine mindestens zweistündige, sorgfältige Überwachung des Patienten in einem Wachzimmer z. B. durch Pflegepersonal durchgeführt werden, nicht wegen zu befürchtender vitaler Komplikationen, sondern wegen des Wiederauftretens der unerwünschten Vigilanzminderung in der komatösen oder agitierten Form.

Um ein Wiederauftreten des ZAS zu verhindern, kann in der Intensivtherapie nach einer Kurzinfusion von 2 mg sogar eine kontinuierliche Physostigmininfusion von 1–2 mg/h erforderlich sein, bis cholinerge Nebenwirkungen wie Schweißausbruch, Miosis und/oder gesteigerte Peristaltik auftreten und eine beginnende Überdosierung mit Physostigmin bzw. eine Verringerung der zentral anticholinergen Symptomatik anzeigen.

In diesem Zusammenhang sei nochmals darauf hingewiesen, daß medikamentöse Sedierungsversuche das agitierte Syndrom noch verstärken oder in die komatöse Form mit unerwünschtem stundenlangem Nachschlaf transformieren können.

Zusammenfassung

Das zentrale anticholinerge Syndrom tritt nach Narkosen oder während einer Intensivtherapie in 2 klinischen Verlaufsformen auf: 1. In der agitierten Ausprägung mit Halluzinationen, Desorientiertheit, motorischer Unruhe und Hyperalgesie, die häufig auch als paradoxe Medikamentenwirkung diagnostiziert wird, und 2. in einer komatösen Verlaufsform mit langem, der Dosis nicht adäquatem Nachschlaf und evtl. Konvulsionen und flacher Spontanatmung. Die zweite Form wird häufig als Medikamentenüberempfindlichkeit diagnostiziert. Es kann durch eine Vielzahl von Medikamenten hervorgerufen werden. Ihnen ist chemisch nur ihre Lipophilie gemeinsam, die ein Durchdringen der Blut-Hirn-Schranke ermöglicht.

Die Symptome des ZAS werden durch einen relativen oder absoluten Acetylcholinmangel an Synapsen des zentralen Nervensystems hervorgerufen. Daher sind sie durch den lipophilen Cholinesterasehemmer Physostigmin indirekt antagonisierbar.

Der Grund für die Breite und Variabilität der Symptome des ZAS und der Vielfalt der auslösenden Substanzen ist in der komplexen cholinergen Neurotransmission zu finden, so daß auch Pharmaka, die auf andere Neurotransmittersysteme wirken, ein ZAS auslösen können bzw. durch Physostigmin antagonisierbar sind.

Die agitierte Form des ZAS sollte in jedem Fall antagonisiert werden, da der Patient sich selbst und das operative Ergebnis gefährden kann. Die komatöse Verlaufsform und leichtere Unruhezustände gelten als relative Indikation für die Physostigminapplikation. Trotz primär erfolgreicher Therapie des ZAS kann die Vigilanzeinschränkung erneut auftreten, da das Antidot schneller wirkungslos werden kann als der Agonist. Der Patient sollte daher nach der Therapie des ZAS noch für etwa 120 min z. B. im Wachzimmer der Station überwacht werden. Eine erneute Applikation von Physostigmin kann erforderlich werden.

Literatur

1. Bartholow R (1973) The antagonism between atropia and physostigmine. Clinic 5:61–63
2. Boeden G, Schmucker P (1985) Das zentral anticholinerge Syndrom. Anasth Intensivmed 26: 240–248
3. Daunderer M (1978) Akute Alkohol-Intoxikation: Physostigmine als Antidot gegen Äthanol. Fortschr Med 25:1311–1312
4. Dennhardt R, Schulz H, Link J, Wulfson A (1985) Diagnose und Therapie des zentralen anticholinergischen Syndroms (ZAS) bei Intensivpatienten. In: Stoeckel H, Lauven P (Hrsg) Das zentralanticholinergische Syndrom: Physostigmin in der Intensivmedizin, Anästhesiologie, Psychiatrie. 2. Symposium in Bonn, INA Bd 55. Thieme, Stuttgart, S 98–106
5. Duvoisin RC, Katz R (1968) Reversal of central anticholinergic syndrome in man by physostigmine. JAMA 206:1963–1965
6. Dworacek B, Rating W, Rupreht J, Lommers C (1982) Die Therapie des zentralen anticholinergischen Syndroms. In: Stoeckel H (Hrsg) Das zentral-anticholinergische Syndrom: Physostigmin in der Anästhesiologie und Intensivmedizin. Symposium in Bonn, INA Bd 35. Thieme, Stuttgart, S 42–51
7. Kleinwächter J (1864) Beobachtungen über die Wirkung des Calabar-Extractes gegen Atropin-Vergiftung. Klin Wochenschr (Berlin) 1:396–371
8. Kotzaurek R (1976) Akute Herzinsuffizienz bei Vergiftungen. Intensivmed 13:199–209
9. Lauven PM, Ebeling BJ, Stoeckel H, Dierke-Dzierzon Ch (1986) Wirksamkeit des Benzodiazepin-Antagonisten Ro 15-1788 nach einer Anästhesie mit Flunitrazepam-Einleitung. Anasth Intensivther Notfallmed 21:311–314
10. Lauven PM, Stoeckel H (1985) Möglichkeiten der Antagonisierung von Anästhetikawirkungen. In: Just OH, Wiedemann K (Hrsg) Die anästhesiologische Poliklinik. Anästhesieambulanz-Ambulanznarkose-Schmerzambulanz. 4. Internationales Heidelberger Anästhesie-Symposium, INA Bd 53. Thieme, Stuttgart, S 106–114
11. Lauven PM, Stoeckel H (1985) Das klinische Bild des zentralen anticholinergen Syndroms. In: Stoeckel H, Lauven P (Hrsg) Das zentral-anticholinergische Syndrom: Physostigmin in der Intensivmedizin, Anästhesiologie, Psychiatrie. 2. Symposium in Bonn, INA Bd 55. Thieme, Stuttgart, S 65–78
12. Link J, Schulz H, Dennhardt R, Plümer M (1985) Die Häufigkeit des ZAS in der Anästhesie unter besonderer Berücksichtigung der Narkosen mit volatilen Anästhetika. In: Stoeckel H, Lauven P (Hrsg) Das zentral-anticholinergische Syndrom: Physostigmin in der Intensivmedizin, Anästhesiologie, Psychiatrie. 2. Symposium in Bonn, INA Bd 55. Thieme, Stuttgart, S 129–140
13. Longo VG (1966) Behavioral and electroencephalographic effects of atropine and related compounds. Pharmacol Rev 18:965–996

14. Maelicke A (1985) Das zentral-anticholinergische Syndrom: Biochemische Grundlagen der Wirkung von Physostigmin. In: Stoeckel H, Lauven P (Hrsg) Das zentral-anticholinergische Syndrom: Physostigmin in der Intensivmedizin, Anästhesiologie, Psychiatrie. 2. Symposium in Bonn, INA Bd 55. Thieme, Stuttgart, S 3–17
15. Peele P, von Loetzen IS (1973) Phenothiazine deaths: a critical review. Am J Psychiatry 130: 306–309
16. Rasenack N, Gattenlöhner W (1977) Kardiale Komplikationen bei Intoxikationen mit Psychopharmaka. Intensivmed 14:1–9
17. Rupreht J (1982) Das Zentrale Anticholinergische Syndrom, das klinische Bild mit seinen Symptomen. In: Stoeckel H (Hrsg) Das zentral-anticholinergische Syndrom: Physostigmin in der Anästhesiologie und Intensivmedizin. Symposium in Bonn, INA Bd 35. Thieme, Stuttgart, S 34–37
18. Späth G (1982) Vergiftungen und akute Arzneimittelüberdosierungen, 2. Aufl. de Gruyter, Berlin
19. Unseld H (1986) Dyskinetisches Syndrom bei Kindern nach Thalamonal®-Prämedikation. Anaesthesist 35:256–257

Inkompatibilitäten von Arzneimitteln und Infusionslösungen

P. Vermeij

Einleitung

Die medikamentöse Behandlung bei Intensivpatienten hat zwei besondere Merkmale:

- es handelt sich hauptsächlich um Injektionspräparate,
- die Anzahl gleichzeitig verabreichter Präparate ist außerordentlich groß.

In pharmazeutischer Hinsicht sind die Injektionspräparate komplizierte und empfindliche Darreichungsformen. Im Sprachgebrauch wird gewöhnlich der Name des aktiven Bestandteils genannt; es sind jedoch pharmazeutische Präparate mit spezifischen physikalisch-chemischen, chemischen und biologischen Eigenschaften, die während der Entwicklung ausgearbeitet worden sind, um die Effektivität, Verträglichkeit und Sicherheit des Medikaments zu gewährleisten. Selbstverständlich sollen diese im Rahmen der Formulierung verarbeiteten charakteristischen Merkmale auch während der Applikation beibehalten bleiben.

Formgebung der Injektionen

Zum Verständnis der Möglichkeit bzw. Unmöglichkeit zur Kombination von Injektionspräparaten ist eine kleine Einführung in die Formgebung dieser Arzneimittel unentbehrlich.

Für intravenös injizierbare Präparate sind klare, vorzugsweise wäßrige Lösungen erforderlich, und diese Forderung gilt auch bei der gleichzeitigen Verabreichung mehrerer Präparate.

Für die Zubereitung wäßriger Lösungen findet die wasserlösliche Form des Arzneistoffs Anwendung, die jedoch grundsätzlich nicht die pharmakologisch aktive Form zu sein braucht. In Ausnahmefällen kann ein nicht wäßriges, jedoch hydrophiles Vehikel verwendet werden.

Beispiele der Ausarbeitung verträglicher, injizierbarer Arzneiformen sind:

1. Salzbildung schwacher organischer Basen (Beispiele: Atropinsulfat, Dopaminhydrochlorid). Die entstehenden Lösungen sind meistens schwach sauer. Bei Erhöhung des pH-Werts über 7 kann die Base aus dem Salz freigesetzt werden und konzentrationsabhängig einen unerwünschten Niederschlag geben. Dieser Niederschlag kann jedoch auch mit zeitlicher Verzögerung entstehen, in Abhängigkeit von mehreren Faktoren wie dem endgültigen pH-Wert der Pharmakonkon-

Krankenhausapotheke des Universitätsspittals, Rijnsburgerweg 10, POB 9600, NL-2300 RC Leiden

Tabelle 1. Einige der wichtigsten Salze schwacher organischer Basen

Amiodaron	Hydrochlorid
Atropin	Sulfat
Chlorpromazin	Hydrochlorid
Cimetidin	Hydrochlorid
Codein	Phosphat
Diphenhydramin	Hydrochlorid
Disopyramid	Phosphat
Dobutamin	Hydrochlorid
Dopamin	Hydrochlorid
Efedrin	Sulfat
Epinefrin	Hydrochlorid/Tartrat
Fentanyl	Citrat
Isoprenalin	Sulfat
Lidocain	Hydrochlorid
Morfin	Hydrochlorid
Norepinefrin	Hydrochlorid/Tartrat
Verapamil	Hydrochlorid

Tabelle 2. Einige schwach saure Pharmaka

Phenytoin
Phenobarbital
Nitrofurantoin
Sulfonamide
Ethacrynsäure
Warfarin
Theophyllin
Nafcillin
Aciclovir

zentration, der Temperatur und sekundären Kombinationen. Überdies sind viele Arzneistoffe bei neutralem oder schwach alkalischem pH instabiler als in schwach saurer Lösung, so daß auch noch in der Lösung eine beträchtliche Zersetzung auftreten kann.

Arzneistoffe dieser Gruppe sind aufgenommen in Tabelle 1.

2. Im Falle schwacher Säure würde die Salzbildung ebenfalls in Frage kommen; die resultierenden Lösungen wären schwach alkalisch und sollten ihren aktiven Bestandteil nach Ansäuerung freigeben. Leider sind aber die Natriumsalze einiger wichtiger Verbindungen (Phenytoin, Phenobarbital) in wäßriger Lösung überhaupt nicht stabil, so daß andere Lösungsvermittler gebraucht werden. Diese Injektionspräparate sind stark alkalische Lösungen, die inkompatibel mit jedem anderen Injektionspräparat sind. Dies ist z. B. der Fall mit den in Tabelle 2 genannten Präparaten.

3. Neutrale, apolare Stoffe können keine Salze bilden. Im allgemeinen sind diese Stoffe schwer in Wasser löslich; sie sind mehr oder weniger pH-unabhängig. Zur Lösung werden nichtwäßrige Vehikel gebraucht, wie Äthanol, Propylenglykol, Polyäthylenglykol oder Mischungen davon. Das bekannteste Beispiel ist die Diazepam-Injektion, deren Lösungsmittel zusammengesetzt ist aus 40% Propylenglykol, 10% Äthanol, 1,5% Benzylalkohol und Wasser; mit Hilfe von Benzoesäure und Benzoat wird der pH-Wert auf 6,4–6,6 eingestellt. Die Löslichkeit des Diazepams ist damit auf 5,2 mg/ml gesteigert, während die Löslichkeit im Wasser nur 0.053 mg/ml beträgt. Wird aber das Handelspräparat, das 5 mg/ml enthält, zehnfach mit Wasser verdünnt (Konzentration 0,5 mg/ml), entsteht ein Niederschlag, weil die Löslichkeit überschritten wird. Erst nach hundertfacher Verdünnung bleibt das Diazepam gelöst. Hat sich während des Verdünnungsvorganges

ein Diazepam-Niederschlag gebildet, so löst sich dieser bei zunehmender Verdünnung nur sehr langsam.

Ein analoges Problem stellt Digoxin dar, dessen Injektion (1 ml = 250 µg) wenigstens 4-fach verdünnt werden sollte.

Viele Arzneistoffe sind in wäßriger Lösung nicht außerordentlich stabil, können aber von einer Anzahl von Reaktionsprozessen wie Hydrolyse, Oxidation, Photo-Oxidation, Polymerisation oder Konjugation beeinflußt werden. Zur Hemmung dieser Prozesse werden viele Hilfsstoffe zugefügt, die die Kompatibilität mitbestimmen können. Ein Beispiel ist das Bisulfit, das in dieser Hinsicht nicht indifferent ist.

Formgebung der Infusionslösungen

Infusionslösungen lassen sich in vier Gruppen unterteilen:

a) Elektrolytlösungen,
b) Kohlenhydratlösungen,
c) Lösungen zur parenteralen Ernährung (Aminosäuren, Fettemulsionen),
d) Blut und Blutprodukte.

Elektrolytlösungen unterschiedlicher Zusammensetzung sind klare, wäßrige Lösungen mit einem dem angewandten Wasser korrespondierenden pH-Wert. In der Regel liegt der pH-Wert des Wassers bei 5,5, manchmal aber auch höher bis schwach alkalisch bei vernachlässigbarer Pufferkapazität. Ausnahme sind Natriumbikarbonatlösungen und Natriumlaktat enthaltende Lösungen, die alkalisch bzw. neutral reagieren (pH = 8–8,4 bzw. 6–7,5).

Alle Arzneimittel aus Tabelle 1 sind nur sehr beschränkt kompatibel mit Natriumbikarbonatlösungen. Die meisten in Tabelle 2 genannten Präparate, die viel stärker alkalisch sind als Natriumbikarbonat, sind ebenfalls nicht kombinierbar. Laktatlösungen, die im Vergleich zu Natriumhydrogenkarbonat etwas weniger alkalisch sind, können ebenfalls Niederschläge ergeben. Diese zeigen sich jedoch vielfach nicht sofort, so daß ein metastabiler Zustand entsteht, der vom Kliniker ausgenutzt werden kann.

Glukose enthaltende Lösungen sind, pharmazeutisch-technisch bedingt, sauer (pH = 3,5–5). Schwache Säuren wie z. B. Aciclovir, präzipitieren in glukosehaltigen Lösungen. Auch Dextranlösungen sind sauer, so daß sie zu den gleichen Beeinträchtigungen führen können.

Parenterale Ernährung ist zusammengesetzt aus den folgenden Komponenten:

– Aminosäurelösungen,
– Glukoselösungen,
– Elektrolytlösungen,
– Fettemulsionen,
– Vitaminlösungen.

Die Gesamtzahl aller Komponenten im „Basismenü" unseres Krankenhauses beträgt etwa 30. Diese Mischungen, vorzugsweise als totale parenterale Ernährung („total parenteral nutrition", TPN) gleichzeitig aus einem Behälter infundiert, sind äußerst empfindlich für minimale Veränderungen, die Niederschläge veranlassen können: infolge einer minimalen pH-Verschiebung wird das Löslichkeitsprodukt $(Ca^{2+}) \times (HPO_4^{2-})$ beeinflußt. Trissel (1986a) faßt 10 Ursachen zusammen, die in der Löslichkeit oder Niederschlagsbildung bei solchen Mischungen eine Rolle spielen. Neuzeitliche TPN-Mischungen, die auch eine Fettemulsion enthalten, sind noch viel labiler. Es ist üblich, jede weitere Zufügung zu diesen Präparaten zu vermeiden.

In Blut und Blutprodukte dürfen keine Medikamentenangaben gemacht werden wegen der Infektionsgefährdung sowie der Problematik von Eiweißbindung und/ oder Partition zwischen den Formelementen des Bluts und dem Plasma.

Interaktionen

Inkompatibilitäten können infolge von Interaktionen zwischen Arzneistoff und Infusionslösung (Vehikel) oder zwischen zwei oder mehreren Arzneimitteln auftreten.

Relativ geringe Informationen liegen über Drug-device-Interaktionen vor. Diese Problematik ist bisher meistens übersehen worden, gewinnt aber zunehmend an Interesse. Es handelt sich um klinisch signifikante Arzneimittelverluste infolge Absorption oder Adsorption an medizinischen Hilfsgeräten. Inzwischen bekannt gewordene Beispiele sind die Bindung von Insulin, Nitraten und Diazepam an verschiedene Materialien.

Ein interessantes Beispiel dieser Interaktionen stellt Lidocain dar: Normalerweise ist die im Handel befindliche schwachsaure Lösung sehr stabil; eine Adsorption an Infusionsgeräte und Injektionsspritzen aus Kunststoff findet aus dieser Lösung nicht statt. Wird jedoch der pH erhöht bis schwach alkalisch (pH = 8), entsteht zwar kein sichtbarer Niederschlag, es tritt jedoch ein beträchtlicher Substratverlust (65–76% in 2 Tagen) in PVC-Beutel auf, zu erklären durch Adsorption. In dem schwach alkalischen Milieu nimmt die sehr lipophile undissoziierte Fraktion des Lidocains zu, und zwar von 3% auf 58% (Stella 1986a).

Bei Peptiden spielt die Bindung an Glas eine wichtige Rolle.

Kompatibilität und Inkompatibilität

Inkompatibilitäten werden bereits außerhalb des Körpers ausgelöst; sie vermindern grundsätzlich den therapeutischen Wert des Medikaments. Inkompatibilitäten entstehen bei der Herstellung, Zubereitung oder Lagerung von Pharmaka. Sie sind arzneimittelspezifisch und können mit bloßem Auge sichtbar, aber auch larviert auftreten (Köchel 1985).

In der Arzneimittelbereitung und bei Haltbarkeitsuntersuchungen im pharmazeutischen Labor wird eine Abnahme der Substratmenge von 10% als maximal zulässig betrachtet. Die Zusammensetzung eines Arzneimittels ist auf eine bestimmte Haltbarkeitsdauer ausgerichtet. Bei der Kompatibilitätsproblematik wird im allgemeinen ein Aktivitätsverlust von maximal 10% akzeptiert (Stella 1986b). Diese Aussage bedarf einer wichtigen Ergänzung: 10% Zersetzung sind nur annehmbar, wenn keine toxischen Abbauprodukte gebildet werden; es ist selbstverständlich, daß in solchen Fällen das Limit durch die Bildung toxischer Produkte gesetzt wird.

Das Auftreten von Präzipitationen ist die bekannteste Erscheinungsform von Inkompatiblität. Die wirksame Medikamentenkonzentration geht zurück, der entstandene Niederschlag kann Verstopfungen des Infusionssystems oder Embolien beim Patienten veranlassen.

Das Entstehen von Verfärbungen der Lösung wird vielfach als alarmierend aufgefaßt; in manchen Fällen kann es aber auch eine Äußerung unbedeutender Änderungen sein. Neutrale und alkalische Lösungen von Katecholaminen (Adrenalin, Dopamin) verfärben sich unter Umständen durch Adrenochrombildung rötlich, die schon in noch harmlosen Konzentrationen gut sichtbar, aber klinisch nicht relevant sind. Überdies handelt es sich nur um Zwischenprodukte, die sich allmählich in weitere, farblose Zersetzungsprodukte umwandeln.

Zur Vermeidung von Unverträglichkeitsreaktionen sollten folgende Punkte Beachtung finden:

1. Vermeidung von pH-Effekten:
   - Arzneimittel aus Tabelle 1 dürfen alkalischen Infusionslösungen nicht hinzugefügt werden,
   - keine Mischung (schwach) saurer und (schwach) alkalischer Pharmaka.
2. Gleichzeitige Anwendung von Arzneimitteln, deren Kompatibilität ausgewiesen ist (Tabelle 1).
3. Kombinationen von schwach alkalisch gepufferten Präparaten wie Kortikosteroiden oder Heparin in TPN-Lösungen sind schlecht dokumentiert und sollten in höheren Konzentrationen vermieden werden. Präparate aus Tabelle 1 können nicht zu Dexamethasonlösungen oder Lösungen anderer Kortikosteroide hinzugefügt werden (Beek 1981).
4. Wenn irgend möglich, sollten Blut und Blutprodukten, Plasmaersatzmitteln und Lösungen für die parenterale Ernährung keine Medikamente zugefügt werden.

Beispiele aus der Praxis

In der Praxis ist die Situation weniger eindeutig als diese Regeln unterstellen. Dies soll mit folgenden zwei Beispielen illustriert werden:

Auf einer Intensivstation werden einem Patienten folgende Medikamente verabreicht:

*	Etomidate	0,7 mg/min
*	Digoxin	0,5 mg/Tag
	Nitroprussid-Natrium	0,35 mg/min
*	Dopamin	0,14 mg/min
*	Isoprenalin	5 µg/min
*	Disopyramid	28 mg/h
*	Methadon	5 mg/4 h
	Benzylpenicillin	20.10^6 IE/Tag
	Gentamicin	3mal 100 mg/Tag
*	NaCl	
*	Glukose	

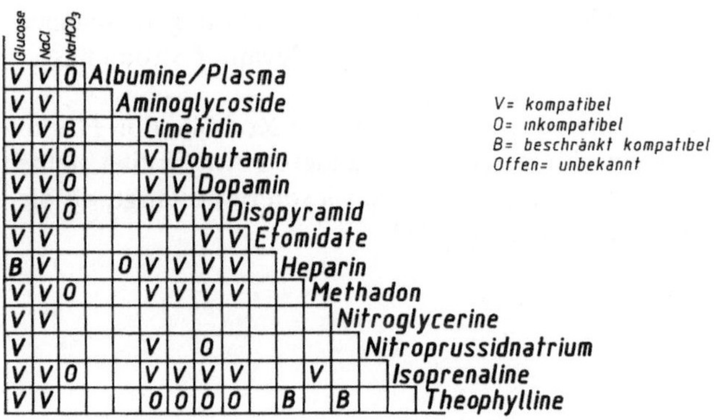

	Glucose	NaCl	NaHCO₃	Albumine/Plasma	Aminoglycoside	Cimetidin	Dobutamin	Dopamin	Disopyramid	Etomidate	Heparin	Methadon	Nitroglycerine	Nitroprussidnatrium
Albumine/Plasma	V	V	O											
Aminoglycoside	V	V												
Cimetidin	V	V	B											
Dobutamin	V	V	O			V								
Dopamin	V	V	O			V	V							
Disopyramid	V	V	O			V	V	V						
Etomidate	V	V						V	V					
Heparin	B	V			O	V	V	V	V					
Methadon	V	V	O			V	V	V	V					
Nitroglycerine	V	V												
Nitroprussidnatrium	V					V		O						
Isoprenaline	V	V	O			V	V	V	V			V		
Theophylline	V	V				O	O	O	O			B		B

V = kompatibel
O = inkompatibel
B = beschränkt kompatibel
Offen = unbekannt

Abb. 1. Nomogramm zur anschaulichen Herstellung von Kompatibilitäten

Eine in der Apotheke ausgeführte Simulation zeigte visuelle Stabilität, nachdem das Medikamentengemisch 24 h stehen gelassen worden war. Die gegenseitige Kompatibilität der mit * gekennzeichneten Stoffe kann erwartet werden. Überdies sollte erwähnt werden, daß Digoxin aufgrund seiner pharmakokinetischen Eigenschaften nicht kontinuierlich gegeben zu werden braucht. Die größte Unsicherheit stellt das Nitroprussid-Natrium dar, ein bekanntlich nicht stabiler Stoff (Lichteinfluß). Da auch Dopamin als nicht besonders stabil gilt, wurde die Kombination dieser zwei Stoffe weiter untersucht. Im Dunkeln aufbewahrte Lösungen von Nitroprussid-Natrium mit verschiedenen Konzentrationen Dopamin-HCl waren während der Beobachtungsperiode von 5mal 24 h stabil. Im Licht aufbewahrt, waren >10% des Nitroprussid-Natriums innerhalb von 6 h zersetzt, vom Dopamin 7–9%. Jedoch erwiesen sich die Dopamin enthaltenden Nitroprussid-Na-Lösungen nach 24 h im Licht im Vergleich zu allein Nitroprussid-Na-enthaltenden Lösungen als stabiler.

Ganz unterschiedlich waren die Befunde, wenn die kompletten Infusionslösungen, hergestellt aus den einzelnen Präparaten auf Nitroprussid-Na analysiert wurden. Schon nach 30 min waren 25% zersetzt und nach 3 h ca. 35%. Der analytischen Komplexität wegen konnten nicht alle Komponenten analysiert werden; die Analysenergebnisse zeigten jedoch, daß Etomidate, Disopyramid und Dopamin nicht verringert waren.

Die Ergebnisse werden von uns so gedeutet, daß einer der Hilfsstoffe, Bisulfit, die schnelle Zersetzung der Mischung veranlaßt. Zur Darstellung der Komplexität der Problematik einerseits und zu gleichzeitigen Lösungsvorschlägen dient Abb. 1.

Auch das zweite Beispiel illustriert die Problematik. In unserem Krankenhaus werden manche Antibiotikaregime während längerer Operationen kontinuierlich durchgeführt. Standardmethode ist die Anwendung einer Parallelinfusion (100 ml in 10 min). Die Narkose wird als sog. „balanced anesthesia" durchgeführt. Die Muskelerschlaffung erfolgt durch intermittierende Gaben von Pancuronium oder Vecuronium. Die Kopplung der Infusionsflüssigkeiten schließt Interaktionen bei Injektion eines Muskelrelaxans nicht aus. Aufgrund theoretischer Erwägungen sind diese Interaktionen besonders bei Kombination großer negativer Ionen (wie Penizillinen) und großer positiver Ionen (wie Pancuronium oder Vecuronium) zu erwarten. Die Interaktionen von verschiedenen gebräuchlichen Antibiotika mit Pancuroniumbromid (Pavulon), Vecuroniumbromid (Norcuron), Fentanyldihydrogenzitrat und Al-

fentanilhydrochlorid (Rapifen), wurden in zwei Basisinfusionslösungen, nämlich
Ringerlösung und Glukose 5%, unter Anwendung klinisch relevanter Strömungsge-
schwindigkeiten untersucht.

Die Ergebnisse zeigten eine sichtbare Inkompatibilität der Kombination Flucloxacillin mit Pancuronium oder Vecuronium. Bei allen anderen Antibiotika stellte
sich visuelle Kompatiblität heraus. In der Praxis wird das insofern bestätigt, als die
Wirkung des Muskelrelaxans nicht beeinträchtigt wird.

Weitere Probleme

Es gibt kaum quantitative Ergebnisse über die Infektionsrate durch Hinzufügen von
Arzneimitteln zu Infusionslösungen. Aufgrund des Verdachts einer hohen Infektionsrate sind in mehreren Krankenhäusern jedoch prophylaktische Maßnahmen
vorgenommen worden: Einrichtung von Laboratorien mit „Laminar-flow-Systemen"
in der Nähe von Intensivstationen oder Operationsabteilungen. Aus vorläufigen Daten zur Infektion von TPN-Beuteln läßt sich schließen, daß die Infektionsrate >1%
beträgt (Kraus u. Vermeij 1986).

Zum Schluß soll noch bei den Zytostatika verweilt werden. Alle Aufmerksamkeit
gilt heute ihrer potentiellen Schädlichkeit für die Bearbeiter. Obwohl meistens Kom-
binationstherapien von mehreren Zytostatika gegeben werden, steht die pharmazeutische Kombination mehrerer Zytostatika zur simultanen Verabreichung nicht häufig zur Diskussion, weil mit Recht von Inkompatibilität ausgegangen werden muß.

Gleichzeitige Verabreichung eines Zytostatikums mit einem Hilfspräparat wird
jedoch angewandt und ist teilweise dokumentiert, wie z.B. die Kombination von
Iphosphamid mit MESNA (NCI 1986) oder von Cyclophosphamid mit Metoclopramid
(Trissel 1986b). Anders ist die Situation bei Cisplatin, kombiniert mit einer Natrium-
metabisulfit enthaltenden Metoclopramidinjektion, wo eine vom Natriummetabisul-
fit veranlaßte Konzentrationsänderung resultiert (Stella 1986b).

Zusammenfassung

Aus den oben erwähnten Punkten wird klar, daß die Problematik sehr umfangreich
ist. Die Anzahl der Variablen ist, von der Menge der Kombinationsmöglichkeiten
bedingt, nahezu unbeschränkt. Laboratoriumsuntersuchungen sind träge und teuer;
die Literatur unvollständig.

Eine wirksame Lösung sollte darum in der Rationalisierung und Standardisie-
rung der Anzahl der gebrauchten Präparate gesucht werden. Damit wird das Problem übersichtlicher und die Erfahrung mit den vorgeschlagenen Lösungen größer.
Die zweckmäßige Anwendung von Infusionsgeräten und -lösungen ist hierfür sehr
hilfreich. Dennoch ist davon auszugehen, daß vorläufig die Fragen noch schneller als
Antworten zunehmen.

Literatur

Beek F van (1981) Monographie. In: Handleiding voor de intraveneuze toediening van geneesmiddelen. Belgische Vereniging van Ziekenhuisapothekers. Baxter-Travenol, Brüssel

Köchel D (1985) Arzneimittelwechselwirkungen bei der Infusionstherapie. Krankenhauspharmazie 6:2–6

Kraus JJAM, Vermeij P (1986) Bacterial contamination of TPN caused by production and administration. 8th Congress of ESPEN. Paris, 14–17 September 1986, p 135

NCI Investigational Drugs, pharmaceutical data (1986) US Department of Health and Human Services, Public Health Service, National Institutes of Health, National Cancer Institute, Bethesda, p 61

Neil JM (1976) Section I. General Considerations. In: Lothian Health Board (ed) The prescribing and administration of i.v. additives to infusion fluids. Travenol Laboratories, pp 1–4

Stella VJ (1986a) Chemical and physical bases determining the instability and incompatibility of formulated injectable drugs. J Par Sci Technol 40:142–163

Stella VJ (1986b) Introduction. Fundamentals of drug stability and compatibility. In: Trissel LA (ed) Handbook on injectable drugs, 4th edn. American Soc Hosp Pharm, Bethesda, p XI

Trissel LA (1986a) Monographs. In: Trissel LA (ed) Handbook on injectable drugs, 4th edn. American Soc Hosp Pharm, Bethesda, p 89

Trissel LA (1986b) Monographs. In: Trissel LA (ed) Handbook on injectable drugs, 4th edn. American Soc Hosp Pharm, Bethesda, p 372

Genauigkeit der Arzneimittelapplikation durch Infusionspumpen

U. Frucht, R. Dennhardt

Infusionspumpen gehören rein quantitativ gesehen zu den am häufigsten angewendeten technischen Hilfsmitteln auf Intensivstationen. Ihre Anwendung wurde in dem Maße zwingend erforderlich, indem die üblichen Wege der Arzneimittelapplikation oder Ernährung verlassen werden mußten. Die Probleme bei der Zufuhr von wäßrigen Lösungen zum Ausgleich des Wasser- und Elektrolythaushaltes, des Säure-Basen-Haushaltes, der parenteralen Ernährung, der Behandlung mit osmotisch wirksamen Substanzen und nicht zuletzt der Pharmakotherapie konnten nur durch die Anwendung von Pumpen, die eine über die Zeit kontinuierliche und sichere Applikation der Substanzen ermöglichten, minimiert werden.

Zwei prinzipielle Verfahren zur kontrollierten Infusion sind zu nennen. Zum einen Apparaturen, bei denen der passive Flüssigkeitsstrom zum Patienten über einen Tropfenregler kontrolliert wird, sog. Schwerkraftinfusionen, und zum anderen die Verfahren zur Druckinfusion. Schwerkraftinfusionsgeräte unterscheiden sich von Pumpen durch ihre Genauigkeit, aber auch durch den Preis.

Zunächst muß jedoch zu dem Begriff Genauigkeit Stellung genommen werden. Dieser umgangssprachliche Begriff enthält wenigstens 2 Komponenten und ist daher unscharf, ihm sind die Begriffe *Präzision* und *Richtigkeit* (im englischen *precision* und *accuracy*) vorzuziehen. Präzise ist ein Verfahren, dessen Ergebnisse im Wiederholungsfalle eng beieinanderliegen. Die Richtigkeit eines Verfahrens wird durch die Abweichung von einem vorgegebenen Standard beschrieben. Das bedeutet auch, daß eine große Abweichung von diesem Standard mit einer geringen Richtigkeit korreliert. Wendet man die Begriffe Präzision und Richtigkeit auf Infusionspumpen an, dann bedeutet das, daß ein präzises Gerät bei wiederholter Anwendung über alle Förderbereiche ein konstantes Volumen abgibt. Je mehr dieses Fördervolumen dem eingestellten Volumen entspricht, um so größer ist die Richtigkeit, oder umgekehrt, um so kleiner die Unrichtigkeit. Es ist leicht einzusehen, daß ein präzises Verfahren nicht unbedingt richtig sein muß. Ein Verfahren, welches im Wiederholungsfall eng beieinanderliegende Werte für die Richtigkeit liefert, ist auch ein präzises Verfahren.

Die von Motzkus u. Wolf [1] angegebenen „Genauigkeitsbereiche" (>20% für die üblichen Infusionssysteme mit Schlauchklemme, ±10% für geregelte Schwerkraft Infusionsgeräte, ±5% bis ±2% für Finger-, Rollen- und Spritzenpumpen), die sich mit den üblichen Produktinformationen decken, ergeben sich offensichtlich aus der Anwendung unterschiedlicher technischer Prinzipien. Bei dieser Darstellung des Problems bleiben jedoch eine Reihe, den Anwender solcher Pumpen interessierende Fragen offen:

Klinik für Anaesthesiologie und operative Intensivmedizin, Klinikum Steglitz, Freie Universität Berlin, Hindenburgdamm 30, D-1000 Berlin 45

1. Betreffen die Prozentangaben Präzision und Richtigkeit gleichermaßen?
2. Für welchen Leistungsbereich gelten diese Angaben?
3. Für welches Zeitintervall gelten diese Angaben?

Zunächst zu den technischen Verfahren:

Peristaltische Pumpen

Ihr Förderprinzip besteht darin, daß mehrere (12 oder mehr) nebeneinander angeordnete Drucksegmente (Finger) nacheinander Hubbewegungen durchführen, die zu einer peristaltischen Welle in dem durch die Finger komprimierten Schlauch führen. Peristaltische Pumpen benötigen nicht unbedingt einen normierten Infusionsschlauch. Die in der Tropfkammer *gemessene* Tropfenzahl kann als Regelgröße dienen. Da jedoch die Tropfengröße von verschiedenen Einflüssen abhängig ist und somit 20 Tropfen nicht, wie üblicherweise angenommen, 1 ml entsprechen, birgt dieses Verfahren, mit der *vorgegebenen* Tropfenzahl als Führungsgröße, ein spezifisches Risiko der Fehlapplikation.

Ein Tropfen löst sich von dem Tropfengeber, wenn sein Gewicht gleich dem Produkt aus Oberflächenspannung und dem wirksamen, benetzten Durchmesser des Ausflußstutzens ist. Dichte und Oberflächenspannung der Flüssigkeit bestimmen demnach das Tropfenvolumen. Weiter hat die Tropfenbildungsgeschwindigkeit, aber auch Druck und Temperatur Einfluß auf das Tropfenvolumen. Innerhalb der üblichen Förderraten können allein durch die Tropfgeschwindigkeit Unterschiede des Tropfenvolumens von 12% auftreten. Bei Fördervolumina in Höhe von 15 ml/h erhöht sich die Tropfengröße bis zu 25% über den Wert, der bei einer niedrigen Tropfgeschwindigkeit von 0,5 ml/h festzustellen ist. Es ist erkennbar, daß diese Unterschiede prinzipieller Natur sind und nicht durch technische Aufwendungen geändert werden können.

Auf ein zweites Problem prinzipieller Natur muß bei peristaltischen Pumpen hingewiesen werden.

1. Da die Bewegung der peristaltischen Finger durch Umsetzung einer Kreisbewegung erfolgt, erfolgen diese Bewegungsschritte, entsprechend der Gesetzmäßig-

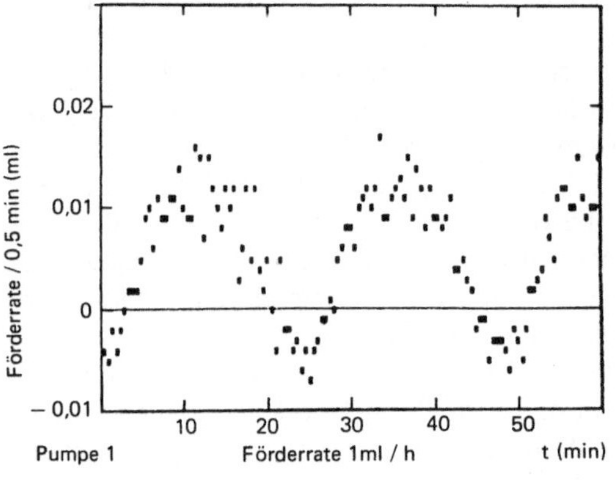

Abb. 1. Darstellung des zeitabhängigen Fehlers von 2 handelsüblichen peristaltischen Pumpen. (Modifizierte Darstellung nach W. Müller u. H. D. Polaschegg, Fa. Fresenius, persönliche Mitteilung)

keit der Sinusfunktion, nicht gleichmäßig. Die Folge davon ist, daß pro Zeiteinheit unterschiedliche Mengen gefördert werden.

Diese Eigenart läßt sich nur durch hohen technischen Aufwand mindern.

2. In Abhängigkeit von der Anzahl der peristaltischen Finger können bei niedrigen Fördervolumina (1 ml/h) Saugphasen auftreten (Abb. 1). Dies hat den Effekt, daß Infusionsflüssigkeit zur Pumpe zurückströmt und der effektive Materialtransport erst verzögert eintritt.

Zwar sind diese Fördermengen von weniger als 5 ml/h nicht typisch für diese Pumpenform. Es ist aber von Interesse, daß hier das technische Prinzip der peristaltischen Pumpe an seine Grenzen stößt.

Rollenpumpen

Bei Rollenpumpen erfolgt die Förderung durch Abwälzen von Druckrollen auf einem elastischen Schlauch. Im Bereich der Rollen wird der Schlauch komprimiert. Zwischen den Rollen wird ein durch den Schlauchquerschnitt definiertes Flüssigkeitsvolumen von der Niederdruck- zur Hochdruckseite gefördert. Die Leistung einer solchen Pumpe ist zum einen durch die Rollengeschwindigkeit und zum anderen durch den Querschnitt des Schlauches gegeben. Pumpen dieser Art benötigen besondere Schläuche; sie zeichnen sich durch hohe Förderleistungen, auch gegen einen Widerstand, aus. Im Hochdrucksystem können je nach Pumpenart Drücke über 1 Bar erreicht werden [2].

Spritzenpumpen

Bei den sog. Spritzenpumpen wird der Kolben einer oder mehrerer Injektionsspritzen kontinuierlich durch einen Elektromotor angetrieben. Die Fördermenge ist abhängig von der Vorschubgeschwindigkeit des Kolbens und der Querschnittsfläche des Kolbens. Dieses Pumpsystem zeichnet sich im Vergleich zu den Rollenpumpen dadurch aus, daß zumindestens theoretisch auch kleinste Fördervolumina unter 1 ml/h appliziert werden können.

Die über ein *längeres Zeitintervall* betrachtete Förderleistung ist sowohl für Spritzenpumpen wie für peristaltische und Rollenpumpen, bei entsprechendem technischen Aufwand, relativ konstant. Die Bemühungen der Hersteller haben dazu geführt, daß mittlerweile unabhängig vom Förderprinzip vergleichbare Leistungen erbracht werden. Die Frage ist jedoch, ob die verwendeten Prüfkriterien und die hierüber verfügbaren Angaben zeitgemäß sind und ob nicht die Anforderungen der modernen Intensivmedizin ganz andere Prüfungen und Informationen erforderlich machen. Bei der Betrachtung der Pumpleistung, in Abhängigkeit *von der Meßzeit*, werden die prinzipiellen, systembedingten und keineswegs firmenspezifischen Abweichungen von der geforderten Präzision deutlich. Beim Vergleich von 2 handelsüblichen Spritzenpumpen (Abb. 2) ist die Abweichung des einen Prüflings in den er-

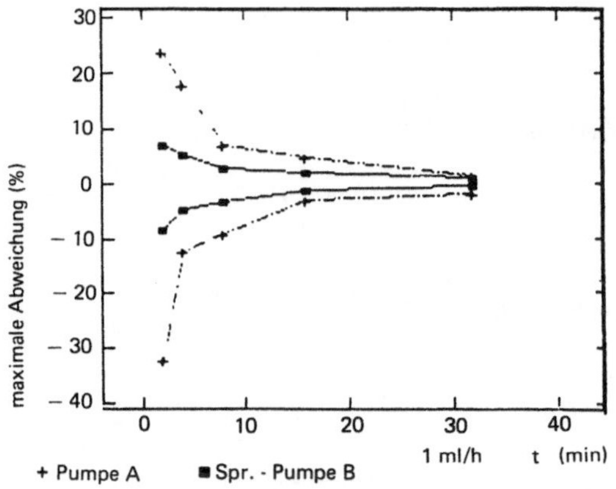

Abb. 2. Darstellung des zeitabhängigen Fehlers von 2 handelsüblichen Spritzenpumpen. (Modifizierte Darstellung nach W. Müller und H. D. Polaschegg, Fa. Fresenius, persönliche Mitteilung)

sten 2 min des Betriebes $> -30\%$ und $> +20\%$ des vorgegebenen Volumens. Mit zunehmender Betriebszeit nimmt dieser Fehler ab. Auch bei Rollenpumpen sind solche zeitabhängigen Abweichungen von Sollwerten feststellbar. Die Ursachen hierfür sind prinzipieller Natur:

1. Der Vorschub einer Spritzenpumpe oder die Drehung einer Rollenpumpe erfolgt durch einen Elektromotor, dessen Umdrehungen nicht beliebig langsam erfolgen können. Die technische Lösung besteht darin, daß die Drehung der Motoren schrittweise erfolgt (Schrittmotoren). Bei niedrigen Förderleistungen führt dieses Antriebskonzept zu wechselnden Förderraten pro Zeiteinheit.
2. Die mechanischen Bauteile von Pumpen bedingen in Abhängigkeit von ihren Fertigungstoleranzen ein zusätzliches Problem bei der Kraftübertragung auf den Fördermechanismus.

Zwar muß man dem Einwand stattgeben, daß für viele durch Spritzenpumpen applizierte Substanzen eine solche Präzision nicht erforderlich ist. So erfolgt die Fettapplikation für den Säugling oft über 12 oder mehr Stunden, Insulin oder Heparin werden üblicherweise über 24 h zugeführt. Auch ist die kürzere Infusionsdauer von Antibiotika in dieser Hinsicht nicht kritisch. Zwei Substanzgruppen bleiben jedoch übrig, bei denen die beschriebenen Präzisionsmängel der Arzneimittelapplikation von größter praktischer Bedeutung sind: die Katecholamine und die vasoaktiven Substanzen. Erfahrenes Intensivpersonal ist sich, ohne genaue Kenntnis der Hintergründe, dieser Problematik seit langem bewußt. Kritisch kranke Patienten, die oft über mehrere Tage nur durch die fein abgestimmte Katecholaminzufuhr am Leben erhalten werden können, erleiden dramatische Störungen ihres äußerst labilen Zustandes immer dann, wenn beispielsweise bei einer Spritzenpumpe, die Noradrenalin appliziert, die Spritze leer ist und gewechselt werden muß, oder wenn zum morgendlichen Schichtwechsel das gesamte Infusionssystem gewechselt wird (Abb. 3). Es hat sich daher auf unseren Intensivstationen bewährt, eine zweite Spritzenpumpe anlaufen zu lassen, bis diese einen stabileren Förderstatus erreicht hat. Dieses Verfahren ist jedoch nur dann wirksam, wenn es sich um eine kontinuierliche Zufuhr handelt.

Die beschriebenen zeitabhängigen Schwankungen der Applikation sind nicht auszugleichen, wenn die Kreislaufverhältnisse eine *wechselnde* Zufuhr der entspre-

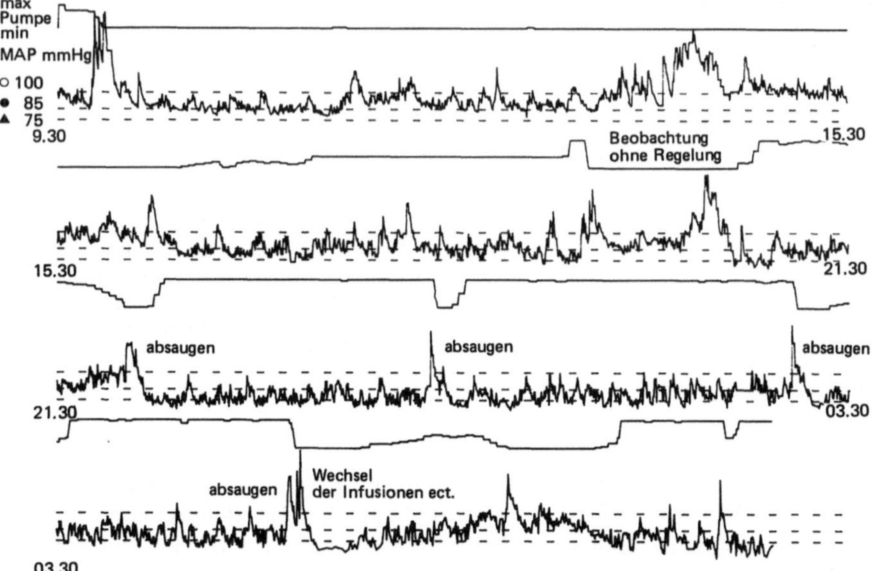

Abb. 3. Protokoll einer 24stündigen computergeregelten Katecholaminzufuhr: Bei einem 74jährigen, beatmeten Intensivpatienten besteht ein tageszeitlich bedingter, wechselnder Bedarf an Dobutamin. Entsprechend bestimmter Vorgaben für den arteriellen Mitteldruck (○ oberer Grenzwert, ● Sollwert, ▲ unterer Grenzwert) dosiert der Computer Dobutamin bis zu einer Maximaldosis von 25 mg/h. Die obere, durchgezogenen Linie zeigt die Pumpleistung an, die „unruhige" Linie gibt den Verlauf des arteriellen Mitteldrucks wieder. Um ca. 05.30 Uhr führt das Auswechseln der „Dobutaminspritze" und des dazugehörigen Schlauchsystems zu einem Zusammenbruch der externen Kreislaufregulation

chenden Substanzen erfordert, diese also in Abhängigkeit vom Bedarf geregelt werden. Dies gilt auch für den Fall, daß dieser Vorgang der Katecholaminzufuhr durch einen Computer automatisiert wird (Abb. 3). Für den Rechner entstehen, aus den unvorhersehbaren Abweichungen von der vorgegebenen Dosis, technisch schwer lösbare Probleme.

Aus dem bisher Gesagten ergeben sich folgende Forderungen:

1. Werden Substanzen mit kurzen Ansprech- und Wirkzeiten appliziert, sollten sie so verdünnt werden, daß die erforderlichen Förderraten nicht im unteren Leistungsbereich der Pumpen liegen. Dies gilt in besonderem Maße für die *diskontinuierliche* Zufuhr. Das bedeutet auch, daß Katecholamine und vasoaktive Substanzen nur mit Spritzenpumpen und nicht in sog. „Tröpfen" (Dopamintropf etc.) zur Anwendung kommen sollten; andernfalls wäre die Belastung des Patienten mit Trägerflüssigkeit unvertretbar hoch.

2. Die Produktinformationen müssen sich an den in der Technik üblichen Standards orientieren. Hinweise auf die „Genauigkeit" bedürfen sowohl eines Bezuges zum:
   a) geprüften, wie
   b) zum gesamten Leistungsbereich der Pumpe und
   c) zum Beobachtungsintervall.

Die Problematik wird deutlich, wenn man die Produktinformationen für einen beliebigen Hi-Fi-Baustein mit denen einer Infusions- oder Spritzenpumpe vergleicht, Geräten, die immerhin nach der Medizingeräteverordnung (MedGV) zur Kategorie 1 gehören.

Im Zusammenhang mit der MedGV sei abschließend noch darauf verwiesen, daß Infusionspumpen, die vor dem 1. Januar 1986 beschafft und nicht regelmäßig gewartet wurden, bis zum 31. Dezember 1987 einer technischen Überprüfung unterzogen werden müssen.

Danksagung. Wir danken Herrn Professor Dr. Ing. U. Boenick, Geschäftsführender Direktor des Institutes für Feinwerktechnik und Biomedizinische Technik der Technischen Universität Berlin, für die freundliche Unterstützung dieser Arbeit.

Literatur

1. Motzkus B, Wolf M (1984) Infusionsapparate. de Gruyter, Berlin
2. Rolfes H, Boenick U (1985) Klinische Untersuchung zur Frage des Druckverlaufes bei Einfach- und Mehrfach-Apparateinfusionen. Biomed Technik 30:142–151

Probleme der Therapie des erhöhten intrakraniellen Druckes mit Osmodiuretika und hohen Barbituratdosen

K. WIEDEMANN, C. KRIER, H. POLARZ

Die Erhöhung des intrakraniellen Drucks über seine Normgrenze von 10–15 mm Hg beim Erwachsenen hat seit der Verbreitung der Messung des intrakraniellen Drucks eine zentrale Bedeutung in der Prognose zerebraler Beeinträchtigung und als Indikator therapeutischer Maßnahmen gewonnen. Sie kann auf Zunahme eines der 4 Komponenten des Schädelinhaltens, Gehirnmasse, Liquor cerebrospinalis, arterieller oder venöser Blutmenge beruhen. Die Druckerhöhung ist um so bedrohlicher für die zerebrale Versorgung, je steiler die intrakranielle Druckvolumenbeziehung wird, bis schließlich im Stadium der Dekompensation geringsten Volumensteigerungen des Schädelinhaltes, wie mit der arteriellen Pulswelle, außerordentliche Drucksteigerungen folgen.

Therapiebedürftig erhöhter intrakranieller Druck ist beim Schädel-Hirn-Trauma in 40% der Fälle zu erwarten, wird nach Herz-Kreislauf-Stillstand oder Beinaheertrinken beobachtet und ist bei akuter Enzepalopathie wie dem Reye-Syndrom bekannt.

Die Bedeutung therapeutischer Maßnahmen zur Senkung eines erhöhten intrakraniellen Drucks über 25 mm Hg und die Erhaltung eines zerebralen Perfusionsdrucks von 50 mm Hg als Differenz des mittleren arteriellen und des intrakraniellen Druckes sind allgemein bekannt (Saul et al. 1981).

Für das Schädel-Hirn-Trauma wurde dies durch Miller et al. (1977) eindrucksvoll belegt, beim Beinaheertrunkenen muß immer wieder festgestellt werden, daß Normalisierung des zerebralen Perfusionsdrucks nicht a priori mit Verbesserung der Überlebensqualität zusammenhängt (Bruce 1983; Sarnaik et al. 1985).

Unter den für die intrakranielle Volumenvermehrung verantwortlichen Komponenten ist die Gehirnmasse durch Osmotherapie, das arterielle intrakranielle Blutvolumen durch Hypnotikainfusion zu beeinflussen.

Hämatome außer acht gelassen, ist die Differentialindikation unter 3 Ursachen zu suchen (Abb. 1):

Hirnödem wird als abnorme Flüssigkeitsansammlung im zerebralen Parenchym mit Volumenvermehrung der Gehirnmasse definiert (Klatzo 1985).

Das *vasogene Ödem* ist gekennzeichnet durch den Austritt proteinhaltiger, plasmaähnlicher Flüssigkeit nach der Ruptur der tight junctions in zerebralen Kapillaren. Die Geschwindigkeit der Entstehung eines vasogenen Ödems hängt von der Gewalt der Reperfusion nach Ischämie, Steigerung der intravasalen Drücke in Arealen gestörter Autoregulation und reaktiver Hyperämie ab (Kuroiwa et al. 1982).

Das *zytotoxische Ödem* meint die intrazelluläre Aufnahme von Wasser, Elektrolyten und sonstigen gelösten Substanzen durch Störungen der transmembranalen

Klinik für Anaesthesiologie der Universität Heidelberg, Im Neuenheimer Feld 110, D-6900 Heidelberg 1

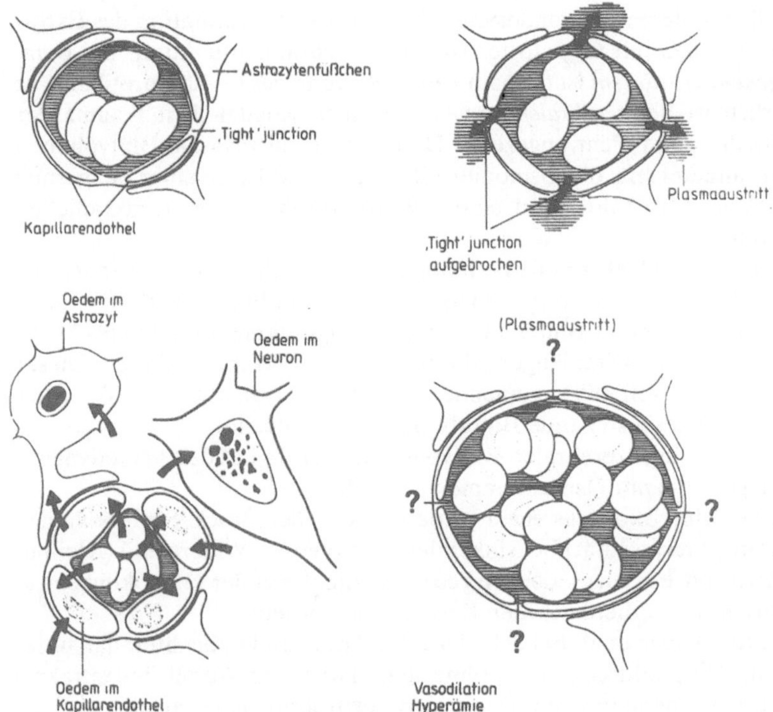

Abb. 1. Zerebrale Kapillaren, Astrozyten und Neurone im Normalzustand, bei vasogenem und zyto-toxischem Ödem und bei cerebraler Hyperperfusion („malignes Hirnödem"). (Verändert nach Fishman 1975)

energieabhängigen Ionentransportmechanismen. Die häufigsten Ursachen sind Hypoxie und zerebrale Hypoperfusion innerhalb eines Schwellenbereiches, der zwischen dem elektrischer Funktionseinbuße und terminaler Membrandepolarisation liegt (Bell et al. 1985).

Davon deutlich unterschieden werden muß die *zerebrale Hyperperfusion,* wie in den ersten Stunden nach schwerem Schädel-Hirn-Trauma, die besonders bei Kindern häufig ist und früher irreführend als „malignes Hirnödem" bezeichnet wurde (Bruce et al. 1981).

Osmodiuretika

Aus dieser Darstellung ergibt sich die Indikation für die Osmodiuretika bei erhöhtem intrakraniellem Druck, nämlich das Vorliegen eines *intrazellulären zytotoxischen Ödems* (Hossmann 1982) wie nach kompletter zerebraler Ischämie nach Herz-Kreislauf-Stillstand. Denn bekanntlich ist die Wirkung dieser Diuretika an die Impermeabilität der Gefäßwand für die osmotisch wirksamen Moleküle gebunden.

Beim *vasogenen Hirnödem* wirken Osmodiuretika dagegen nicht an der unmittelbaren Verminderung der abnormen Flüssigkeitsansammlung mit, sondern führen zu einer intrakraniellen Volumenverminderung nur über die Dehydratation des Extrazellulärraumes in Arealen mit ungestörter Blut-Hirn-Schrankenfunktion. Bei *generalisiertem vasogenem Hirnödem* ist deshalb keine Wirkung des Osmodiuretikums zu erwarten. Sicherlich ist bei *zerebraler Hyperämie* nach Schädel-Hirn-Trauma der Einsatz von Osmodiuretika nicht angezeigt. Denn da das intravasale Blutvolumen hierbei erhöht ist, andererseits die Osmodiuretika gleicherweise zu einer Steigerung des intravasalen Volumens führen, ist eine weitere Erhöhung des intrakraniellen Drucks zu erwarten.

Daß dies bereits ohne intrakranielle Pathologie der Fall sein kann, zeigten Ravussin et al. (1985) mit allerdings sehr hoher Dosis von 2 g/kg Mannit als Bolus. Intrakranieller Druck und zerebrales Blutvolumen steigen signifikant an, letzteres bleibt parallel mit der Serumosmolarität länger erhöht als der intrakranielle Druck. Dieser fällt deswegen schneller, weil mit beginnender Diurese die Dehydratation des zerebralen Gewebes die weiterbestehende Blutüberfüllung ausgleicht.

Diese Erhöhung des intrazerebralen Blutvolumens beruht auf den hämodynamischen Veränderungen, die mit Osmotherapie verbunden sind.

Mit verminderter Blutviskosität steigen mittlerer arterieller Druck, Schlagvolumen (und Sauerstofftransportkapazität) bei sinkendem peripherem Widerstand (Klein u. Schmidt 1982). Erst mit Einsetzen der Diurese und zunehmender Hämokonzentration verschlechtern sich die rheologischen Bedingungen erneut.

Schon 1973 hatten Bruce et al. bei Schädel-Hirn-Traumen beobachtet, daß unter Mannitinfusion die Gehirndurchblutung ohne den erwarteten Abfall des intrakraniellen Drucks, also Verbesserung des zerebralen Perfusionsdrucks, anstieg.

Muizelaer et al. (1984) konnten bei Schädel-Hirn-Traumen in der Wirkung von 0,6 g/kg Mannitol auf Gehirndurchblutung und intrakraniellen Druck sogar zwischen Patienten mit intakter und gestörter Autoregulation der Gehirndurchblutung unterscheiden.

Bei *intakter Autoregulation* wurde mit *gleichbleibender* Gehirndurchblutung der intrakranielle Druck um 27% gesenkt, bei gestörter Autoregulation *stieg* die Gehirndurchblutung um 17%, der intrakranielle Druck fiel nur um 4% ab. Nimmt man mit Muizelaer die Vasokonstriktion der zerebralen Kapillaren in Reaktion auf die rheologisch bedingte Flußvermehrung als eine wesentliche Ursache der zerebralen Volumenverminderung, die sog. Viskositätsautoregulation, so muß man folgern, daß wirksame Osmotherapie nicht nur eine intakte Blut-Hirn-Schranke, sondern auch eine intakte Vasoregulation im Gehirn voraussetzt.

Gleichermaßen setzt wirksame Verwendung von Osmodiuretika mit dem letzten Ziel der Verbesserung der Gehirndurchblutung und Besserung des zerebralen Perfusionsdrucks, die stete Wahrung eines ausreichenden zirkulierenden Blutvolumens voraus. An dem gegenüber Kreislaufbeeinträchtigung besonders empfindlichen Modell der zerebralen Hypoperfusion nach globaler zerebraler Ischämie konnten Arai et al. (1986) die regionale Durchblutung bei Hunden mit 2 g/kg Mannitol über 2 h nicht mehr verbessern, wohl dagegen unter einfacher Ringer-Laktat-Zufuhr. Diuresesteigerungen im Mittel um 380%/h mit Flüssigkeitsverlust von 6 ml/kg/h müssen als Grund angesehen werden.

Wird bisher schon deutlich, daß zahlreiche Voraussetzungen für die Wirksamkeit der Osmodiuretika erfüllt sein müssen, unterstreichen auch die Nebenwirkungen, daß es sich um höchst wirkungsvolle Pharmaka mit strengster Indikationsstellung handelt.

1. Das *Rebound-Phänomen* umschreibt, daß nach vorübergehender Senkung des zerebralen Volumens durch ein Osmodiuretikum der intrakranielle Druck erneut ansteigt, im strengen Sinne den Ausgangsdruck sogar überschreitet. Ursache hierfür sind Übertritt des Osmodiuretikums über die gesprengte Blut-Hirn-Schranke in das Interstitium und Natriumanreicherung in dehydriertem Gewebe. Doch wird auch zwischenzeitliche Aggravation des pathologischen Prozesses für die Drucksteigerung verantwortlich gemacht. Infolge des Rebound werden Dosissteigerungen bei den nächstfolgenden Osmotikadosen notwendig (McGraw u. Howard 1983).
2. *Bei wiederholter Infusion* kann mit Diuresesteigerungen und zunehmender Gewebsentwässerung der osmotische Gradient zum Intravasalraum vermindert werden. Andererseits wird mit prolongierter Zufuhr des Agens die Serumosmolarität erhöht. Da bei Werten über 320 mosmol/kg die Blut-Hirn-Schranke durch Sprengung der tight junctions ihrerseits zusammenbricht, ist dann diese Therapieform weniger effektiv.
   James (1980) zeigte, daß mit kontinuierlicher Mannitinfusion von *4–5 g/kg über 24 h* bei Serumosmolaritäten zwischen 276 und 300 mosmol/kg vorteilhaftere und andauernde intrakranielle Drucksenkung erzielt werden konnte als mit Bolusgaben und Osmolaritäten bis *354* mmol/kg. Leech und Miller (1975) wiesen bereits auf das Ziel der Osmotherapie hin, nicht erst abrupte Steigerungen des intrakraniellen Drucks mit hohen Bolusdosen zu behandeln, sondern schon vorher durch Aufrechterhaltung eines mäßigen osmotischen Gradienten die intrakranielle Compliance zu verbessern und damit plötzliche Druckanstiege zu verhindern.

Die Folgerungen für Indikationen und die Überwachungsmaßnahmen werden hiernach deutlich:

Indikationen:
1. „Buying time" bei akuter Drucksteigerung mit Einklemmungsgefahr,
2. Operationsvorbereitung bei Tumoren,
3. zytotoxisches Hirnödem,
4. Verbesserung der intrakraniellen Compliance bei Schädel-Hirn-Trauma mit Raumforderung.

Überwachungsmaßnahmen und Verfahren sollten umfassen:

1. Osmodiuretikainfusion möglichst nur unter intrakranieller Druckmessung mit Intervention ab 20 mm Hg.
2. Starre Dosisschemata sollten vermieden werden, der Einsatz nur nach gemessener oder klinisch demonstrabler ICP-Steigerung beginnen.
3. Niedrige Langzeitdosierung ist bei verminderter intrakranieller Compliance vorzuziehen.
4. Je höher der Ausgangs-ICP, desto niedrigere Dosen sind nötig.

Zwar fanden Smith et al. (1986) keinen Unterschied in Mortalität oder neurologischem Endergebnis bei neurotraumatologischen Patienten, denen Mannitol entweder nach gemessenem ICP-Anstieg über 25 mm Hg oder nur empirisch verabreicht worden war, doch rechtfertigen die Nebenwirkungen die vorstehenden Empfehlungen.

In der Auswahl der osmodiuretisch wirksamen Substanzen sind heute nur noch Glyzerin, Sorbit und Mannit von Bedeutung.

Die Nebenwirkungen des Glyzerin werden nur bei hohen Konzentrationen von 20–30% beobachtet, der Reboundeffekt wird nach Gaab u. Pflughaupt (1977) wegen der sehr langsamen Passage durch die Blut-Hirn-Schranke kaum angetroffen. Sorbit wird der Vorteil der Verwertung im Energiestoffwechsel über Einschleusung in den Fruktosezyklus zugerechnet, doch wird damit auch die Fruktoseintoleranz zur Kontraindikation. Die starke und abrupte Diuresebeschleunigung nach Mannit unterstreicht die Gefahren der Dehydratation und der Kreislaufinstabilität. Bei prolongierter Anwendung ist auch hier eine Tubulusschädigung zu erwarten.

Die vorteilhaftere Applikationsart für alle Osmodiuretika ist die Infusion über mehrere Stunden Dauer, ausgenommen den Notfall der akuten Raumforderung.

Für Mannit und Glyzerin werden folgende Regime angegeben:

Maximale *Infusionsraten* für Osmodiuretika

| Glyzerin | 10% | 0,5 g/min | entspr. | 300 ml/h |
| Mannit | 20% | 0,25–0,5 g/min | entspr. | 75–150 ml/h |

Barbiturate

Seit den Beobachtungen von Horsley (1937) über Verminderung des Liquordruckes unter Barbituratnarkosen und besonders den Untersuchungen von Shapiro (1972) über die rasche Senkung erhöhten intrakraniellen Drucks nach Thiopentalgabe werden vor allem Barbiturate, aber auch Etomidat und Althesin zur Senkung des intrakraniellen Drucks benutzt. Die Wirkung beruht stets auf einer Vasokonstriktion reagibler Gefäßareale (Shapiro et al. 1973), die nur in Kenntnis der gleichzeitigen Verminderungen des zerebralen Sauerstoffbedarfs akzeptiert werden kann. Die Verminderung der Gehirndurchblutung kann im Sinne metabolischer Autoregulation aufgefaßt werden, die Sauerstoffverbrauchssenkungen ist an den zerebralen Funktionsstoffwechsel gebunden. Jenseits eines isoelektrischen EEG gibt es keine weitere Verbrauchsminderung (Michenfelder 1974).

Die erhoffte Senkung des intrakraniellen Drucks setzt also sowohl reagible Gefäße als auch funktionsfähiges Gehirngewebe voraus.

Trotz zahlreicher, experimentell wohl begründeter Hinweise auf zerebroprotektive Effekte konnten diese in klinischen Studien nie verifiziert werden. Deshalb sind als ausschließliche Indikation die unkontrollierbare intrakranielle Hypertension über 25 mm Hg und die Unterdrückung zerebraler Hyperaktivität, sei sie klinisch manifest oder im EEG vorhanden, anzusehen. Dies gilt sowohl für Schädel-Hirn-Traumen als auch für Zustände nach globaler Ischämie nach Herz-Kreislauf-Stillstand und Ertrinken.

Indikation für hochdosierte Barbituratinfusion beim Schädel-Hirn-Trauma
1. Unkontrollierbare intrakranielle Hypertension (ICP $\geq$ 25 mm Hg für 10–15 min)
2. Krampfaktivität (klinisch oder EEG)
Ziel: „Barostabilisation des Gehirns"

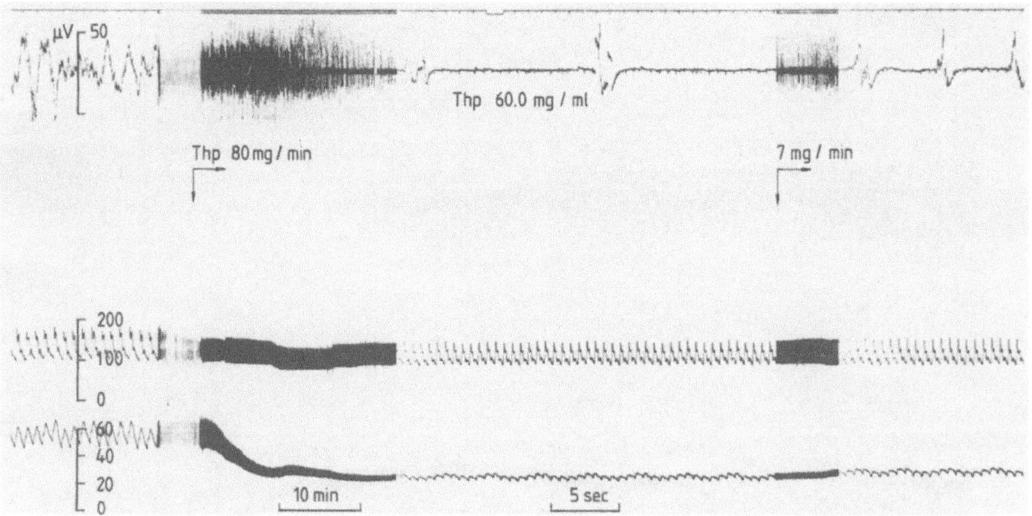

Abb. 2a. Wirksame Senkung des intrakraniellen Drucks ohne wesentliche Beeinträchtigung des arteriellen Drucks unter Thiopentalinfusion bei linksparietaler Kontusion und intrazerebraler Blutung (27 Jahre, weiblich). EEG, arterieller und intrakranieller Druck von oben nach unten. Beachte das Burst-suppression-Muster im EEG

Therapieziel ist die Verbesserung des zerbralen Perfusionsdrucks. Dies ist nur wirkungsvoll zu erwarten (Abb. 2a), wenn die intrakranielle Volumenvermehrung auf Hyperperfusion beruht oder noch reagible Gefäßareale vorliegen, die eine Verminderung der Gehirndurchblutung zulassen. Dagegen ist Barbituratgabe zwecklos, wenn bei aufgehobener Autoregulation die intrakranielle Drucksenkung allein auf Systemdruckabfall beruht (Abb. 2b). Schließlich ersetzt Hypnotikainfusion nicht den Neurochirurgen: operable Raumforderungen müssen entfernt werden (Abb. 3).

Das Dosierungsziel ist die Normalisierung des intrakraniellen Druckes, das EEG-Muster der Burst suppression (Abb. 2a) ist stets die äußerste Dosierungsgrenze.

Zwei Applikationsverfahren werden benutzt: Die langsame, am Kreislaufeffekt ausgerichtete Bolusinjektion von 10 bis höchstens 15 mg/kg Thiopental, gefolgt von einer Infusion mit 4–8 mg/kg/h. Pharmakokinetisch interessanter erscheint zunächst die Infusion anhand des Wagner-Schemas, die für Thiopental gerechnet wurde (Lauven, Persönliche Mitteilung 1980). Ein Burst-suppression-Muster im EEG wird sofort erreicht (Abb. 2a), ohne daß durch die Zufuhr von 2400 mg Thiopental innerhalb von einer halben Stunde eine wesentliche Kreislaufbelastung einträte. Dennoch haben wir selbst dieses Verfahren nur bei 4 von 21 Patienten angewendet. Zunächst wurde unterschiedslos unter beiden Applikationsarten das Burst-suppression-Muster bei mittleren Plasmaspiegeln von 24–27 mg/l bei überlebenden und gestorbenen Schädel-Hirn-Traumatikern erreicht, zu allerdings völlig unterschiedlichen Zeiten von 5 min bis 57 h. Im weiteren Verlauf benötigten aber die Patienten mit langsamer Aufsättigung niedrigere Thiopentalspiegel und niedrigere Zufuhr, um das gewünschte EEG-Muster zu unterhalten. Dagegen führte das Infusionsregime nach dem Wagner-

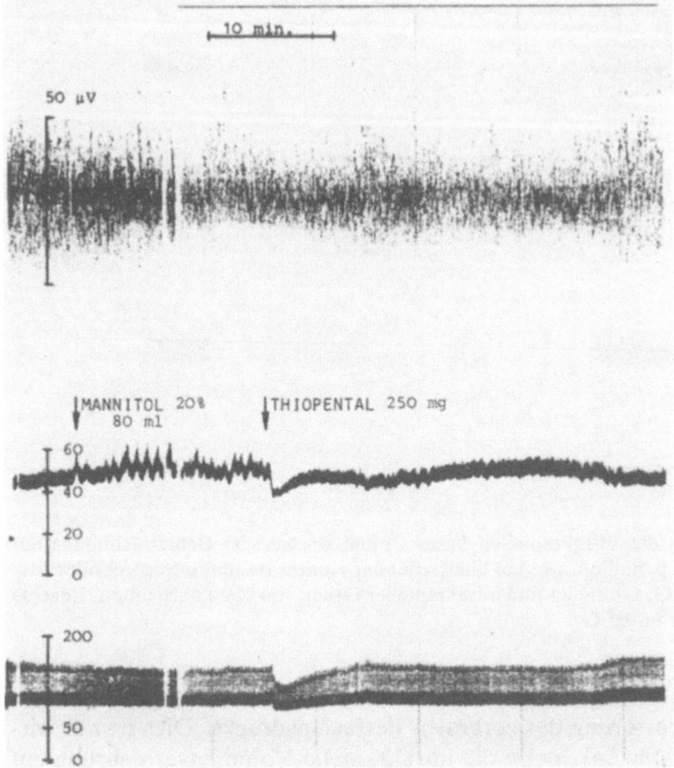

Abb. 2b. Senkung des intrakraniellen Drucks durch Abfall des arteriellen Drucks aufgrund gestörter Autoregulation der Gehirndurchblutung bei Schädel-Hirn-Trauma mit Stammhirnkontusion und generalisiertem zerebralem Ödem (47 Jahre, männlich). EEG, intrakranieller und systemarterieller Druck von oben nach unten

Schema frühzeitig zu mittleren Thiopentalspiegeln bis 150 mg/ml, um diesen Effekt zu erhalten.

Wir glauben, hierin ein Anzeichen des für Thiopental wie Pentobarbital beschriebenen Phänomens der akuten Toleranz zu sehen. So führt bei thiopentalvorbehandelten Hunden eine Barbituratinfusion zu geringerer Sauerstoffverbrauchssenkung (Altenburg 1969) trotz höherer Liquor- und Plasmathiopentalspiegel als bei nicht vorbehandelten. Klinisch verkürzen sich bei relativ höheren Thiopentaldosen die Aufwachzeiten, das Erwachen tritt bei höheren Plasmakonzentrationen ein (Toner 1980; Gronert 1983).

Zusammen mit der Steigerung der Thiopentalplasmakonzentration muß auch das Auftreten weiterer Nebenwirkungen vermehrt befürchtet werden.

Kardiovaskuläre Beeinträchtigung durch negativ inotrope und vasodilatatorische Effekte sind bei mehreren Barbituraten bekannt. Beim hypovolämischen Patienten der Intensivstation zeigt sich dies am deutlichsten. Doch wurde von der Gruppe Todd und Drummond (1984, 1985) Thiopental und Methohexital zur Mononarkose in der Neurochirurgie in Dosen infundiert, die den hier besprochenen ähnlich sind.

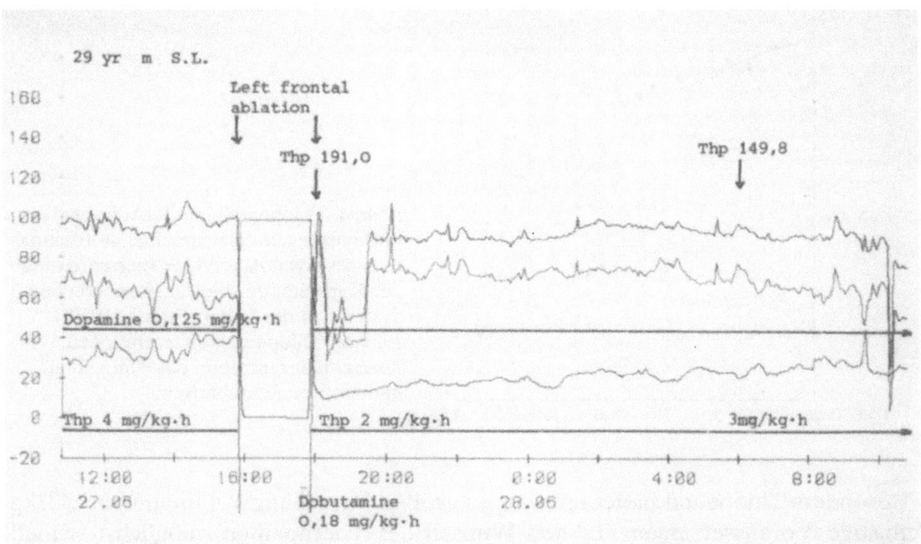

Abb. 3. Unwirksame Thiopentalinfusion bei linksfrontoparietaler Kontusion mit Hämatom (29 Jahre, männlich) am 5. Tag nach Unfall. Erst Resektion des linken Frontalpols führt zur Senkung des intrakraniellen Drucks (unterste Kurve) und Verbesserung des zerebralen Perfusionsdruckes (mittlere Kurve). Oberste Kurve: systemischer Mitteldruck

Nach Thiopentalinfusion von 1,25 mg/kg/min über 60 min, Dosierung bis zum Burstsuppression-Muster und nachfolgender Steuerung der Infusionsrate nach diesem Parameter wurden 8–11 g Thiopental für 10–20 h Operationszeit benötigt. Die hämodynamischen Konsequenzen waren jedoch von denen nach konventioneller Bolusinjektion kaum verschieden: bei Serumkonzentration von 51 ± 7 mg/l ein Abfall des Systemdrucks auf 87%, des Schlagvolumens auf 87% und des Gesamtwiderstandes auf 84% bei unverändertem Herzindex. Allerdings wurde Ringer-Lösung infundiert, um den pulmonalkapillären Verschlußdruck konstant im Normbereich zu halten. Diese Vorsichtsmaßnahme sowie venöse und arterielle Vasodilatation in dieser Untersuchung mahnen nachdrücklich zur begleitenden Substitution des intravasalen Volumens unter hochdosierter Barbituratzufuhr.

Weitere Komplikationen wurden im eigenen Krankengut wie auch in der Literatur beobachtet:

Pneumonien scheinen mit verminderter Leukozytenaktivität häufiger aufzutreten. Braun et al. (1986) zeigten sogar eine signifikante Häufung von *40% Pneumonien* bei Thiopentalbehandelten gegenüber *18%* bei thiopentalfreien Patienten. Gastrooesophagitis führte bei einer unserer Patientinnen zu einer tödlichen tracheo-ösophagealen Fistel. Tödliche Dünndarmulzerationen, die im Barbituratkoma nicht entdeckt werden können, sind beschrieben (De los Reyes et al. 1981). Bei 2 eigenen Patienten trat eine Cholostase auf, die bei einem zu Hyperbilirubinämie bis 14 mg% und Probelaparotomie sowie Absaugung extrem eingedickter Galle führte.

Aus der tagelangen Zufuhr hoher Barbituratdosen ergeben sich schließlich pharmakokinetische Probleme.

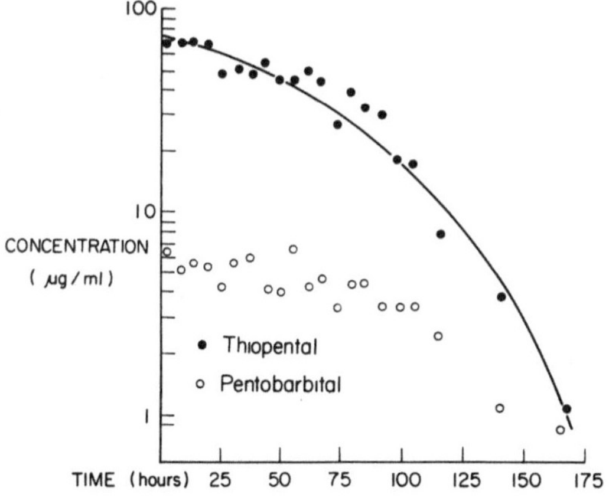

Abb. 4. Thiopentalkinetik bei hohen Plasmaspiegeln: gleichbleibende Eliminationsgeschwindigkeit bei Überschreitung der Kapazität der biotransformierenden Systeme in der Leber (Stanski 1980). *Punkte:* Thiopentalkonzentrationen, *Kreise:* Konzentration des Thiopentalmetaboliten Pentobarbital

Besonders Thiopental bietet mit seinem großen Verteilungsvolumen von 2,4 l/kg ungünstige Voraussetzungen für den Wunsch des Therapeuten, möglichst schnell nach Ende der Zufuhr den neurologischen Zustand des Patienten beurteilen zu können, im Gegensatz zum Verteilungsvolumen von Methohexital mit 1,13 l/kg. Stanski (Abb. 4) beobachtete nach prolongierter Hochdosisinfusion eine Verlängerung der Aufwachzeit auf 90 h (1980). Die Eliminationskinetik wird durch Sättigung der Leberenzymsysteme von derjenigen erster Ordnung in eine solche nullter Ordnung überführt. Dies bedeutet, daß die Elimination nicht mehr konzentrationsunabhängig, sondern bei höheren Konzentrationen verlangsamt verläuft. Dementsprechend sinkt die Plasmakonzentration über die Zeit nicht mehr loglinear ab.

Bei prolongierter Thiopentalinfusion konnten Turcant und Mitarbeiter (1985) nachweisen, daß die Eliminationsgeschwindigkeit von der im steady state erreichten Plasmakonzentration abhängt.

Während nach Absetzen einer Zufuhr unter 3,0 mg/kg/h und Plasmaspiegeln unter 30 mg/l die Elimination nach Kinetik erster Ordnung ablief, scheint die Schwelle zum Übergang in die prolongierte Elimination der Ordnung Null bei Infusionsraten von 4,2 mg/kg/h und Plasmaspiegeln von 48 mg/l zu liegen. Dies entspricht dem Hinweis von Taeger et al. (1986), ab 50 mg/l müsse mit prolongierter Ausscheidung gerechnet werden. Klinisch sind dementsprechend Aufwachreaktionen erst nach einigen Tagen zu erwarten.

Bedenkt man weiterhin, daß die wirksame Fraktion, das nicht eiweißgebundene Thiopental, mit dem Gesamteiweiß des Blutes variiert, so wird die Problematik, den Einsatz von Barbituraten bei erhöhtem intrakraniellem Druck zu steuern, offenbar. Nämlich: Thiopentalspiegel korrelieren in der Langzeitinfusion nicht zuverlässig in einem bestimmten EEG-Muster, die Dosis für ausreichende Stoffwechselunterdrückung oder gar Protektion ist strittig. Die einzigen Parameter zur Therapiesteuerung bleiben intrakranieller Druck und EEG. Die folglich notwendigen, zahlreichen Voraussetzungen setzen diesem Behandlungsverfahren, soll es denn sicher sein, enge Grenzen.

1. Computertomographische Diagnose,
2. Trauma operiert bzw. nicht operationswürdig,

Tabelle 1. Pentobarbital und Schädel-Hirn-Trauma. [Ward et al. J Neurosurg (1985) 62:383]

	Kontrollen ($n = 26$)	Pentobarbital ($n = 27$)
Ausgang:		
Gruppe I[a]	38,5%	40,7%
Gruppe II[b]	11,5%	7,4%
Tot	50,0%	51,8%
Tot MABP = ICP	61,0%	64,0%
ICP$_4$[c]	$19,5 \pm 13$	$18,5 \pm 12$

[a] Gute Erholung, mäßige Beeinträchtigung
[b] Schwere Beeinträchtigung, vegetatives Überleben
[c] ICP am 4. Tag

3. Überwachung: Intrakranielle Druckmessung, Intraarterielle Druckmessung, EEG-Ableitung 1 Kanal, Temperaturmessung, (Thiopentalspiegel im Serum), (Pulmonaliskatheter)

Zwar ist nach wie vor für das Schädel-Hirn-Trauma wahrscheinlich, daß die Beherrschung des intrakraniellen Drucks (Greenberg et al. 1983) die Überlebenschance verbessert, doch ob hier wie bei anderen Situationen intrakranieller Drucksteigerung *Barbituratbehandlung* den Ausgang im ganzen positiv beeinflußt, muß bezweifelt werden.

Ward et al. (1985) konnten bei 53 schweren Schädel-Hirn-Traumen mit randomisiert zugeteilter Pentobarbitalinfusion weder bezüglich Mortalität noch Prozentsätzen guten oder schwer beeinträchtigten Überlebens einen signifikanten Unterschied finden, sogar die Häufigkeit inkontrollierbarer Drucksteigerungen blieb gleich (Tabelle 1). Daß die Thiopentalbehandlung nach Herz-Kreislauf-Stillstand die Überlebensrate in einem multizentrischen Kollektiv nicht verbessert hat, ist inzwischen bekannt (BRTC I 1986). Bei Kindern nach Beinaheertrinken schließlich kann zwar unter Barbituratgabe der intrakranielle Druck gesenkt werden, doch gelingt damit noch keine Überlebensverbesserung und Mortalitätssenkung (Bruce 1983).

Weit mehr noch als bei Osmotherapie gelten strenge Indikationsabwägung, umfangreiche Überwachungsmaßnahmen und die Einsicht, nur in Einzelfällen den gewünschten Erfolg zu finden. Dies wird die Barbituratinfusion zu einer selten notwendigen Therapieform machen.

Literatur

Altenburg BM, Michenfelder JD, Theye RA (1979) Acute tolerance to thiopental in canine cerebral oxygen consumption studies. Anesthesiology 31:443

Arai T, Tsukahara I, Nitta K, Watanabe T (1986) Effects of mannitol on cerebral circulation after transient complete cerebral ischemia in dogs. Crit Care Med 14:634–637

Bell BA, Symon L, Branston NM (1985) CBF and time thresholds for the formation of ischemic cerebral edema and effect of reperfusion in baboons. J Neurosurg 62:31–34

Brain Resuscitation Clinical Trial I (BRTCI) Study Group (1986) Randomized clinical study of thiopental loading in comatose survivors of cardiac arrest. N Engl J Med 314:397–403

Braun SR, Levin AB, Clark KL (1986) Role of corticosteroids in the development of pneumonia in mechanically ventilated head-trauma victims. Crit Care Med 14:198

Bruce DA (1983) Brain resuscitation in children: current indications and future directions. In: Wiedemann K, Hoyer S (eds) Brain protection. Springer, Berlin Heidelberg New York, p 158

Bruce DA, Langfitt TW, Miller D, Schutz H, Vapalahti A, Stanek A, Goldberg HI (1973) Regional cerebral blood flow, intracranial pressure and brain metabolism in comatose patients. J Neurosurg 38:131

Bruce DA, Gennarelli TA, Langfitt TW (1978) Resuscitation from coma due to head injury. Crit Care Med 6:254–269

Bruce DA, Alavi A, Bilaniuk L, Dolinskas C, Obrist W, Uzzell B (1981) Diffuse cerebral swelling following head injuries in children: the syndrome of "malignant brain edema". J Neurosurg 54:170–178

De los Reyes RA, Babcock RA, Malik GM, Diaz FG, Ausman J (1981) Silent duodenal perforation: A difficult diagnosis in iatrogenic barbiturate coma. Crit Care Med 9:104–105

Fishman RA (1975) Brain edema. N Engl J Med 293:706–711

Gaab M, Pflughaupt KW (1977) Experimentelle und klinische Untersuchungen zur intravenösen Glyzerintherapie beim Hirnödem. Acta Neurochir 37:17–31

Greenberg RP, Zacharias M, Narayan RK, Seelig JM, Enas G, Becker DP (1983) Pathophysiology and clinical significance of ICP course in comatose patients with severe head injury. In: Ishii S, Nagai H, Brock M (eds) Intracranial pressure V. Springer, Berlin Heidelberg New York, pp 532–536

Gronert GA, Michenfelder JD, Steen PA, Milde H (1983) Canine whole body and organ system tolerance during 24 hours deep pentobarbital anesthesia. Anesthesiology 58:18

Horsley JS (1937) The intracranial pressure during barbital narcosis. Lancet 1:141

Hossmann KA (1982) Treatment of experimental cerebral ischemia. J Cereb Blood Flow Metab 2:275–297

James HE (1980) Methodology for the control of intracranial pressure with hypertonic mannitol. In: Shulman K, Marmarou A, Miller JD, Becker DP, Hochwald GM, Brock M (eds) Intracranial pressure IV. Springer, Berlin Heidelberg New York, pp 653–655

Klatzo I (1985) Brain oedema following brain ischemia and the influence of therapy. Br J Anaesth 57:18–22

Klein HJ, Schmidt K (1982) Hyperosmolar solutions and diuretics in the treatment of brain edema. In: Hartmann A, Brock M (eds) Treatment of cerebral edema. Springer, Berlin Heidelberg New York, pp 81–93

Kuroiwa T, Ting P, Suzuki R, Fenton I, Klatzo I (1982) The relationship of the blood-brain-barrier (BBB) opening to the thresholds of regional blood flow (rCBF) in cerebral ischemia. J Neuropathol Exp Neurol 41:352

Leech P, Miller JD (1975) The effects of mannitol, steroids and hypocapnia on the intracranial volume/pressure response. In: Lundberg N, Ponten U, Brock M (eds) Intracranial pressure II. Springer, Berlin Heidelberg New York, pp 301–304

McGraw CP, Howard G (1983) Effect of mannitol on increased intracranial pressure. Neurosurgery 13:269–271

Michenfelder JD (1974) The interdependency of cerebral functional and metabolic effects following massive doses of thiopental in the dog. Anesthesiology 41:231

Miller JD, Ward JD, Sullivan HG, Adams WE, Rosner MJ (1977) Significance of intracranial hypertension in severe head injury. Neurosurgery 47:503

Miller JD, Butterworth JF, Gudeman SK, Faulkner JE, Choi SC, Selhorst JB, Harbison JW, Lutz H, Young HF, Becker DP (1981) Further experience in the management of severe head injury. J Neurosurg 54:289

Muizelaer JP, Wei EP, Kontos HA, Becker DP (1984) Mannitol causes compensatory cerebral vasoconstriction and vasodilation to blood viscosity changes. J Neurosurg 59:822

Ravussin P, Archer DP, Meyer F, Abou-Madi M, Yamamoto C, Trop D (1985) The effects of rapid infusions of saline and mannitol on cerebral blood volume and intracranial pressure in dogs. Can Anaesth Soc J 32:506–515

Sarnaik AP, Preston G, Lieh-Lai M, Eisenbrey AB (1985) Intracranial pressure and cerebral perfusion pressure in near drowning. Crit Care Med 13:224–227

Saul TG, Ducker TB, Salcman M (1981) Steroids in severe head injury. A prospective randomized trial. J Neurosurg 54:596

Shapiro HM, Wyte SR, Harris AB, Galindo A (1972) Acute intraoperative intracranial hypertension in neurosurgical patients: mechanical and pharmacologic factors. Anesthesiology 37:399

Shapiro HM, Wyte SR, Loeser J (1974) Barbiturate-augmented hypothermia for reduction of persistent intracranial hypertension. J Neurosurg 40:90

Smith HP, Kelly DL, McWhorter JM, Armstrong D, Johnson R, Transou C, Howard G (1986) Comparison of mannitol regimens in patients with severe head injury undergoing intracranial monitoring. J Neurosurg 65:820–824

Stanski DR, Mihm FG, Rosenthal MH, Kalman SM (1980) Pharmacokinetics of high-dose thiopental used in cerebral resuscitation. Anesthesiology 53:169

Taeger K, Murr R, Schmiedeck P, Jensen U, Peter K (1986) Thiopentalkinetik bei hochdosierter Anwendung. Anästh Intensivther Notfallmed 21:237–244

Todd MM, Drummond JC (1984) The hemodynamic consequences of high-dose methohexital anesthesia in humans. Anesthesiology 61:495–501

Todd MM, Drummond JC (1985) The hemodynamic consequences of high-dose thiopental anesthesia. Anesth Analg 64:681–687

Toner W, Howard PJ, McGowan WAW, Dundee JW (1980) Another look at acute tolerance to thiopentone. Br J Anaesth 52:1005

Turcant A, Delhumeau A, Premel-Cabic A, Granry JC, Cottineau C, Six P, Allain P (1985) Thiopental pharmacokinetics under conditions of long-term infusion. Anesthesiology 63:50–54

Ward JD, Becker DP, Miller JD, Choi SC, Marmarou A, Wood C, Newton PG, Keenan R (1985) Failure of prophylactic barbiturate coma in the treatment of severe head injury. J Neurosurg 62:383–388

H$_2$-Rezeptorantagonisten –
Abwägung von Nutzen und Risiko bei Intensivpatienten*

R. GUGLER

Akute Streßläsionen des oberen Gastrointestinaltraktes gelten als besonderes Risiko bei intensivmedizinisch versorgten Patienten, doch schwanken die Angaben über die Häufigkeit ihres Auftretens zwischen wenigen Prozent und über 50% bei Patienten mit einem besonders hohen Risiko (Tryba et al. 1985). Der Versuch, das individuelle Risiko besser abschätzen zu können, hat zur Definition von Risikofaktoren geführt, von denen die wichtigsten in der folgenden Übersicht aufgeführt sind.

Wesentliche Risikofaktoren für eine Streßblutung:
- Ulkusanamnese,
- akute Niereninsuffizienz,
- Sepsis,
- Polytrauma,
- große Operationen,
- respiratorische Insuffizienz,
- kardiogener Schock,
- Schädel-Hirn-Trauma,
- Verbrennungen

Das Zusammentreffen mehrerer dieser Risikofaktoren geht einher mit einem entsprechenden Anstieg der Häufigkeit von Streßläsionen (Basso et al. 1981). Eine genauere Analyse des Streßblutungsrisikos hat jedoch ergeben, daß die verschiedenen Risikofaktoren nicht gleichwertig sind, sondern daß sie mit sehr unterschiedlichem Gewicht zur Ausbildung der Streßläsionen beitragen. Tryba et al. (1983) haben deshalb die Risikofaktoren in 3 verschiedene Gruppen unterteilt (I = schwer, II = mäßig, III = nur in Kombination mit I bzw. II) und in jeder Gruppe die einzelnen Faktoren mit einem Score versehen, woraus sich ein relativ zuverlässiger Gesamtrisikoscore für die Patienten errechnen ließ. Die genauere Bewertung der Risikofaktoren hat die Aussagekraft von Therapiestudien zur Streßulkusprophylaxe wesentlich gesteigert.

Der Pathomechanismus der Ausbildung von Streßläsionen ist bis heute nur unzureichend geklärt, doch kann angenommen werden, daß Säure, duodenogastraler Reflux und Störung der Mikrozirkulation über einen Zusammenbruch der Mukosabarriere gemeinsam zur Schädigung beitragen (Skillman et al. 1970). Trotz dieses multifaktoriellen Geschehens sind Therapiestudien zur Streßblutungsprophylaxe mit wenigen Ausnahmen nur mit säurehemmenden oder säureneutralisierenden Medikamenten durchgeführt worden.

* Mit Unterstützung durch die Deutsche Forschungsgemeinschaft (Gu 86/8-5)

I. Medizinische Klinik, Klinikum Karlsruhe, Moltkestraße 14, D-7500 Karlsruhe

Tabelle 1. H$_2$-Rezeptorantagonisten im Vergleich zu Plazebo in der Streßblutungsprophylaxe. *C* Cimetidin; *R* Ranitidin. (In Anlehnung an Huchzermeyer u. Tryba 1987)

Autor	pH-Titration 3,5	H$_2$-Rezeptorantagonist		Kontrolle	Signifikanz
		Dosis/d	*n*	*n*	
MacDougall et al. (1977)	nein	2,4 g C	1/26	19/36	*
Silvestri et al. (1980)	nein	1,0 g C	0/10	0/10	
Halloran et al. (1980)	nein	1,8 g C	3/26	11/24	*
Lorenz (1980)	nein	1,2 g C	0/14	4/14	
Basso et al. (1981)	nein	0,8 g C	0/60	8/56	*
Zinner et al. (1981)	ja	1,2 g C	14/100	20/100	
Luk et al. (1982)	nein	1,2 g C	4/62	23/189	
v. d. Berg et al. (1982)	nein	0,3 g R	1/12	3/11	
Schiessel et al. (1981)	nein	0,4 g C	6/27	3/28	
Groll et al. (1986)	nein	1,2 g C	6/114	11/107	
v. d. Berg u. v. Blankenstein (1985)	nein	1,2 g C	2/14	1/14	
Gesamt			37/466 (7,9%)	113/589 (17,5%)	

Die meisten Erfahrungen in der Streßblutungsprophylaxe liegen mit H$_2$-Rezeptorantagonisten vor, doch sind die Ergebnisse widersprüchlich, zumindest teilweise bedingt durch zu kleine Patientenzahlen (MacDougall et al. 1977; Basso et al. 1981; Friedman et al. 1982; Halloran et al. 1980; Zinner et al. 1981). In einer großen Studie an 221 Patienten zeigten Groll et al. (1986), daß unter einer Prophylaxe mit 300 mg Cimetidin intravenös alle 6 h 6 von 114 Patienten eine Blutung hatten, während in der Plazebogruppe 11 von 107 Patienten bluteten; der Unterschied ($p = 0,16$) war nicht signifikant. Bemerkenswert ist, daß auch unter Plazebo die Blutungshäufigkeit mit 10% bei Patienten aus chirurgisch-internistischen Intensivstationen gering war.

Eine Zusammenstellung von Studien aus den Jahren 1977 bis 1986, in denen Cimetidin prospektiv und kontrolliert gegen Plazebo zur Streßblutungsprophylaxe eingesetzt wurde, mit den verwendeten Cimetidindosen und den jeweiligen Ergebnissen gibt die Tabelle 1. Die H$_2$-Blockerdosis lag zwischen 0,8 und 2,4 g täglich, lediglich in der Studie von Zinner et al. (1981) wurde die Dosis entsprechend dem intragastralen pH-Wert (über 3,5) titriert. Zwar war die Blutungsfrequenz bei kumulativer Bewertung aller Studien in der Plazebogruppe mit 17,5% höher als in der Cimetidingruppe (7,9%), doch bestand lediglich in 3 der 11 Studien ein signifikant besseres Ergebnis in der Cimetidingruppe, in den 3 Studien mit den größten Patientenzahlen war das Ergebnis nicht signifikant.

Die Daten belegen die geringe Streßblutungsinzidenz auch ohne eine wirksame Prophylaxe. Durch eine H$_2$-Blockergabe läßt sich zwar die Blutungsinzidenz weiter reduzieren, doch nur in einem Umfang, der erst bei einer Studiengröße von mehreren 100 Patienten pro Behandlungsgruppe zu einem signifikanten Unterschied führt.

Tabelle 2. H_2-Rezeptorantagonisten im Vergleich zu Antazida in der Streßblutungsprophylaxe. *C* Cimetidin; *Pir* Pirenzepin. (In Anlehnung an Huchzermeyer u. Tryba 1987)

Autor	pH-Titration 3,5	Antazidum n	H_2-Rezeptorantagonist Dosis/d	n
McElwee et al. (1979)	ja	0/14	1,6 g C	0/13
Ditschuneit (1981)	ja	1/14	1,2–1,8 g C	2/14
Poleski u. Spanier (1986)	ja	0/16	1,2–2,4 g C	0/21
Luk et al. (1982)	nein	7/59	1,2 g C	4/62
Martin et al. (1980)	ja	2/37	1,2–1,8 g C	3/40
Priebe et al. (1980)	ja	0/37	1,2–2,4 g C	2/38
MacDougall et al. (1977)	nein	3/13	2,4 g C	1/26
Zumtobel et al. (1979)	nein	9/38	1,6 g C	8/16
			0,8–1,2 g C	7/17
Khan et al. (1981)	ja	3/210	1,8 g C	3/110
Basso et al. (1981)	nein	1/52	0,8 g C	0/60
Weigelt et al. (1981)	ja	0/16	1,2–2,4 g C	3/61
Zinner et al. (1981)	ja	5/100	1,2 g C	14/100
Engelhardt et al. (1985)	ja	2/58	1,2 g C + 30 mg Pir	5/62
Kingsley (1985)	ja	9/61	1,2 g C	5/65
		3/64	1,2 g C	1/59
Moscona et al. (1985)	nein	0/25	1,2 g C	0/25
Gesamt		45/814 (5,5%)		58/939 (6,2%)

Das Streßblutungsrisiko ist auf einer internistischen oder chirurgischen Intensivstation mit gemischtem Patientengut, bedingt durch die modernen intensivmedizinischen Methoden, nicht mehr so groß wie früher angenommen.

Der Vergleich eines H_2-Rezeptorantagonisten mit einem Antazidum in der Streßblutungsprophylaxe zeigt bei insgesamt 15 Studien, die in Tabelle 2 ausgewertet wurden, eine Gleichwertigkeit beider Behandlungsformen. Ein Unterschied zugunsten einer Therapie wäre auch kaum zu erfassen, wenn schon die H_2-Blockertherapie im Vergleich zu Plazebo keinen eindrucksvollen Unterschied zeigte.

Die Risiken einer Streßblutungsprophylaxe mit H_2-Rezeptorantagonisten sind in Tabelle 3 zusammengefaßt. Unter den Bedingungen einer Kurzzeittherapie, wie sie in der Intensivmedizin in der Regel erfolgt, sind nur Verwirrtheitszustände, Interaktionen und die Keimbesiedlung des Magens von Interesse, während eine antiandrogene Wirkung bzw. eine Gynäkomastie in dieser Situation nicht zu erwarten sind.

Verwirrtheitszustände sind selten unter Cimetidin und nur in wenigen Einzelfällen unter Ranitidin beobachtet worden; sie werden mit einer Hemmung von H_2-Rezeptoren im Zentralnervensystem in Zusammenhang gebracht (Schentag et al. 1979). Die Autoren fanden bei 15 Patienten mit Verwirrtheitszuständen unter Cimetidin eine Korrelation zwischen dem Verwirrtheitsgrad und der Höhe der Serumkon-

Tabelle 3. Nebenwirkungen und Risiken unter einer Streßblutungsprophylaxe mit H$_2$-Rezeptorantagonisten

1. Antiandrogene Wirkung[a]	(Cimetidin)
2. Gynäkomastie[a]	(Cimetidin)
3. Verwirrtheitszustände	(Cimetidin)
4. Interaktionen	(Cimetidin)
5. Keimbesiedelung des Magens → Pneumonie	(alle H$_2$-Blocker)

[a] Langzeiteffekt

zentration des H$_2$-Rezeptorantagonisten. In allen Fällen lagen die Cimetidinkonzentrationen vor der nächsten Dosis über 1,25 µg/ml. Die gleichzeitig gemessene Cimetidinkonzentration im Liquor verhielt sich zu der Konzentration im Serum wie 0,24 : 1. Bei Patienten mit Niereninsuffizienz und bei solchen mit einer chronischen Lebererkrankung ist die Elimination von Cimetidin in unterschiedlichem Maße verlangsamt. Gleichzeitig mit den dabei erhöhten Serumkonzentrationen von Cimetidin fand sich eine von 0,18 ± 0,07 : 1 auf 0,28 ± 0,06 : 1 erhöhte Liquor : Serumratio bei Patienten mit Nieren- und Lebererkrankungen, während die Ratio bei Patienten mit Leberzirrhose allein sogar auf 0,50 ± 0,14 : 1 erhöht war (Schentag et al. 1981). Aus diesen Veränderungen resultieren 2- bis 4fach erhöhte Liquorkonzentrationen von Cimetidin bei Patienten mit Versagen mehrerer Organsysteme.

Interaktionen sind wegen der Vielzahl gleichzeitig verabreichter Medikamente in der Intensivmedizin von besonderer Bedeutung. Betroffen sind häufig solche Medikamente, die einen engen therapeutischen Bereich haben, d. h., eine geringe Erhöhung oder Erniedrigung der Plasmakonzentration ist bereits mit einer deutlichen Änderung der Wirkung verbunden (Beispiel Antiarrhythmika).

Cimetidin hemmt die Elimination anderer Medikamente durch eine Interaktion mit den mischfunktionellen Oxygenasen (Cytochrom P-450) im endoplasmatischen Retikulum der Leber (Puurunen u. Pelkonen 1979). Diese verzögerte Metabolisierung betrifft eine Vielzahl von Stoffen, die alle über eine Phase-I-Reaktion verstoffwechselt werden (Hydroxylierung, Dealkylierung, Hydrolyse). Dagegen sind Medikamente, die durch Konjugation eliminiert werden (Phase-II-Reaktion) von der Hemmung durch Cimetidin nicht betroffen. Tabelle 4 enthält eine Auswahl von Medikamenten, deren Elimination durch Cimetidin gehemmt wird (Somogyi u. Gugler 1982).

Die Bedeutung einer Interaktion mit Cimetidin läßt sich am Beispiel des Lidocain zeigen (Feely et al. 1982). Die Eliminationshalbwertzeit von Lidocain verlängerte sich bereits nach eintägiger Vorbehandlung mit Cimetidin von im Mittel 1,8 auf 2,5 h, während es gleichzeitig zu einer Abnahme der Plasmaclearance von 766 auf 576 ml/min kam. Das Resultat war eine 50%ige Erhöhung der Plasmakonzentration nach Lidocaininfusion, von 2 auf 3 µg/ml. Bei Kenntnis dieser Möglichkeit einer Interaktion und bei Nutzung des Drug Monitoring auf einer Intensivstation (EKG, Plasmaspiegel) können Probleme durch eine Dosisanpassung des Antiarrhythmikums vermieden werden. Wird diese Interaktion nicht bedacht, so kann es bei gleichzeitiger Streßblutungsprophylaxe mit Cimetidin leicht zu einer Fehldeutung der toxischen Erscheinungen unter Lidocain kommen, ebenso aber nach Beendigung der Ci-

Tabelle 4. Hemmung der Metabolisierung in der Leber durch Cimetidin (Auswahl)

Atipyrin	Metoprolol
Carbamazepin	Metronidazol
Chinidin	Nifedipin
Chlordiazepoxyd	Nitrazepam
Chlormethiazol	Phenytoin
Diazepam	Propranolol
Imipramin	Theophyllin
Koffein	Triazolam
Labetalol	Verapamil
Lidocain	Warfarin

Tabelle 5. Interaktionen im Bereich der Metabolisierung durch H_2-Rezeptorantagonisten

Medikament	Bindung an Cytochrom P-450	Relevante Interaktion
Cimetidin	++	++
Ranitidin	+	−
Famotidin	−	−

metidintherapie zur Fehldeutung der Unwirksamkeit der antiarrhythmischen Behandlung, wenn die Lidocainkonzentrationen wieder abgefallen sind.

Ranitidin geht ebenfalls eine schwache Bindung mit Cytochrom P-450 ein, doch kommt es auch wegen der niedrigeren Dosierung nicht zu klinisch relevanten Interaktionen (Powell u. Donn 1983). Famotidin bewirkt weder in vitro eine Hemmung der arzneimittelabbauenden Enzymsysteme der Leber, noch kommt es zu einer Hemmung der Elimination von Diazepam oder Phenprocoumon durch Famotidin beim Menschen (Gugler 1986). Eine Übersicht über das Verhalten der 3 beschriebenen H_2-Rezeptorantagonisten im Bereich der Azrneimittelinteraktionen ist in Tabelle 5 gegeben.

Eine bakterielle Überwucherung des Magens, bedingt durch eine Anhebung des pH-Wertes unter einer Behandlung mit H_2-Rezeptorantagonisten, ist lange Zeit nur im Zusammenhang mit der Kanzerogenität durch die vermehrt gebildeten Nitrosamine diskutiert worden. Inzwischen wurde von zahlreichen Arbeitsgruppen gezeigt, daß bei pH-Werten über 3,5 im Magen unter Streßblutungsprophylaxe innerhalb von 1 bis 2 Tagen eine massive Keimbesiedelung entsteht (Cheadle et al. 1985; Craven et al. 1986; Daschner et al. 1986; Du Moulin et al. 1982; Inthorn u. Seide 1985; Mauritz et al. 1985). Hillman et al. (1982) zeigten, daß bei einem pH-Wert unter 4 62,5% aller aus dem Magensaft gewonnenen Proben steril waren, während bei einem pH-Wert über 4 nur 8,3% steril waren. Die Keimkonzentrationen im Magensaft liegen dabei häufig über 10^6/ml (Tryba 1986). Du Moulin et al. (1982) fanden eine positive Korrelation zwischen dem pH-Wert des Magensafts und der Zahl der gramnegativen Bakterien, während eine solche Beziehung mit grampositiven Bakterien nicht bestand. Von 60 Patienten unter Streßblutungsprophylaxe mit Cimetidin oder Antazida gelang bei 52 der gleichzeitige Nachweis eines oder mehrerer identischer Bakterientypen im Magensaft und in den oberen Luftwegen. Bei 31 Patienten entwickelte sich eine Pneumonie mit gramnegativen Keimen. Über vergleichbare Zusammenhänge berichteten Mauritz et al. (1985), obgleich die Pneumonierate deutlich geringer war (Tabelle 6).

Bei langzeitbeatmeten Patienten ist die nosokomiale Pneumonie, die sich meist innerhalb weniger Tage entwickelt, eine lebensbedrohliche Komplikation (Inthorn u. Seide 1985). Die Letalität ist doppelt so hoch wie bei langzeitbeatmeten Patienten

Tabelle 6. Keimbesiedelung im Magensaft und im Bronchial-
system unter einer Streßblutungsprophylaxe mit H$_2$-Rezeptor-
antagonisten. (Mauritz et al. 1985)

Patienten unter Langzeitbeatmung	— 34
Keime über 10^6/ml	
— Magensaft	— 73%
— Bronchialsekret	— 79%
Keime identisch in Magensaft und Bronchialsekret	— 33%
Patienten mit Pneumonie	— 7
Pneumoniekeime auch im Magensaft	— 6/7

ohne Pneumonie (Tryba 1986). Daschner et al. (1986) berichteten über eine Pneumonierate von 70% bei Patienten mit einem pH-Wert im Magensaft über 4,5, während bei pH-Werten unter 4 die Pneumonierate 40% betrug.

Ungeachtet der unterschiedlichen Zahlen über Keimbesiedelung im Magen und
Bronchialsekret unter Streßblutungsprophylaxe sowie über die Pneumonieraten und
die Letalität, können heute angesichts einer Vielzahl von Studien folgende Fakten
als gesichert angesehen werden: 1. Eine Streßblutungsprophylaxe auf der Basis der
Säurereduktion begünstigt innerhalb kurzer Zeit eine bakterielle Überwucherung
des Magens. 2. Die Keimbesiedelung betrifft in erster Linie gramnegative Bakterien.
3. Die Keimdichte korreliert mit der Höhe des pH-Wertes. 4. Die Keime im Magensaft und im Bronchialsekret sind in hohem Maße identisch. 5. Die nosokomiale
Pneumonie bei langzeitbeatmeten Patienten ist besonders häufig bei gleichzeitiger
Streßblutungsprophylaxe mit H$_2$-Rezeptorantagonisten. Um dieses Risiko auszu-
schalten, wird vorgeschlagen, zur Streßblutungsprophylaxe nur solche Medikamente
einzusetzen, die bei ausreichender Wirksamkeit nicht mit einer pH-Anhebung über
3,5 verbunden sind, z.B. Sucralfat oder Pirenzepin (Tryba 1986).

Bei einer Zusammenfassung der Nutzen-Risiko-Abschätzung einer Streßblutungsprophylaxe mit H$_2$-Rezeptorantagonisten ist festzuhalten, daß die Häufigkeit
von Streßläsionen offenbar durch Verbesserungen des intensivmedizinischen Regimes weltweit abnimmt. Dies ist ein Grund, weshalb die Effizienz einer Blutungspro-
phylaxe mit H$_2$-Rezeptorantagonisten in Studien aus den letzten Jahren nicht mehr
sicher belegt werden konnte. Gleichzeitig sind die Risiken einer Prophylaxe mit H$_2$-
Rezeptorantagonisten deutlicher geworden. Zu diesen zählt die Gefahr von Interaktionen mit anderen Medikamenten, beispielsweise durch Cimetidin. Besonders
aber die Daten über eine vermehrte Keimbesiedelung des Magens unter H$_2$-Rezep-
torantagonisten und die dabei gehäuft auftretenden nosokomialen Pneumonien stellen ein ernstes Problem dar. Unter diesen Gesichtspunkten ist ein neues Konzept in
der Streßblutungsprophylaxe erforderlich (Tryba 1986), das einerseits diese Prophylaxe nur auf solche Patientengruppen beschränkt, die ein überdurchschnittliches
Blutungsrisiko zeigen (Schädel-Hirn-Trauma, Verbrennungen), andererseits in der
Streßblutungsprophylaxe solchen Medikamenten die Priorität gibt, unter denen eine
kritische pH-Anhebung im Magen nicht auftritt.

Literatur

Basso N, Bagarani M, Materia A, Fiorani S, Lunardi P, Speranza V (1981) Cimetidine and antacid prophylaxis of acute upper gastrointestinal bleeding in high risk patients. Am J Surg 141:229–341

van den Berg B, van Blankenstein M (1982) The prevention of stress-induced upper gastrointestinal bleeding by ranitidine in critically ill patients. In: Misiewicz JJ, Wormsley KG (eds) The clinical use of ranitidine. Oxford Medicine Publishing Foundation, pp 263–268

van den Berg B, van Blankenstein M (1985) Prevention of stress-induced upper gastrointestinal bleeding by cimetidine in patients on assisted ventilation. Digestion 31:1–8

Cheadle WG, Vitale GC, Mackie CR, Cuschieri A (1985) Prophylactic postoperative nasogastric decompression. A prospective study of its requirement and the influence of cimetidine in 200 patients. Ann Surg 202:361

Craven DE, Kunches LM, Kilinsky V, Lichtenberg DA, Make BJ, McCabe WR (1986) Risk factors for pneumonia and fatality in patients receiving continuous mechanical ventilation. Am Rev Resp Dis 133:792

Daschner F, Just H, Vogel WM (1986) Erhöht Streßulcus-Prophylaxe das Pneumonierisiko bei Beatmung? Anästhesist 35:325

Ditschuneit H, Malvertheiner P (1981) Schleimhautläsionen im Magen-Darm-Trakt. Med Welt 33:78

Du Moulin GC, Paterson DG, Hedley-White J, Lisbon A (1982) Aspiration of gastric bacteria in antacid-treated patients: a frequent cause of postoperative colonisation of the airway. Lancet 1:242–245

Engelhardt D, Karl R, Kolb HJ, Inthorn D, König N, Büll U, Hölzel D (1985) Vergleich von Cimetidin-Pirenzepin und Antacida zur Streßblutungsprophylaxe bei Intensivpatienten. Dtsch Med Wochenschr 23:908

Feely J, Wilkinson GR, McAllister CB, Wood AJJ (1982) Increased toxicity and reduced clearance of lidocaine by cimetidine. Am Intern Med 96:592–594

Friedman CJ, Oblinger MJ, Suratt PM, et al (1982) Prophylaxis of upper gastrointestinal haemorrhage in patients requiring mechanical ventilation. Crit Care Med 10:316–319

Groll A, Simon JB, Wigle RD, Taguchi K, Todd RJ, Depew WT (1986) Cimetidine prophylaxis for gastrointestinal bleeding in an intensive care unit. Gut 27:135–140

Gugler R (1986) Zur Relevanz der Unterschiede zwischen H_2-Rezeptorantagonisten. Int Welt 7:216–222

Halloran LG, Gayle E, Wheeler CB, Miller JD (1980) Prevention of acute gastrointestinal complications after severe head injury: a controlled trial of cimetidine. Am J Surg 139:44–48

Hillman KM, Riordan T, O'Farrell SM, Tabaqchali S (1982) Colonization of the gastric content in critically ill patients. Crit Care Med 10:444

Huchzermeyer H, Tryba M (1987) Wirksamkeit von H_2-Antagonisten zur Streßblutungsprophylaxe. In: Tryba M (Hrsg) Rationale Streßblutungsprophylaxe. Thieme, Stuttgart

Inthorn D, Seide K (1985) Ursachen und Prognose des respiratorischen Versagens chirurgischer Intensivpatienten. MMW 127:1006

Khan F, Parekh A, Pantel S, Chitkara R, Rehman M, Goyal MB (1981) Results of gastric neutralization with hourly antacids and cimetidin in 320 intubated patients with respiratory failure. Chest 79:409

Kingsley AN (1985) Prophylaxis for acute stress ulcers. Am Surg 9:545

Lorenz W, Fischer M, Rhode H, Troidl H, Reimann HJ, Ohmann C (1980) Histamine and stress ulcer: new components in organizing a sequential trial on cimetidine prophylaxis in seriously ill patients and definition of a special risk. Klin Wochenschr 58:653–656

Luk GD, Summer WR, Messersmith JF, the MICU Staff, the Osler Housestaff, Hendrix TR (1982) Cimetidine and antacid in prophylaxis of acute gastrointestinal bleeding. Gastroenterology 82:1121

MacDougall BRD, Williams R (1978) H_2-receptor antagonist in the prevention of acute upper gastrointestinal hemorrhage in fulminant hepatic failure. Gastroenterology 74:464–465

MacDougall BRD, Bailey RJ, Williams R (1977) H_2-receptor antagonists and antacids in the prevention of acute gastrointestinal haemorrhage in fulminant hepatic failure. Lancet 19:617

Martin LF, Max MH, Polk HC (1980) Failure of gastric pH control by antacids or cimetidine in the critically ill: a valid sign of sepsis. Surg 88:59

Mauritz W, Graninger W, Schindler I, Karner J, Zadrobilek E, Sporn P (1985) Keimflora in Magensaft und Bronchialsekret bei langzeitbeatmeten Intensivpatienten. Anaesthesist 34:203–207

McElwee HP, Sirinek KR, Levine BA (1979) Cimetidine affords protection equal to antacids in prevention of stress ulceration following thermal injury. Surg 86:620

Moscona R, Kaufman T, Jacobs R, Hirshowitz B (1985) Prevention of gastrointestinal bleeding in burns: the effect of cimetidine or antacids combined with early enteral feeding. Burns 12:65

Poleski MH, Spanier AH (1986) Cimetidine versus antacids in the prevention of stress erosions in critically ill patients. Am J Gastroenterol 81:107

Powell JR, Donn KH (1983) The pharmacokinetic basis of H$_2$-antagonist drug interactions: concepts and implications. J Clin Gastroenterol 5:95–113

Priebe HJ, Skillman JJ, Bushnell LS, Long PC, Silen W (1980) Antacid versus cimetidine in preventing acute gastrointestinal bleeding. N Engl J Med 21:426

Puurunen J, Pelkonen O (1979) Cimetidine inhibits microsomal drug metabolism in the rat. Eur J Pharmacol 55:335–336

Schentag JJ, Cerra FB, Calleri G, De Glopper E, Rose JQ, Bernhard H (1979) Pharmacokinetic and clinical studies in patients with cimetidine-associated mental confusion. Lancet 27:177–181

Schentag JJ, Cerra FB, Caller G, Leising ME, French MA, Bernhard H (1981) Age, disease, and cimetidine disposition in healthy subjects and chronically ill patients. Clin Pharmacol Ther 29:737–743

Schiessel R, Starlinger M, Wolf A, Pinggera W, Zazgornik J, Schmit P, Wagner O, Schwarz S, Piza F (1981) Failure of cimetidine of prevent gastroduodenal ulceration and bleeding after renal transplantation. Surgery 90:456–458

Silvestri N, Curzio M, Motta U, De Pietri P, Bonacina F, Minoja G (1980) Cimetidine to prevent stress ulcers. Lancet I:885

Skillman JJ, Gould SA, Chung RSK, Silen W (1970) The gastric mucosal barrier: clinical and experimental studies in critically ill and normal man and in the rabbit. Ann Surg 172:564–584

Somogyi A, Gugler R (1982) Drug interactions with cimetidine. Clin Pharmacokin 7:23–41

Tryba M (1986) Streßblutungsprophylaxe − brauchen wir ein neues Konzept? Dtsch Med Wochenschr 111:1627–1629

Tryba M, Huchzermeyer H, Török M, Zenz M, Pahlow J (1983) Single-drug and combined medication with cimetidine, antacids and pirenzepine in the prophylaxis of acute upper gastrointestinal bleeding. Hepatogastroenterol 30:154–157

Tryba M, Zevounou F, Török M (1985) Prophylaxe akuter Streßblutungen mit Cimetidin, Antazida oder Sucralfat unter einer Basismedikation von Pirenzepin. Eine kontrollierte randomisierte Studie bei 100 chirurgischen Intensivpatienten. Intensivmed 22:315–321

Weigelt JA, Aurbakken CM, Gewertz BL, Snyder WH (1981) Cimetidine vs antacid in prophylaxis for stress ulceration. Arch Surg 116:597

Zinner MJ, Zuidema GD, Smith PL, Mignosa M (1981) The prevention of upper gastrointestinal tract bleeding in patients in an intensive care unit. Surg Gynecol Obstet 153:214–220

Zumtobel V, Teichmann RK, Inthorn D (1979) Zur Prophylaxe und Therapie gastroduodenaler Streßblutungen bei Intensivpatienten mit dem Histamin-H$_2$-Rezeptoren-Antagonisten Cimetidin. Langenbecks Archiv Chir 247

Probleme der Antibiotikatherapie
bei Patienten einer operativen Intensivstation

H. Lode, H. Tepe, K. Mertens, U. Föhring, R. Dennhardt, F. Keller, H.-J. Gramm, I. Goecke

In den letzten 10 bis 15 Jahren sind große Fortschritte bei der Behandlung von schwerkranken Patienten in den medizinischen und operativen Intensivstationen gemacht worden. Intraarterielle Katheter, Pulmonaliskatheter, intraventrikuläre Katheter werden für die Überwachung dieser Patienten eingesetzt, um hämodynamische oder zentralzirkulatorische Probleme frühzeitig zu erkennen. Auch die parenterale Ernährung mittels Hyperalimentation ist insbesondere bei längerem Intensivaufenthalt ein häufig eingesetztes Verfahren. Viele Patienten müssen beatmet werden und darüber hinaus mit zahlreichen weiteren intravaskulären Zugängen oder Drainagen und Tubi versorgt werden. Der typische intensivmedizinische Patient erhält zahlreiche Antibiotika. Hieraus resultieren Änderungen der körpereigenen bakteriellen Flora mit entsprechend resistenten Keimen. Bei der Würdigung dieser Basisfaktoren wird verständlich, daß diese Patienten immense Risiken haben, um bedrohliche nosokomiale Infektionen zu entwickeln. Jede Infektionstherapie muß daher berücksichtigen, daß es sich bei diesen Patienten um ein außerordentlich komplexes Problem handelt, welches gekennzeichnet ist durch den Problempatienten, den Problemerreger und durch das Problemmilieu. Einsatz und Indikation sowie Auswahl der optimalen Antibiotika auf rationaler Basis muß daher diese 3 Einflußgrößen systematisch berücksichtigen.

Patienten

Zur Dokumentation des durchschnittlichen Patientengutes einer derartigen operativen Intensivstation sollen im folgenden 50 unausgewählte Patienten aus dem Zeitraum Januar bis Juli 1985 der hiesigen Intensivstation dargestellt werden. Es handelte sich dabei um 27 Männer und 23 Frauen mit einem Lebensalter zwischen 11 und 90 Jahren, im Mittel 58 Jahre. Die Männer wogen im Mittel 74 kg, die Frauen im Mittel 62 kg. Alle Patienten zusammen verbrachten 1346 Tage auf der Intensivstation, die Spanne für die Einzelpatienten bewegte sich zwischen 5 bis 80 Tage, im Mittel 27 Tage. 23 Patienten (46%) starben auf der Intensivstation. Die Aufnahmediagnosen dieser Patienten lauteten: 11 Polytraumen, 8 intrazerebrale Blutungen, 7 Schädel-Hirn-Traumen, 7 Zustand nach Karzinomoperationen, 4 Peritonitiden, 4 Rupturen von Aortenaneurysmen, 3 Ösophagusverätzungen, 2 Verbrennungen, 2 intestinale Blutungen, 1 Zustand nach Hüftgelenkoperation, 1 Zustand nach Verschluß der A. femoralis, 1 biliäre Pankreatitis; 13 Patienten hatten bei der Aufnahme

Medizinische Klinik im Klinikum Steglitz, Hindenburgdamm 30, D-1000 Berlin 45

Tabelle 1. Pharmakaverordnungen bei Patienten einer operativen Intensivstation

Art der Pharmaka	Nach Häufigkeit pro Aufenthalts- tage insgesamt
1. Heparin	1285/1346 (95%)
2. Insulin	1078/1346 (80%)
3. Antibiotika	1067/1346 (79%)
4. Analgetika	1038/1346 (77%)
5. Sedativa	1017/1346 (76%)
6. Vasoaktive Substanzen	879/1346 (65%)

Tabelle 2. Antibiotikaverordnungen bei Patienten einer operativen Intensivstation

Zeitpunkt/Häufigkeit	
Antibiotika am 1. Tag	32/50 Patienten
Antibiotika bis 10. Tag	17/50 Patienten
Kein Antibiotikum	1/50 Patienten
Anzahl unterschiedlicher Antibiotika	
Nur 1 Antibiotikum	3/50 Patienten
Bis 5 Antibiotika	29/50 Patienten
Bis 9 Antibiotika	16/50 Patienten
Bis 11 Antibiotika	2/50 Patienten

schon eine Pneumonie, 10 boten ein septisches Krankheitsbild. Sämtliche Patienten erhielten ein oder mehrere Antibiotika sowie zusätzlich im Mittel 9 unterschiedliche Medikamente. Sämtliche Patienten hatten Venen- und Harnblasenkatheter, 26 wurden beatmet, und bei 6 Patienten lag eine ventrikuläre Druckmessung.

Während der 1346 Aufenthaltstage auf der Intensivstation wurden insgesamt 935 Erregernachweise geführt. Diese stammten vorwiegend aus der Trachea (665), gefolgt von Urinen (91), Wundabstrichen (80), Hautabstrichen (38), Venenkatheter (28), Blutkulturen (15), Punktaten (11) und Lumbalpunktaten (6). Die Keimverteilung deutete vorwiegend auf Kolonisationserreger hin, mit 338 Candidaspezies, 120 Enterokokken, 94 Staphylococcus epidermidis, 93 Pseudomonas aeruginosa, 79 Enterobacterspezies, 72 Staphylococcus aureus und 61 Eschericia coli; die übrigen Erregerspezies wurden nur in untergeordneter Häufigkeit (kleiner 20) nachgewiesen.

11 unterschiedliche Pharmakagruppen wurden bei der Auswertung dieser Patienten erfaßt; 70% der Patienten erhielten 9 und mehr unterschiedliche Medikamente während ihres Intensivaufenthaltes. Unter den 6 am häufigsten verordneten Pharmaka standen Antibiotika nach Heparin und Insulin an dritter Stelle, gefolgt von Analgetika, Sedativa und vasoaktive Substanzen, die sämtlichst zwischen 65 und 95% der Aufenthaltsdauer der Gesamtpatienten auf der Station verordnet wurden (Tabelle 1). Am ersten Tag des Intensivaufenthaltes hatten 32 von 50 Patienten schon ein Antibiotikum erhalten, bis zum 10. Tag weitere 17 von 50 Patienten, und nur ein Patient von 50 erhielt während der gesamten Aufenthaltsdauer auf der Intensivstation kein Antibiotikum. 18 von 50 Patienten erhielten 9 und mehr unterschiedliche Antibiotika, 29 von 50 bis zu 5, und 3 von 50 Patienten erhielten nur 1 Antibiotikum. — Zusammenfassend kann zu dieser Medikamentenanalyse festgestellt werden, daß eine außerordentlich komplexe Situation mit zahlreichen Medikamentengruppen für die Mehrzahl der Intensivpatienten besteht, wobei Antibiotika einen führenden Stellenwert mit 79% Verordnungen über die gesamte Aufenthaltsdauer der Patienten einnehmen. Gleichzeitig wird aber auch die Unübersichtlichkeit und insbesondere die Möglichkeit zu zahlreichen Interaktionen mit der Aufstellung dieser pharmakologischen Gegebenheiten ersichtlich.

Eine systematische Erfassung des Patienten hinsichtlich seiner möglichen Infektionen und der adäquaten Antibiotikatherapie muß folgende Faktoren berücksichtigen: Grunderkrankung, individuelle Immunstörung, Infektionslokalisation, Entstehung der Infektion im ambulanten Bereich oder als nosokomiale Infektion, vorangehende invasive Eingriffe, Infektionsquellen auf der Intensivstation, Leber- und Nierenfunktionen, Begleitmedikation und daraus resultierende mögliche Interaktion, anamnestisch bekannte Allergien, Gravidität oder andere Unverträglichkeiten.

Überlegungen zum infizierten Patienten:

- Grunderkrankung
- Immunstörung
- Infektionslokalisation
- Nosokomial/ambulant erworbene Infektionen
- Vorangehende Eingriffe
- Infektionsquellen (Katheter etc.)
- Leber-/Nierenfunktion
- Begleitmedikation/Interaktion
- Allergien, Gravidität

Bei fiebernden Patienten muß an die zahlreichen Möglichkeiten nichtinfektiöser Ursache gedacht werden wie Blutungen, thromboembolische Vorgänge, metabolische Veränderungen, Neoplasien, postoperative Temperatursteigerungen, Medikamentenreaktionen, Reaktionen auf Blutprodukte, Vaskulitiden, Autoimmunerkrankungen, Postkardiotomiesyndrome und andere. Diese Gegebenheiten müssen klinisch ausgeschlossen werden, da sie in keinem Fall eine Indikation für Antibiotika darstellen. Die vorwiegenden infektiologischen Ursachen sind in der folgenden Übersicht dargestellt.

Häufigste Infektionslokalisationen:

1. Harntrakt
2. Intravaskuläre Zugänge
   - Venös: Phlebitis, Zellulitis, Sepsis
   - Arteriell: Bakteriämie, Fungämie
3. Dekubitus – Ulzeration
4. Pulmonal
   - Tracheobronchitis, Pneumonie
5. Chirurgische Ursachen
   - Wundinfektionen; Abszesse
6. Gastrointestinal
   - PMC, ischämische Kolitis, Cholezystitis, Hepatitis

Führende Infektionen stammen aus dem Harntrakt, aus intravasalen Zugängen, bronchopulmonalen Erkrankungen, Wundinfektionen, Dekubitalulzerationen oder aus dem Gastrointestinaltrakt.

Da in der Anfangsphase einer Infektion in der Regel nur wenige oder keine mikrobiologischen Informationen vorhanden sind, müssen eine sorgfältige Anamneseerhebung, physikalische Untersuchung sowie erste einfache Laboratoriumsparameter die Lokalisation der Infektion eruieren und hieraus nach Abnahme von repräsentativen Untersuchungsmaterialien die adäquaten Schlüsse auf das Erregermaterial gezogen werden (Glew u. Blacklow 1985).

Ist die klinische Situation auch bei einem fiebernden Patienten hinsichtlich einer möglichen Infektion unklar, sollte zunächst auf den Einsatz von Antibiotika verzichtet werden. Für das Vorliegen einer mikrobiell ausgelösten Erkrankungen deuten akut aufgetretene Hautveränderungen hin, weiterhin Veränderungen der Bewußtseinslage, Nachweis von Parametern einer Verbrauchskoagulopathie, Hyperventilation und/oder respiratorische Alkalose, Hypotension sowie auch vermehrter Volumenmangel (Young 1981).

FUO (Fieber unbekannter Herkunft): Befunde i. S. von Infektionen

1. Auftreten von Hautläsionen,
2. Veränderungen der Bewußtseinslage,
3. Verbrauchskoagulopathie (insbes. Thrombozyten $\downarrow$),
4. Hämolyse,
5. Hypotension,
6. Hyperventilation/respiratorische Alkalose,
7. vermehrter Volumenmangel,
8. lokalisierter Schmerz,
9. metabolische Azidose,
10. Oligurie

Erreger

Da eine optimale Antibiotikatherapie immer eine erregerspezifische Behandlung bedeutet, sollte ein Erregernachweis angestrebt werden. Vor der Gabe von Antibiotika muß demnach von dem vermuteten Infektorgan ein adäquates Untersuchungsmaterial gewonnen werden; bei vielen Patienten sollten zumindestens 3 venöse Blutkulturen abgenommen werden. Sehr wichtig für die Art der Erreger ist die Überlegung, ob es sich um nosokomial erworbene Infektionen oder um ambulante Erkrankungen handelt. Auch die Möglichkeit der Mischinfektion, wie sie sehr häufig bei Mittel- oder Unterbauchinfektionen in Form von aerobem und anaerobem Keimmaterial gegeben ist, sollte bedacht werden. Von ganz besonderer Bedeutung ist die Entscheidung, wie weit sich isolierte und von bakteriologischer Seite nachgewiesene Erreger als echte Infektionserreger identifizieren lassen, oder ob es sich nicht vielmehr um eine Kolonisationsflora handelt. Diese Entscheidung ist nicht nur bei Isolaten aus der Trachea eines beatmeten Patienten von Bedeutung, sondern auch z. B. bei Hautabstrichen, Katheterspitzenisolaten oder auch in Blutkulturen. Nicht bakterielle ätiologische Möglichkeiten, z. B. durch Parasiten bei entsprechend immungestörten Patienten (Neutropenien, AIDS, Transplantationspatienten) oder auch mykotische Infektionen nach mehrwöchigem Aufenthalt auf der Intensivstation, müssen erwogen werden. Resistenzentwicklungen spielen insbesondere bei langem Aufenthalt auf der Intensivstation eine beträchtliche Rolle bei der antibiotischen Behandlung. Dieses sollte bei der Auswahl der Antibiotika berücksichtigt werden, und auch die dominierende bakterielle Abteilungsflora mit ihrer spezifischen Resistenzsituation sollte jedem behandelnden Arzt bekannt sein.

Überlegungen zum Erregermaterial:
- gesichert/ungesichert
- optimale diagnostische Methoden
- nosokomial/ambulant

Tabelle 3. Antibiotika mit Wirksamkeit gegen hochresistente Keime. (Nach Neu 1984)

Enterobacter cloacae	MIC 90% (mg/l)
Ciprofloxacin	0,05
Ofloxacin	0,2
Trimethoprim	3,1
Ceftazidim	12,5
Aztreonam	12,5
Gentamicin	6,3

Tabelle 4. Antibiotika mit Wirksamkeit gegen hochresistente Keime. (Nach Neu 1984)

Serratia marcescens	MIC 90% (mg/l)
Ciprofloxacin	0,1
Ofloxacin	0,4
Trimethoprim	3,1
Ceftazidim	12,5
Aztreonam	12,5
Gentamicin	25

Tabelle 5. Die häufigsten Erreger (%), die in Intensivstationen nosokomiale Infektionen hervorrufen (Zürich, Basel, Genf)

Bakterien	Harnweg-infektionen ($n = 51$)	Septikämien ($n = 16$)	Pneumonien ($n = 30$)
Staphylococcus aureus	4	18	20
Enterokokken	12	–	9
Escherichia coli	20	12	20
Pseudomonas aeruginosa	19	18	30
Klebsiella pneumoniae	9	–	17
Candida albicans	12	–	6
Serratia marcescens	7	25	6

— Monoinfektion/Mischinfektion
— aerob/anaerob
— Infektionsspezifität
— nichtbakterielle Ätiologie
— Resistenzentwicklung
— Hospitalflora

Bestimmte hochresistente Hospitalismuskeime wie Enterobacter cloacae oder Serratia marcescens sind häufig gegen die üblichen Betalactamantibiotika und Aminoglykoside in keiner Weise mehr empfindlich, sondern können nur noch mit modernen Chinolonen und erstaunlicherweise auch mit Cotrimoxazol behandelt werden (Tabelle 3 und 4).

Mit welchen bakteriellen Erregern muß nun am häufigsten auf Intensivstationen gerechnet werden? Eine Analyse von nosokomialen Infektionen auf mehreren Schweizer Intensivstationen bei 51 Harnwegsinfektionen, 16 Septikämien und 30 Pneumonien sind in der Tabelle 5 dargestellt. Während bei den Harnweginfektionen E. coli der häufigste Keim ist, gefolgt von Pseudomonas aeruginosa und Enterokokken, dominiert bei den Pneumonien Pseudomonas aeruginosa, gefolgt von Staphylokokken und E. coli. Die auffällig hohe Zahl von Serratia marcescens bei Septikämien war auf das epidemische Auftreten dieses Keimes auf einer einzigen Intensivstation zurückzuführen (Lode u. Daschner 1983). Die Erkrankung an einer nosokomialen Infektion verlängerte auf diesen Intensivstationen den durchschnittlichen Aufenthalt der Patienten von im Mittel 3 auf 14 Tage (Daschner 1982).

Bei der wichtigsten bakteriellen Infektion, der Sepsis, muß heute mit einer Veränderung des Erregerspektrums gerechnet werden. Wie aus einer eigenen Studie aus den Jahren 1979 und 1982 bei insgesamt 446 Patienten mit gesicherter Sepsis und insgesamt 478 pathogenen Erregern hervorgeht, dominieren inzwischen wieder die grampositiven Erreger vor den gramnegativen Keimen (Lode u. Daschner 1983). 46,4% der Patienten hatten eine grampositive Sepsis, 44,8% der septischen Erkrankungen verliefen mit gramnegativem Erreger, 7,4% polymikrobiell, und 1,4% wurden durch Pilze verursacht. Unter den grampositiven Erregern dominierte unverändert zwar Staphylococcus aureus (45,4%), jedoch mußte Staphylococcus epidermidis in 16,9% der grampositiven Erreger als sichere Ursache für eine Sepsis vermehrt berücksichtigt werden. Unter den gramnegativen Erregern dominierte unverändert E. coli mit 54%, gefolgt von Klebsiellen und Enterobacterspezies. – Zusammenfassend müssen bei dem Erregermaterial von Infektionen bei Intensivpatienten demnach Enterobakterien, Pseudomonas aeruginosa und Staphylokokken überwiegend berücksichtigt werden.

Antibiotika

Auswahl und Einsatz des jeweiligen Antibiotikums richten sich vor allem nach der Infektionslokalisation und dem vermuteten bzw. nachgewiesenen Erregerspektrum. Darüber hinaus ist von Bedeutung, ob es sich um eine gezielte oder ungezielte Behandlung handelt, ob wir Substanzen mit möglichst schmalem Wirkungsspektrum verwenden oder insbesondere bei immunkomprimierten Patienten aus Sicherheitsgründen ein breiteres antibakterielles Spektrum vorziehen. Auch die Überlegung, ob eine Monotherapie oder eine Kombinationstherapie sinnvoll ist, hängt sowohl mit der Verbreitung des Spektrums zusammen, wie auch mit einer eventuellen bakteriziden Wirksamkeitssteigerung. Kombinationstherapieformen sind auch heute in einer Zeit von hochaktiven Einzelsubstanzen bei schweren Pseudomonas-, Staphylokokken- und auch Enterokokkeninfektionen zu empfehlen. Die Metabolisierung zumeist über die Leber und die Elimination des individuellen Antibiotikums sollte entsprechend der Leber- und Nierenfunktion des individuellen Patienten berücksichtigt werden, in diesem Zusammenhang sind auch mögliche Interaktionen mit anderen Pharmaka zu bedenken. Da Intensivpatienten infolge ihrer gestörten Bewußtseinslage häufig keine subjektiven Angaben über Befindlichkeitsstörungen machen können, ist die Auswahl möglichst gut verträglicher Substanzen und deren exakte Überwachung von großer Bedeutung. Nicht zuletzt spielt auch heute auf der Intensivstation der Preis eines Antibiotikums eine gewisse, wenn auch nicht entscheidende Rolle; immerhin kann durchaus bei Patienten, die frisch in die Klinik eingewiesen werden, von einer so günstigen Resistenzsituation der meisten Erreger ausgegangen werden, daß zumindestens in der Anfangsphase der Infektionstherapie Standardantibiotika auch durchaus wirksam sind und ohne weiteres eingesetzt werden können.

Überlegungen zum Einsatz des Antibiotikums:

- gezielt/ungezielt
- schmales/breites Spektrum
- β-Laktamase-stabil
- Mono-/Kombinationstherapie
- Kinetik (Leber-/Nierenfunktion)
- Steuerbarkeit (TDM)
- Interaktionen
- Verträglichkeit
- Wirksamkeit (bakterizid/bakteriostatisch)
- Preis

Die Basistherapie mit Antibiotika besteht heute aus Betalactamantibiotika und Aminoglykosiden. Unter den Betalactamantibiotika werden heute die Penizilline, die Cephalosporine und die sog. niedrigen Molekulargewichts-Betalactamantibiotika subsummiert. Zu den letzteren gehören Carbapeneme, Monobactame und Betalactamaseinhibitoren wie Clavulansäure und Sulbactam, die zumeist in Kombination mit Penizillinen eingesetzt werden.

Die Indikationsgebiete der wesentlichen Antibiotika sind in den folgenden Übersichten dargestellt.

Indikationsgebiete von Antibiotika bei Intensivpatienten

I. Antipseudomonassubstanzen
   - Azlocillin, Cefsulodin, Tobramycin, Ciprofloxacin
   Breitspektrumpenizilline
   - Apalcillin, Piperacillin, Mezlocillin, Ticarc. + Clavulans.
   Breitspektrumcephalosporine
   - Cefotaxim, Ceftizoxim, Cefmenoxim, Ceftriaxon
   Breitspektrumcephalosporine mit Pseudomonasaktivität
   - Ceftazidim, Cefoperazon
   Breitspektrumcephalosporine mit anaerober Aktivität
   - Moxalactam, Cefotetan

II. Monobactame − nur gramnegativer Bereich, Ø Pseudomon. Aktiv.
   - Aztreonam
   Carbapeneme − sehr breites, aerobes/anaerobes Spektrum
   - Imipenem/Cilastatin
   Aminoglykoside − zumeist als Kombinationspartner
   - Genta-, Tobra-, Siso-, Netilmicin; Amikacin

III. Antistaphylokokkensubstanzen
   - Oxacillin, Dicloxacill., Flucloxacill.
   Antigrampositive Substanzen
   - Vancomycin, Teicoplanin; Rifampicin
   Antianaerobe Substanzen
   - Metronidazol, Clindamycin, Cephamycine
   Antipneumozystis car. Substanzen
   - Co-Trimoxazol, Penthamidine

Für die Behandlung von Pseudomonasinfektionen werden zumeist Pseudomonas-penizilline wie Azlocillin, Apalcillin, Piperacillin oder pseudomonaswirksame Cephalosporine wie Cefsulodin, Ceftazidim in Kombination mit Aminoglykosiden eingesetzt. In Zukunft könnte den Chinolonen insbesondere bei Resistenz der Betalactamantibiotika eine vermehrte Bedeutung zukommen. Breitspektrumpenizilline verfügen über eine Aktivität gegen Enterobakterien und häufig auch gegen Pseudomonas, wobei das Mezlocillin gegen Pseudomonas nicht optimal wirkt. Entsprechende Cephalosporine mit breitem Spektrum vorwiegend gegen Enterobakterien sind Cefotaxim, Ceftizoxim, Cefmenoxim und Ceftriaxon, die sich durch ihre Pharmakokinetik jedoch beträchtlich unterscheiden. Breitspektrumcephalosporine mit Wirksamkeit gegen Enterobakterien und Pseudomonas sind Ceftazidim und in geringem Umfang auch Cefoperazon. Die Substanz mit dem breitesten aeroben gramnegativen und grampositiven Spektrum sowie auch einer hohen anaeroben Aktivität ist z. Z. das Imipenem/Cilastatin, welches dementsprechend auch als Reserveantibiotikum auf den Intensivstationen eingeordnet werden kann. Das Aztreonam als erstes Produkt in der Gruppe der Monobactame ist nur im gramnegativen Bereich wirksam und verfügt über keine ausreichende Pseudomonasaktivität. Die Aminoglykosidantibiotika Gentamicin, Tobramicin, Netilmicin und Amikacin werden heute zumeist als Kombinationspartner der Penizilline eingesetzt, wobei insbesondere das Amikacin als Reserveaminoglykosid zurückhaltend benutzt werden sollte. Infektionen durch Staphylococcus aureus oder Staphylococcus epidermidis sind insbesondere bei katheterinduzierten Infektionen bei langdauerndem Intensivstationsaufenthalt von besonderer Problematik. Während normalerweise die Isoxazolylpenizilline wie Dicloxacillin oder Flucloxacillin gegen Staphylococcus aureus wirksam sind, muß bei Staphylococcus epidermidis häufig auf Vancomycin, Taichoplanin oder Rifampicin ausgewichen werden. Wie problematisch bei Intensivpatienten die Resistenz von Staphylococcus aureus ausfallen kann, ist in der folgenden Übersicht dargestellt:

Staphylococcus-aureus-Resistenz bei Intensivpatienten
2 chirurgische Intensivstationen − Kiel − XI/1983−III/1984
22 Staphylococcus-aureus − 12 Patienten
Resistent: Penicillin G, Flucloxacillin, Cefazedon, Imipenem, Fosfomycin, Clinda-
    mycin, Gentamicin, Doxycyclin, Erythromycin
Wirksam: Rifampicin, Fusidinsäure, Ciproflox., Vancomycin, Co-Trimoxazol
(Duncker u. Ullmann 1985)

Diese Untersuchung kennzeichnet die Situation auf 2 chirurgischen Intensivstationen in Kiel. Infektionen durch aerobe Erreger wie z. B. die nekrotisierende oder abszedierende Pneumonie oder auch die Peritonitis sind zumeist durch Mischinfektionen und Beteiligung anaerober Erreger wie z. B. Bacteroides fragilis gekennzeichnet und sollten in Kombinationen mit Metronidazol, Clindamycin oder Cephamycinen behandelt werden.

Abschließend soll noch auf 2 Aspekte der Antibiotikatherapie bei Intensivpatienten eingegangen werden − der möglichen Veränderung der Pharmakokinetik und der therapeutischen Steuerung der Therapie mittels sog. Drug Monitoring (TDM).

Von Schentag und Mitarbeitern (1984) liegen Untersuchungen der Cefmenoxim-Pharmakokinetik bei 18 Patienten mit gramnegativen nosokomialen Pneumonien

Tabelle 6. Comparison of Cefmenoxime – Pharmacokinetics between Volunteers/ICU-Patients. (Kemmerich et al. 1984; Schentag et al. 1984)

Pat.:   18 gram-neg. nosocom. pneum.
        mean age: 66 years; dosage: $4 \times 1{,}0$ g

Vol.:   10 (5 mal., 5 fem.) – mean age: 26 y.,
        dosage: 1,0 g. i.v.

	Volunteers	Patients
$t_{50\% \, \beta}$ (h)	$1{,}1 \pm 0{,}04$	$1{,}6 \pm 0{,}7$
Clear$_{tot}$ (ml/min)	206 ± 31	135 ± 75
V_{Dss} (l/kg)	$0{,}16 \pm 0{,}04$	$0{,}20 \pm 0{,}08$
Prot. bind. (%)	43 ± 2	44 ± 14

Tabelle 7. AMG-Therapie bei 84 Patienten mit gramnegativer Sepsis. (Nach Moore et al. 1984a)

Spitzenspiegel (mg/l)	Ergebnis	
	Gestorben (%)	Überlebt (%)
Subtherapeutisch	9 (20,9)	34 (79,1)
Therapeutisch	1 (2,4)	40 (97,6)

vor. Cefmenoxim wurde in einer täglichen Dosis von 4mal 1 g appliziert, und die Serumkinetik wurde an mehreren Tagen während der Behandlung kontrolliert. Bei einem Vergleich zu Daten von Kemmerich und Mitarbeitern (1984) nach 1 g Cefmenoxim Einmalapplikation bei normalen Probanden ergaben sich keine wesentlichen pharmakokinetischen Unterschiede. Sicherlich war die Eliminationshalbwertszeit und die totale Clearance bei den Patienten etwas reduziert, jedoch ist hierbei das mittlere Lebensalter der Patienten von 66 Jahren mit der daraus resultierenden geringeren glomerulären Filtrationsleistung zu berücksichtigen. Proteinbindung im Serum und das Verteilungsvolumen ergaben keine Unterschiede zwischen den Probanden und den Intensivpatienten (Tabelle 6).

Hinsichtlich der großen Bedeutung des therapeutischen Drug Monitorings, zumindest bei Aminoglykosiden, sei auf die Untersuchungen im John-Hopkins-Hospital in Baltimore hingewiesen, wobei sowohl bei Patienten mit gramnegativer Sepsis wie auch bei Patienten mit gramnegativer Pneumonie die Bedeutung von Serumspiegelmessungen klar aufgezeigt wurde. Bei Aminoglykosidspitzenspiegeln im therapeutischen Bereich lagen die klinischen Erfolgsquoten signifikant höher als bei Spiegeln, die im subtherapeutischen Bereich gemessen wurden (Tabelle 7).

Keller et al. (1986) konnten die gleichen Zusammenhänge zwischen therapeutischen Aminoglykosidspiegeln und klinischen Ergebnissen auch bei 50 Hämodialysepatienten mit intensivpflichtigen schwersten Infektionen beobachten und klar dokumentieren.

Zusammenfassend kann festgestellt werden, daß Antibiotika zu den 3 am häufigsten eingesetzten Medikamentengruppen bei Intensivpatienten gehören. Ihre Indikation bei jedem individuellen Patienten kritisch zu würdigen, ihre Notwendigkeit kontinuierlich zu prüfen und auch die vielfältigen Probleme einer Antibiotikatherapie ausreichend zu berücksichtigen, sollte gerade bei Intensivpatienten nachhaltig berücksichtigt werden. Viele Fragen der Antibiotikatherapie bei Intensivpatienten erscheinen noch völlig ungelöst; genannt seien die zahlreichen Interaktionsmöglichkeiten mit anderen Pharmaka, aber auch kinetische Störungen durch Veränderungen der Kreislaufparameter, parenteraler Ernährungsmodalitäten, forcierter Diurese usw. Abschließend soll auch darauf hingewiesen werden, daß Antibiotika bei den zumeist schwersten Grunderkrankungen des Intensivpatienten sicherlich nur selten einen entscheidenden Einfluß auf den Krankheitsablauf nehmen können und deshalb in ihrer Bedeutung nicht überschätzt werden sollten.

Literatur

Daschner FD (1982) Nosocomial infections in intensive care wards: a multi-center prospective study. Intensive Care Med 8:5–9

Duncker D, Ullmann U (1985) Activity of 18 antimicrobial agents against multiresistant strains of Staphylococcus aureus isolated from intensive care patients. Infection [Suppl 1, 2] 13:240–242

Follath F (1985) The use of new broad spectrum antibiotics. Intensive Care Med 11:277–279

Glew RH, Blacklow NR (1985) Approach to fever and use of antibiotics in the treatment of the intensive care patient. In: Rippe JM et al (eds) Intensive care medicine. Little, Brown, Boston, pp 627–639

Keller F, Wagner K, Borner K, Kemmerich B, Lode H, Offermann G, Distler A (1986) Aminoglycoside dosage in hemodialysis patients. J Clin Pharmacol 26:690–695

Kemmerich B, Peters A, Lode H, Borner K, Koeppe P (1983) Comparative pharmacokinetics of cefmenoxime, cefotetan and ceftazidime. 13th Int Congr Chemother, pp 42/13-6

Lode H, Daschner FD (1983) Nosokomiale gramnegative Infektionen. Schweiz Rundschau Med 72:285–289

Moore RD, Smith CR, Lietman PS (1984a) The association of aminoglycoside plasma levels with mortality in patients with gram-negative bacteremia. J Infect Dis 149:443–448

Moore RD, Smith CR, Lietman PS (1984b) Association of aminoglycoside plasma levels with therapeutic outcome in gram-negative pneumonia. Am J Med 77:657–662

Neu H (1984) Current mechanisms of resistance to antimicrobial agents in microorganisms causing infection in the patient at risk for infection. Am J Med 76(5A):11–27

Schentag JJ, Reitberg DP, Cumbo TJ (1984) Cefmenoxime efficacy, safety, and pharmacokinetics in critical care patients with nosocomial pneumonia. Am J Med [Suppl 6S] 77:34–42

Young LS (1981) Fever and septicemia. In: Rubin RH, Young LS (eds) Clinical approach to infection in the compromised host. Plenum Medical, New York, pp 75–104

Indikation zur Behandlung von Pilzinfektionen

G. HÖFFKEN

Von über 50000 Pilzarten haben nur eine begrenzte Anzahl medizinische Bedeutung erlangt. Eine klinisch orientierte Einteilung (Tabelle 1) unterscheidet primär pathogene Pilzarten von den opportunistischen, fakultativ pathogenen Pilzen [2].

Erreger systemischer Pilzinfektionen
1. Primär pathogene Pilze
   Coccidioides brasiliensis
   Paracoccidioides immitis
   Histoplasma capsulatum
   Blastomyces dermatitidis
   Cryptococcus neoformans
2. Opportunistisch pathogene Pilze
   Candida spp.
   Aspergillus spp.
   Mucormyceten
   Geotrichum candidum
   Petriellidium boydii
   Fusarium spp. u. a.

Die erste Gruppe umfaßt vorwiegend Pilze aus dem außereuropäischen Raum. In Europa hat nur Cryptococcus neoformans hiervon eine Bedeutung. Aus der zweiten Gruppe sind besonders Candida spp. hervorzuheben. Die häufigsten menschenpathogenen Vertreter sind C. albicans in 60%, C. tropicalis in 15%, C. glabrata (früher Torulpsis glabrata) in 10% und C. parapsilosis in 5%. Weiterhin sind die Aspergillus spp. und Mucormyzeten mit den humanmedizinisch wichtigen Arten Mucor, Rhizopus, Absidia zu erwähnen. Die anderen Pilzarten, wie Geotrichum spp., werden nur selten im klinischen Material isoliert.

Abwehrmechanismen und Risikofaktoren

Die Abwehr des Makroorganismus gegen Pilze kann in 2 große Komplexe unterteilt werden [4]:

1. Die unspezifischen Abwehrmechanismen: Wesentlichen Anteil spielt hierbei die Integrität der Haut. Ist diese aufgehoben, gewinnen die zellulären Abwehrsysteme, wie die Granulozyten, die Monozyten und Gewebsmakrophagen an Bedeutung.

Klinikum Steglitz der Freien Universität Berlin, Medizinische Klinik, Hindenburgdamm 30, D-1000 Berlin 45

Tabelle 1. Disponierende Faktoren für Pilzinfektionen

A. Physiologische Zustände	Neugeborenenstatus
	Schwangerschaft
	Alter
B. Grundleiden	Hämoblastosen
	Solide Tumoren
	Angeborene/erworbene Immundefekte
	Diabetes mellitus
	Kachexie
C. Iatrogene Faktoren	
1. Medikamente	Kortikosteroide
	Zytostatika
	Immunsuppressiva
2. Sonstige medizinische Maßnahmen	Organverpflanzung, GvhD
	Operationen
	Implantation/Einführen von Fremdmaterial
3. Gestörtes ökologisches Milieu	Krankenhaus (insbesondere Intensivstationen)

2. Gleichzeitig treten spezifische Immunmechanismen auf, die sowohl T-Zell-abhängige Reaktionen mit Ausbildung von Killerzellen und Produktion von Inter-
leukin 2 als auch die Stimulation der B-Lymphocyten umfaßt.

Pilzinfektionen, insbesondere Organ- oder Systemmykosen, weisen praktisch immer
disponierende Faktoren zu ihrer Entstehung auf (Tabelle 1). Diese Abhängigkeit ist
so eng, daß man sogar davon spricht: „the fungal disease is a disease of a diseased"
[8]. Zunehmend an Bedeutung gewinnen hierbei Faktoren, die die Abwehrleistung
durch Eingriffe bzw. Maßnahmen der modernen Medizin beeinträchtigen. Für Patienten auf chirurgischen, anästhesiologischen oder inneren Intensivstationen ist zunächst die Durchbrechung der Haut und Schleimhäute durch medikotechnische Maßnahmen von ganz überragender Bedeutung. Zusätzlich sind immunologische Altera-
tionen auf zellulärer Ebene zu berücksichtigen.

Veränderungen der Abwehrfunktion bei Patienten auf Intensivstationen

  I. Lymphopenie
    Verminderte T-4 und T-8 Zellen
    Verminderte B-Lymphozyten
    Verminderte Proliferation auf mitogene und antigene Reize
    Verminderte Interleukin-2-Freisetzung
 II. Verminderte Aktivität der Granulozyten und mononukleären phagozytierenden
    Zellen
    − verlangsamte Migration
    − eingeschränkte Phagozytosefähigkeit
    − Abnahme des intrazellulären Killings
III. Veränderungen humoraler Faktoren (z. B. Fibronektin)

Neben den unspezifischen Abwehrzellen (den Phagozyten) ist auch die spezifische
B- und T-Zell-abhängige Funktionsleistung bei intensivpflichtigen Patienten im Vergleich zu Gesunden eingeschränkt. Sie sind sowohl von ihren Grunderkrankungen,
den verschiedenen medizinischen Behandlungsmaßnahmen und durch das Umfeld
im Krankenhaus besonders für die Entwicklung einer systemischen oder Organmy-
kose anfällig. Der Nachweis einer Pilzinfektion bereitet jedoch erhebliche Schwierigkeiten.

Anzeichen für eine Pilzinfektion

Es gibt keine klare klinische oder laborchemische Konstellation, die für eine Mykose
pathognomonisch wäre. Die Diagnose „Pilzinfektion" wird zumeist ein „Puzzle" aus
klinischen Befunden, laborchemischen und mikrobiologischen Veränderungen zusammen mit epidemiologischen Überlegungen sein. Folgende Befunde sprechen für
eine Pilzinfektion:

1. Zunächst das Vorliegen der klassischen Infektionszeichen wie Fieber, Tachykardie, Tachypnoe mit den entsprechenden laborchemischen Veränderungen im
   Sinne einer Verbrauchskoagulopathie oder metabolischen Azidose.
2. Der Mißerfolg einer breiten antimikrobiellen Chemotherapie mit Abdeckung
   aller relevanten bakteriellen Keime (grampositive wie gramnegative Aerobier
   und Anaerobier sowie der stationsspezifischen Hospitalkeime).
3. Beim Vorliegen der klassischen Risikofaktoren wie maligne Grunderkrankung
   oder Gabe von Immunsuppressiva.
4. Besonders signifikant unter den Risikofaktoren ist die antibiotische Vorbehandlung, die bei nahezu allen Pilzinfektionen der entscheidende Parameter darstellt.
   Die durch die Antibiotika hervorgerufene veränderte Flora erleichtert die Selek-
   tion resistenter Keime wie die der Pilze auf Haut und Schleimhäuten [10].
5. Bei Candida spp. ist der Verdacht auf eine systemische Mykose dann gerechtfertigt, wenn von mehreren getrennten Körperstellen (insbesondere aus dem Ope-
   rationsbereich, den Eintrittsstellen von Fremdmaterial wie Dauerkatheter, Tra-
   chealtubus oder intravaskulärem Katheter) Pilze wiederholt isoliert werden können [11].
6. Bei liegenden intravaskulären Kathetern ist die Isolierung von Candida spp. aus
   dem Blut hochverdächtig für eine systemische Candidiasis, jedoch kein Beweis.
7. Ein wichtiger, häufig vernachlässigter klinischer Hinweis sind sekundäre Ab-
   siedlungen, z. B. in der Retina. Die Assoziation einer Candidasepsis mit einer
   Endophthalmitis ist so eng, daß Solomkin et al. (1980) bei entsprechenden Risiko-
   patienten von einer Therapieindikation ohne positive Blutkulturen für Candida
   spp. ausgeht [10].

Pilzdiagnostik

Eine Mykose kann dann als gesichert gelten, wenn ein histologischer Nachweis des
Pilzes im Gewebe mit entsprechender Zellreaktion vorliegt. Diese Konstellation ist

jedoch selten. Viel häufiger wird man mit mikrobiologischen Befunden von sterilen oder unsterilen Körperflüssigkeiten des Patienten konfrontiert, deren klinische Einordnung und Bewertung schwierig ist. Der Nachweis von Pilzen in Liquor, Pleura oder Gelenkerguß (sowohl von Candida spp. als auch von anderen Pilzen) ist bei der entsprechenden klinischen Symptomatologie ein hinreichender Ausdruck für eine systemische Mykose. Positive Blutkulturen mit Candida spp. bei liegenden Venenkathetern reflektieren jedoch zunächst eine Kolonisation der Katheterspitze. Es ist bekannt, daß mit zunehmender Verweildauer des Katheters die Häufigkeit positiver Blutkulturen steigt [7]. Eine positive Blutkultur kann erst dann als signifikant angesehen werden, wenn sie 24 h nach Entfernen aller intravaskulärer Zugänge verifiziert wird.

Ob sich hieraus jedoch eine Therapieindikation ableiten läßt, muß jedoch offenbleiben. Hier sind weitere Umstände wie der gesamte klinische Verlauf, auch die Möglichkeit der Reduktion einer bestehenden Immunsuppression zu berücksichtigen. Inwieweit ein Absetzen der Antibiotikatherapie bei positiven Blutkulturen mit Candida spp. gerechtfertigt ist, ist auch in der Literatur unsicher. Prospektive Studien zu dieser Frage sind nicht vorhanden und retrospektive Analysen scheinen keinen Wert einer solchen Maßnahme erkennen zu lassen [11].

Kolonisation und Infektion

Da Candida spp. schon normalerweise in bis zu 40% in unsterilen Materialien wie Sputum und Stuhl bei gesunden Menschen auftreten, ist der Nachweis bei einem intensivpflichtigen Patienten zunächst ohne klinische Bedeutung [6]. Interessant ist, daß mit zunehmender Verweildauer der Patienten im Krankenhaus bzw. auf der Intensivstation die Häufigkeit des Pilznachweises in Überwachungskulturen am Patienten zunimmt [6]. Ähnliche Phänomene sind bei gramnegativen Bakterien beschrieben und werden auf veränderte Adhärenzmechanismen zurückgeführt. Veränderungen humoraler Faktoren, wie z.B. der Abfall von Fibronektin, scheinen hier eine entscheidende Rolle zu spielen [3].

So besteht eine Korrelation zwischen der Häufigkeit der mikrobiellen Kolonisation in der Trachea und der Dauer der Intubation. Aus der Untersuchung von Pellinen et al. (1980) auf einer interdisziplinären Intensivstation läßt sich diese Abhängigkeit sowohl für bakterielle Erreger als auch für Candida spp. zeigen [6]. Eine ähnliche Korrelation gilt auch für andere Körperregionen. Der Pilznachweis an diesen Stellen ist für sich allein genommen Ausdruck einer Kolonisation durch einen saprophytären Keim. Er reflektiert keine Infektion, so daß hieraus eine Therapieindikation nicht abgeleitet werden kann. Sicherlich anders zu beurteilen sind mykologische Befunde, die gleichzeitig von mehreren unterschiedlichen Körperregionen auf Pilze hinweisen.

Solomkin et al. 1982 zeigten eine enge Beziehung zwischen Anzahl von Körperregionen mit positivem Pilznachweis (ausschließlich Candida spp.) und der Häufigkeit positiver Blutkulturen und damit auch der Letalität [11]. Diese Autoren untersuchten 56 Patienten, die einem abdominalchirurgischen Eingriff unterzogen worden waren. Alle Patienten waren wegen einer sekundären Infektion im Abdominalraum auf der chirurgischen Intensivstation weiterbetreut worden. Mit steigender Anzahl pilzpositiver Körperregionen wie Rachenabstrich, Urin, Aszites, Stuhl, Hautläsionen und aus dem Operationsgebiet stieg auch die Wahrscheinlichkeit von positiven Blutkulturen. Diese Befunde sprechen dafür, daß routinemäßige Beobachtungskulturen an separaten Körperregionen während des Aufenthaltes auf einer Intensivstation als Marker für eine mögliche systemische Infektion durch Candida spp. gewertet werden können. Eine Korrelation besteht, wenngleich ein bloßer Nachweis von Pilzen in Überwachungskulturen keinen Beweis für eine systemische Pilzinfektion darstellt.

Spezifität von Überwachungskulturen

Nicht alle Körperregionen besitzen als Marker für die Entwicklung einer Mykose den gleichen prädiktiven Wert. Sandford et al. 1980 untersuchten 89 neutropenische Patienten, inwieweit ein Zusammenhang zwischen den Erregern der Überwachungskulturen und den Erregern systemischer Pilzinfektionen bestand [9]. Sie errechneten hierbei einen „prädiktiven Wert" der Überwachungskulturen, berechnet als der Prozentsatz der Patienten mit Pilzen in den Überwachungskulturen und systemischer Pilzinfektion zu allen Patienten mit positiven Überwachungskulturen für Pilze. Dieser Wert betrug für die Körpersekrete Urin, Stuhl und Rachensekret, die für Überwachungskulturen ausgewählt worden waren, 79–83%. Dieser Wert sagt jedoch wenig über die diagnostische Bedeutung positiver Kulturen im Hinblick auf die Vorhersage einer systemischen Pilzinfektion aus. Denn Überwachungskulturen brauchen erst dann positiv werden, wenn eine systemische Infektion schon besteht. Wurden nur die Überwachungskulturen gewertet, die vor Nachweis einer systemischen Infektion positiv waren, so wiesen ausschließlich die Befunde des oberen Respirationstraktes einen signifikanten prädiktiven Wert auf (64% versus 17%). Dies galt zudem nur für C. tropicalis und nicht für C. albicans.

Dem Nachweis von Kryptokokken und Mukormyzeten in Überwachungskulturen von sterilen oder unsterilen Materialien kommt ein wesentlicher diagnostischer Wert zu. Hier sollte von einer manifesten Mykose ausgegangen werden. Die Isolierung von Aspergillus spp. aus Sekreten des oberen Respirationstraktes braucht jedoch nur eine Kolonisation mit sog. dormant cells ohne Krankheitsbedeutung zu sein. Nach den Untersuchungen von Treger et al. 1985 gewinnt der mehrfache Nachweis von Aspergillus spp. in den Sekreten des oberen Respirationstraktes allerdings einen besonderen diagnostischen Wert. Nach diesen Autoren besteht eine enge Korrelation zwischen dem repetitiven Nachweis von Aspergillus spp. (ausschließlich A. fumigatus, A. niger, A. flavus) in Sekreten des Respirationstraktes und der Entwicklung einer systemischen Aspergillose [12].

Serologische Untersuchungen

Ein weiterer Baustein in der Pilzdiagnostik sind die serologischen Verfahren. Ein Nachteil dieser Verfahren ist der Mangel an standardisiertem Antigen bzw. an stan-

Tabelle 2. Candidadiagnostik

		Sensitivität	Spezifität
I	Serologie – Antikörpernachweis		
	Hämagglutination	Sowohl falsch-positive	
	Indirekte Immunfluoreszens	wie falsch-negative Befunde	
	Counterelektrophorese		
II	Serologie – Antigennachweis		
	Latexagglutination	67%	100%
	RIA	40%	100%
	ELISA	100%	100%
	Hämagglutinationsinhibition	32%	100%
III	Nachweis metabolischer Produkte		
	d-Arabinitol	55%	79%

dardisiertem Referenzserum [5]. Sowohl für den Antikörpernachweis als auch für den Antigennachweis stehen verschiedene Testsysteme zur Verfügung (Tabelle 2). Am gebräuchlichsten für den Antikörpernachweis bei Candidainfektionen ist sicherlich die Hämagglutination. Es werden Antikörper vorwiegend vom IgM-Typ gegen Polysaccharide nachgewiesen. Weder die Spezifität noch die Sensitivität dieses Tests sind ausreichend hoch, da falsch-positive wie falsch-negative Resultate nicht selten sind. Für die Routinediagnostik hat sich beim Antigennachweis der Latexagglutinationstest durchgesetzt. Mit diesem Test werden zytoplasmatische Antigene, die beim Abbau der Pilze in den Makrophagen freigesetzt werden, nachgewiesen [1]. Die anderen Methoden werden vorwiegend in Speziallabors angewandt. Am vielversprechendsten erscheint übereinstimmend der ELISA-Test zu sein [5].

Der Nachweis metabolischer Produkte wird nur in wenigen Speziallabors durchgeführt. Mit d-Arabinitol werden häufig falsch-positive wie falsch-negative Testergebnisse erzielt, so daß diese Untersuchung keinen Fortschritt bedeutet [1, 5]. Aus einem einzelnen serologischen Titer oder Wert kann keine Indikation für eine Therapie abgeleitet werden. Wertvolle Hinweise geben serielle Untersuchungen, die aber auch nur im Gesamtzusammenhang gesehen werden dürfen [5].

Wie für Candida spp. werden auch zur serologischen Diagnostik von Aspergillusinfektionen sowohl Untersuchungen für den Nachweis von Antikörpern wie von Antigenen angeboten. Ihr prädiktiver Wert ist generell gering, so daß sie häufig nur einen bestätigenden Charakter haben. Eine wichtige Hilfe für die Diagnostik einer Kryptokokkeninfektion ist der Kryptokokkusantigennachweis durch die Latexagglutination. Der Test ist hochspezifisch für eine Kryptokokkeninfektion. Für Mukormyzeten existiert zur Zeit kein brauchbarer Test.

Zusammenfassung

Trotz zunehmender Kenntnis der Pathogenese der Pilzinfektionen, der disponierenden Faktoren und dem Einsatz mykologischer und serologischer Verfahren bleibt die Diagnose einer systemischen Mykose schwierig. Sie setzt sich aus klinischen, laborchemischen und epidemiologischen Bausteinen zusammen. Ein begründeter Verdacht auf eine systemische Pilzinfektion besteht, wenn

1. ein direkter Pilznachweis im Gewebe mit entsprechenden zellulären Reaktionen vorliegt,
2. der Patient trotz einer breiten antibiotischen Therapie nicht entfiebert und weitere Kriterien aufweist wie
   - Abwehrschwäche,
   - vorausgegangene Antibiotikatherapie,
   - Pilznachweis in sterilen Materialien,
   - mehrfacher Nachweis von Pilzen von unterschiedlichen Überwachungskulturen,
   - positive serologische Tests (Titeranstieg im Verlauf).

Literatur

1. Gentry LO, Wilkinson ID, Lea AS, Price MF (1983) Latex agglutination test for detection of candida antigen in patients with disseminated disease. Eur J Clin Microbiol 2:122–128
2. Höffken G, Lode H (1982) Systemische antimykotische Therapie. Dtsch Med Wochenschr 107: 1446–1450
3. Johanson Jr WG (1984) Significance of pharyngeal aspiration and bacterial adherence mechanism in pathogenesis of pneumonias. In: Lode H, Kemmerich B, Klastersky J (Hrsg) Aktuelle Aspekte der bakteriellen und nichtbakteriellen Pneumonien. Thieme, Stuttgart, S 22–28
4. Kirkpatrick CH (1984) Host factors in defense against fungal infections. Am J Med 4(D):1–12
5. Kozinn P, Taschdjian L (1985) Laboratory diagnosis of candidiasis. In: Bodey GP, Fainstein V (eds) Candidiasis. Raven, New York
6. Pellinen TJ, Valtonen VV, Luomanmäki K, Sivonen A, Virtanen KS (1983) The microbial colonization due to medical devices in intensive care patients with special emphasis on candida albicans. Ann Clin Res 15:62–65
7. DeLeon SP, Critchley S, Wenzel RP (1984) Polymicrobial bloodstream infections related to prolonged vascular catheterization. Crit Care Med 10:856–859
8. Roberts SOB, Hay RJ, Mackenzie DWR (1984) A clinican's guide to fungal disease. Marcel Dekker, New York
9. Sandford GR, Merz WG, Wingard JR, Charache P, Saral R (1980) The value of fungal surveillance cultures as predictors of systemic fungal infections. J Infect Dis 4:503–509
10. Solomkin JS, Flohr AB, Qui PG, Simmons RL (1980) The role of candida in intraperitoneal infections. Surgery 88:524–530
11. Solomkin JS, Flohr A, Simons RL (1982) Candida infections in surgical patients. Ann Surg 195: 177–185
12. Treger TR, Visscher DW, Bartlett MS, Smith JW (1985) Diagnosis of pulmonary infection caused by aspergillus: usefulness of respiratory cultures. J Infect Dis 3:572–576

Besonderheiten der Pharmakotherapie in der neonatalen Intensivmedizin

G. Heimann

Das Ausmaß der Therapieunsicherheit in der Kinderheilkunde ist bei keiner anderen Patientengruppe größer als in der neonatalen Intensivmedizin. Während für den gesunden heranwachsenden Organismus bereits Orientierungsdaten zur Entwicklungspharmakologie vorliegen, so sind entsprechende Basisinformationen für das prämature und dysmature Neugeborene eher lückenhaft (Ankermann 1973; Morselli 1977; Rane 1980). Medizinisch-technische Entwicklungen haben es ermöglicht, daß intensivmedizinische Maßnahmen zur Überbrückung nichtadäquater Vitalfunktionen für sehr unreife Lebendgeborene erfolgreich angewendet werden können. An diesem Erfolg sind im Regelfall 10–12 Pharmaka beteiligt, von denen 6–8 gleichzeitig verabreicht werden müssen. Die oft geäußerte Kritik, in diesem Lebensabschnitt werde experimentelle Medizin betrieben, kann heute weitgehend entkräftet werden. Dies gilt im gewissen Umfang auch für die Arzneimitteltherapie, da einige Grundprinzipien der klinischen Pharmakologie des Neonaten bekannt sind und Methoden für ein individuelles Drug-Monitoring zur Verfügung stehen. Für diejenigen Regelgrößen, die Konzentrationszeitprofile im Organismus zu beeinflussen vermögen, d. h die Absorption, Verteilung, Metabolisierung und Ausscheidung lassen sich folgende Grundregeln aufstellen.

Die orale Verabreichung von Pharmaka ist für die Neonatalperiode, insbesondere unter intensivmedizinischen Bedingungen, eine ungeeignete Applikationsform, da eine ausreichende Bioverfügbarkeit nicht gewährleistet ist. Funktionell ist beim Neonaten die Magenverweildauer verlängert und die Magen-Darm-Motilität geringer als bei älteren Kindern (Smith u. Nelson 1976). Dies sollte zunächst zu einer Verzögerung der intestinalen Absorption führen. Darüber hinaus ist aber auch die Absorptionskapazität des Intestinums beim Neonaten vermindert. Dies ließe sich für zahlreiche Pharmaka, darunter antimikrobiell wirksame Substanzen und Antikonvulsiva, nachweisen (Heimann 1977). Werden Pentosen wie Xylose und Arabinose in steigender Dosierung oral verabreicht, so kann eine dosisdisproportionale Resorption beobachtet werden, die altersabhängigen Faktoren unterliegt (Heimann 1977). Die Relation zwischen verabreichter Menge und Resorptionsgeschwindigkeit liefert im Transformationsplot nach Woolf (zit. n. Segel 1968) Kenngrößen für die maximale Resorptionsgeschwindigkeit und die Resorptionskapazität (Abb. 1 und 2). Danach haben Neugeborene nicht nur eine geringere maximale Absorptionsgeschwindigkeit, sondern auch eine verminderte Resorptionskapazität. Die Gründe dafür scheinen weniger durch morphometrische als durch funktionelle Besonderheiten bedingt zu sein. Ob dabei die Dicke der sog. „unstirred-layer-phase" des Darmepithels und der nachweisbare pH-Gradient zwischen Darmlumen, Unstirred-layer-phase

Direktor der Kinderklinik der RWTH Aachen, Pauwelsstraße, D-5100 Aachen

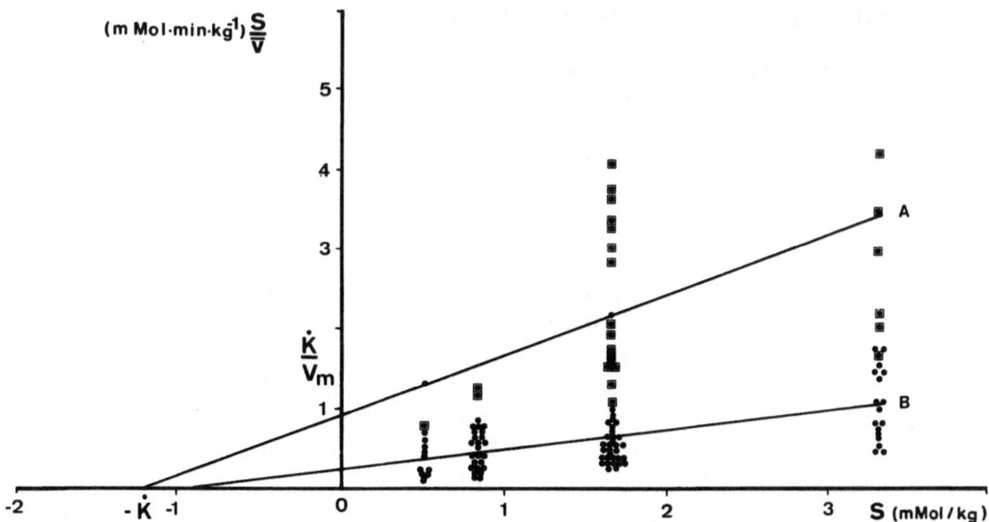

Abb. 1. Resorptionsgeschwindigkeit von L-Arabinose in Abhängigkeit von der oralen Dosierung, dargestellt im Transformationsplot nach Woolf (zit. n. Segel 1968). S orale Dosis/kg, v initiale Resorptionsgeschwindigkeit, A Neugeborene 0–4 Wochen, B ältere Kinder

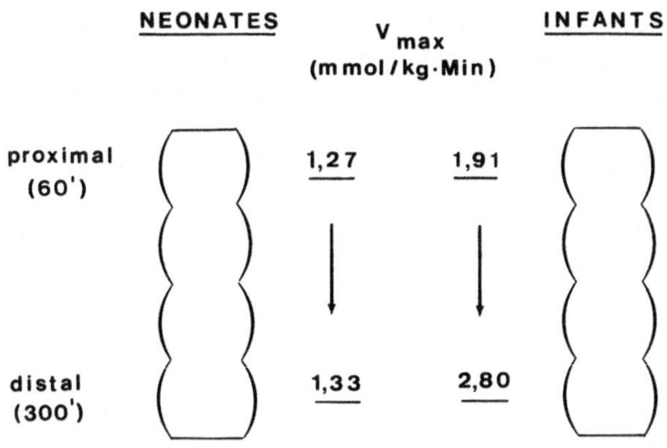

Abb. 2. Maximale Resorptionsgeschwindigkeit (V_{max}) und Resorptionskapazität (1/K) in Abhängigkeit vom Lebensalter. V_{max} nimmt bei Neugeborenen in von proximal nach distal gelegenen Dünndarmabschnitten nicht mehr zu, bei älteren Kindern steigt der Wert von 1,91 auf 2,8 an

und Enterozyt altersspezifischen Veränderungen unterliegt, ist noch ungeklärt. Als Konsequenz dieser alterspezifischen Besonderheit ist festzustellen, daß die orale Arzneimittelgabe bei Neugeborenen kein sicherer Applikationsweg ist und insbesondere unter den Bedingungen der Intensivmedizin unterbleiben sollte.

Die Verteilung eines Pharmakons im Organismus wird im wesentlichen von den physikochemischen Eigenschaften der Substanz und der Körperzusammensetzung bestimmt. Beim Neugeborenen ist nicht nur der Anteil von Fett- und Muskelmasse an der Gesamtkörpermasse von der älterer Kinder verschieden, insbesondere die Größe der Flüssigkeitsräume, wie das extrazelluläre Flüssigkeitsvolumen (ECF) und das Gesamtkörperwasser (GKW) variiert erheblich von der älterer Kinder (Abb. 3)

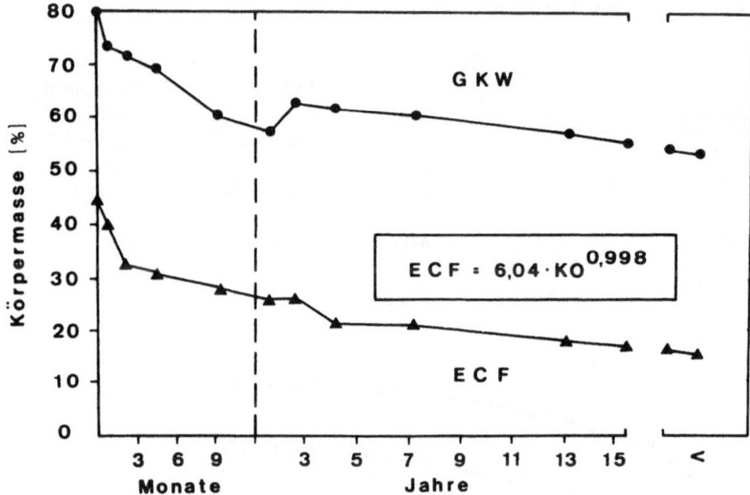

Abb. 3. Größe der wichtigsten Flüssigkeitsräume des Organismus in % der Körpermasse in Relation zum Lebensalter. (Friis-Hansen 1961). *GKW* Gesamtkörperwasser, *ECF* extrazelluläres Flüssigkeitsvolumen, *KO* Körperoberfläche

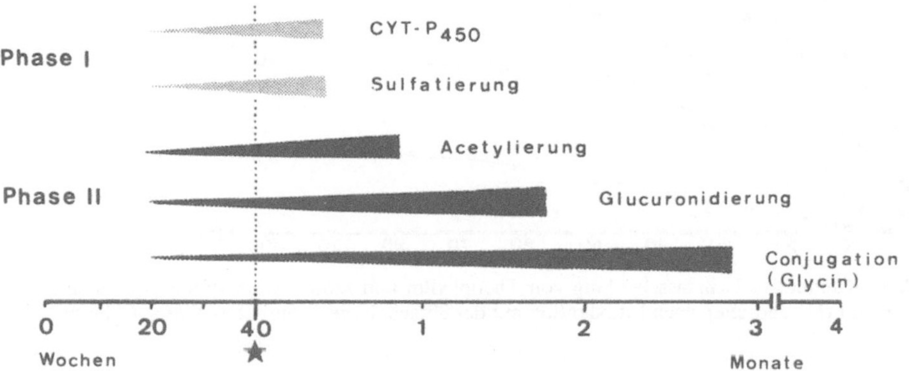

Abb. 4. Zeitraster der Entwicklung hepatischer metabolischer Leistungen des Arzneimittelstoffwechsels. (★) = Zeitpunkt der Geburt nach 40 Gestationswochen

(Friis-Hansen 1961; Burmeister 1961; Smith u. Nelson 1976). Die nahezu lineare Korrelation zwischen der Körperoberfläche und dem extrazellulären Flüssigkeitsvolumen (Abb. 3) hat zur Aufstellung der sog. Oberflächenregel der altersbezogenen Dosierung geführt. Diese Schätzung ist aber nur dann zulässig, wenn sich das Pharmakon vorwiegend im extrazellulären Flüssigkeitsvolumen verteilt und alle übrigen Regelgrößen, wie die Metabolisierung und Ausscheidung konstant bleiben. Diese Voraussetzungen sind vor allem in der Neugeborenenperiode nicht erfüllt.

Die Leber als zentrales Organ des Arzneimittelmetabolismus unterliegt physiologischen Anpassungsmechanismen, die am häufigsten zu einer eingeschränkten Metabolisierungskapazität führen. Wesentlich seltener ist die Enzymaktivität der

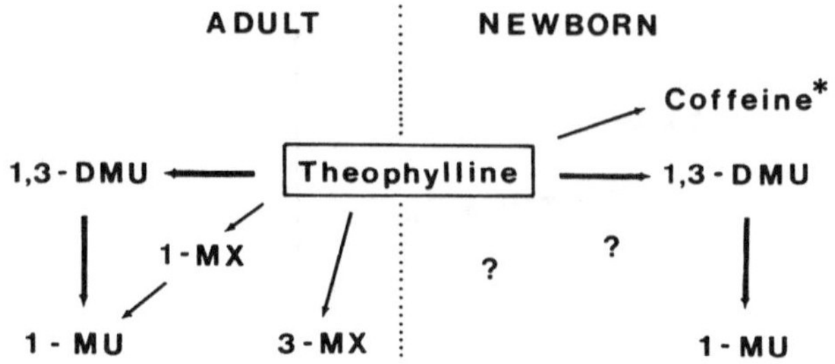

Abb. 5. Metabolisierungsmuster von Theophyllin beim Erwachsenen und Neugeborenen 1,3-DMU = 1,3-Dimethylharnsäure. *1-MU* 1-Methylharnsäure, *3-MX* 3-Methylxanthin, *1-MX* 1-Methylxanthin

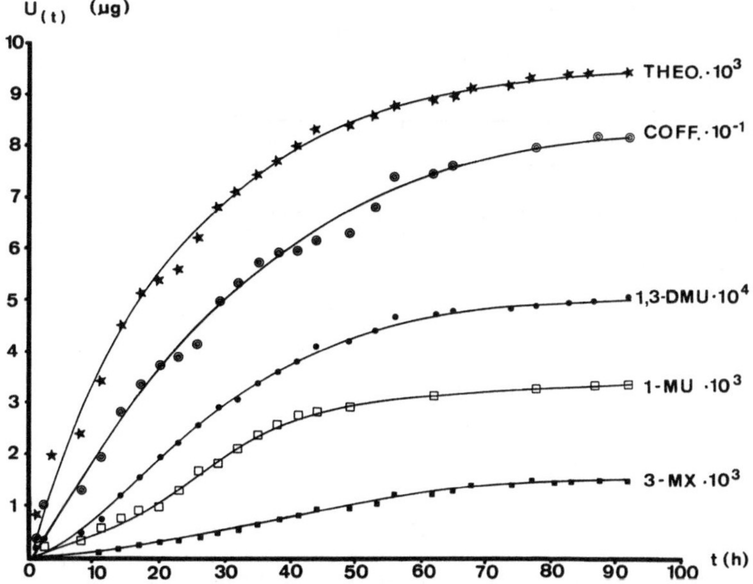

Abb. 6. Kumulative Urinausscheidung von Theophyllin und seinen Metaboliten bei einem 1500 g schweren Frühgeborenen nach Intoxikation mit der 30fachen therapeutischen Dosis. (Abkürzungen s. Abb. 5)

Erwachsener vergleichbar, in Ausnahmefällen wird ein alternativer Stoffwechselweg eingeschlagen. Für die Dauer der Anpassung der wichtigsten enzymatischen Leistungen der Phase-I- und Phase-II-Reaktionen können heute postnatale Zeitspannen angegeben werden (Abb. 4). Danach benötigen die Oxidationsreaktionen nur einige Wochen zur Adaptation, die Konjugationsreaktionen längere Zeitabschnitte bis zum 3. Lebensmonat (Heimann 1981).

Die Metabolisierung von Theophyllin, das in der Neugeborenenperiode zur Behandlung von Apnoen bei Unreife des Atemzentrums eingesetzt wird (Kuzemko u. Paala 1973), ist ein Beispiel für die Komplexität der altersspezifischen Reaktionsweise der Leber (Abb. 5). Ähnlich wie beim Erwachsenen wird Theophyllin zu 1,3-Dimethylharnsäure und 1-Methylharnsäure metabolisiert. Unter der üblichen Dosierung wird weder im Blut noch im Urin der Metabolit 1-Methylxanthin gefunden. Dagegen ist der Neonat in der Lage, Koffein zu bilden, das im Blut bis zu 50% der

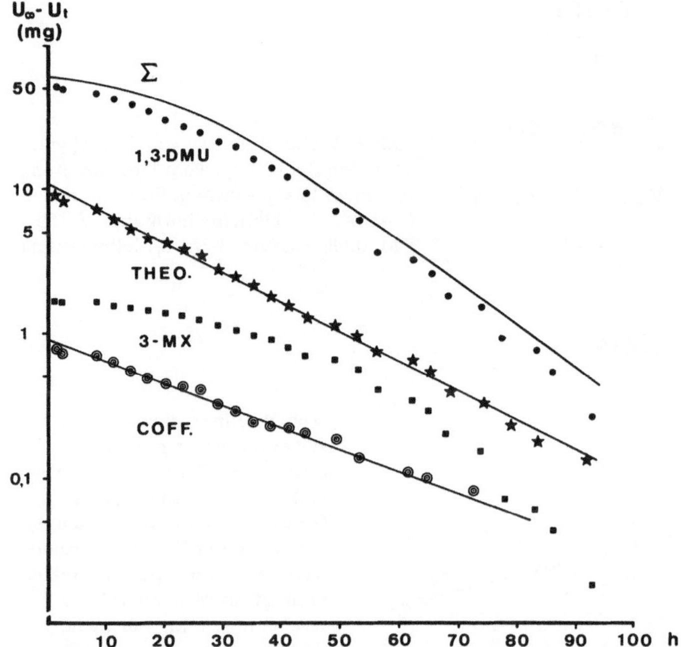

Abb. 7. Darstellung der kinetischen Kenngrößen mit Hilfe der Sigma-Minus-Methode außerhalb des sättigungskinetischen Bereichs. U_∞ Gesamtmenge im Organismus, U_t renal eliminierte Arzneimittel und Metabolitenmenge in Abhängigkeit von der Zeit

Theophyllinkonzentration erreichen kann (Aranda et al. 1981). Die Ursachen für dieses altersspezifische Metabolisierungsmuster sind noch unbekannt. Es ist anzunehmen, daß neben den Oxidasen auch die Demethylasen vorhanden sind, ihre maximale Reaktionsgeschwindigkeit aber erst allmählich durch Zunahme der Menge des Enzymproteins erreicht wird.

Am Beispiel einer iatrogenen Intoxikation mit Theophyllin bei einem 1500 g schweren Frühgeborenen wird dies deutlich. Nach irrtümlicher Verabreichung einer um den Faktor 30 höheren Dosis konnte der Konzentrationsverlauf von Theophyllin einschließlich seiner Metabolite im Serum und Urin verfolgt werden (Abb. 6 und 7). Mit Hilfe der Sigma-Minus-Methode wurden die Konstanten der Sättigungskinetik ermittelt. Danach ist ein Frühgeborenes mit einem Gewicht von 1500 g in der Lage, Theophyllin mit einer maximalen Reaktionsgeschwindigkeit von 1,2 mg/h durch eine C_8-Oxidation zu 1,3-Dimethylharnsäure zu metabolisieren. Die Umwandlung zu Koffein erfolgt scheinbar konzentrationsabhängig im Sinne einer Reaktion erster Ordnung. Der unter normalen therapeutischen Bedingungen fehlende Metabolit 1-Methylxanthin ist jetzt nachweisbar. Bei einer maximalen Reaktionsgeschwindigkeit von 17 µg/h ist diese Aktivität der N_1-Demethylierung aber deutlich geringer als im späteren Lebensalter (Abb. 8). (Das Frühgeborene hat diese Intoxikation ohne jedwede Spätfolgen überlebt.)

Für die endgültige Elimination von Pharmaka aus dem Organismus übernimmt die Niere eine zentrale Regulatorfunktion. Die Nephrogenese ist bis zur 35. Lebens-

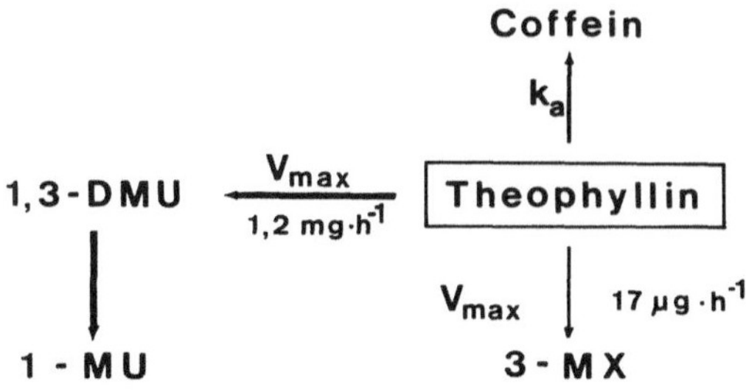

Abb. 8. Metabolisierung von Theophyllin unter den Bedingungen der Überdosierung bei einem 1500 g schweren Frühgeborenen. *1,3-DMU* 1,3-Dimethylharnsäure, *1-MU* 1-Methylharnsäure, *3-MX* 3-Methylxanthin

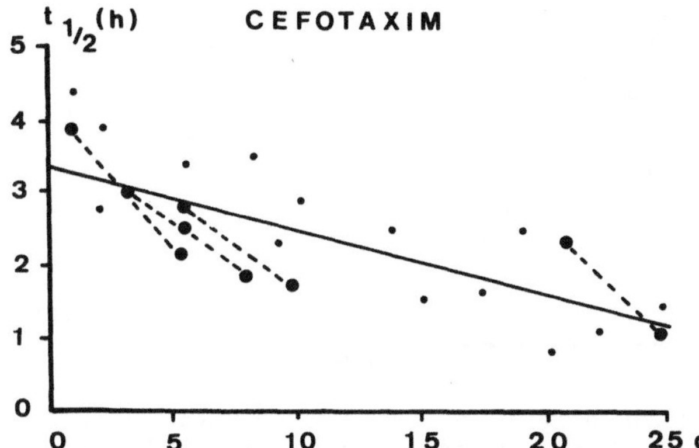

Abb. 9. Eliminationshalbwertszeit von Cefotaxim nach einmaliger i.v.-Gabe in Abhängigkeit vom Lebensalter in Tagen (●) wird bei einzelnen Patienten die Größe der Eliminationshalbwertszeit unter repetitiver Gabe verfolgt, so verkürzt sich diese rascher als die ursprüngliche Altersregression dies erwarten läßt (●)

woche abgeschlossen, danach nimmt nur noch die Zellmasse der Niere zu (Guignard 1982). Mit dem Zeitpunkt der Geburt beginnt eine erhebliche Zunahme der renalen Funktionsleistung zur endgültigen Norm des Erwachsenen. Für die einzelnen Teilleistungen erfolgt diese Anpassung allerdings mit unterschiedlicher Geschwindigkeit. Die glomeruläre Filtration gemessen an der Inulinclearance ist nach etwa 2–3 Wochen angepaßt, während die tubuläre Sekretionsleistung längere Zeitabschnitte beansprucht (Smith u. Nelson 1976; Guignard et al. 1975). Es besteht eine glomeruläre-tubuläre Imbalance, die um so ausgeprägter ist, je unreifer das Neugeborene ist (Aperia et al. 1983). Dies hat einmal Konsequenzen für die Eliminationshalbwertszeit renal eliminierter Pharmaka, für die entsprechende Orientierungsdaten bezogen auf das Lebensalter und den Reifegrad vorliegen (Heimann 1981). Mit Hilfe dieser Daten können altersentsprechende Dosierungen geschätzt werden. Dabei bleibt zu berücksichtigen, daß sich die Eliminationshalbwertszeit im Laufe der Therapie schneller verkürzen kann, als dies allein vom Lebensalter zu erwarten wäre.

Am Beispiel der Eliminationsgeschwindigkeit eines renal eliminierten Cephalosporins wird dies deutlich (Abb. 9). Verfolgt man die Veränderung der Eliminationshalbwertszeit von Cefotaxim bei einem Neugeborenen in Relation zum Lebensalter, so ist die Verkürzung der Eliminationshalbwertszeit unter der kontinuierlichen Therapie ausgeprägter als dies allein vom Lebensalter zu erwarten wäre (Abb. 9). Ob dies Ausdruck eines „Induktionseffekts" auf die renalen Eliminationsmechanismen ist, bleibt noch offen. Von tierexperimentellen Studien ist allerdings bekannt, daß die tubuläre Sekretion von Penizillin in Relation zum Lebensalter der Tiere größer

$$\dot{c}_* = \frac{\dot{D}}{Cl_{tot}}$$

$$\dot{c}_* = \frac{\dot{D}}{(Cl_{ren} \cdot Cl_{met})}$$

$$\dot{c}_* = \frac{\dot{D}}{(f_a \cdot Cl_{ren}) \cdot (f_a \cdot Cl_{met})}$$

Abb. 10. Beziehung zwischen Konzentration ($\dot{c}_*$) Dosis pro Zeiteinheit ($\dot{D}$) und totale Arzneimittelclearance (Cl_{tot}). (Abkürzungen s. Text)

war, wenn eine Vorbehandlung stattgefunden hatte (Spitzer u. Brandis 1974). Diese Phänomene verlangen, daß die therapeutische Breite eines β-Lactam-Antibiotikums voll ausgeschöpft werden muß, um im Laufe der Therapie nicht in den Bereich der Unterdosierung zu gelangen.

Die bis hier genannten altersspezifischen Besonderheiten beeinflussen das Konzentrationszeitprofil eines Pharmakons und lassen sich in einer vereinfachten Betrachtung wie folgt zusammenfassen (Abb. 10). Um eine notwendige steady-state-Konzentration ($\dot{c}_*$) aufrechtzuerhalten, kann die im Zeitintervall verabreichte Dosis ($\dot{D}$) variiert werden. Der heranwachsende Organismus eliminiert diese entsprechend der totalen individuellen Gesamtclearance des Pharmakons (Cl_{tot}). Diese totale Clearance setzt sich im Regelfall aus der metabolischen (Cl_{met}) und der renalen Clearance (Cl_{ren}) zusammen. Beide Größen sind aber Funktionen des Lebensalters und des Reifegrades des Neugeborenen, die für den einzelnen erkrankten Patienten unter den Bedingungen der intensivmedizinischen Therapie kaum abschätzbar sind.

Die Sicherung des Therapieerfolgs wird zusätzlich dadurch erschwert, daß sich nicht nur die pharmakokinetisch relevanten Regelgrößen altersspezifisch verhalten, auch die pharmakologische Wirkung am Rezeptor und damit die Pharmakodynamik kann vom Lebensalter beeinflußt werden. Am Beispiel der Nephrotoxizität von Aminoglykosiden soll dies erläutert werden.

Nach repetitiver Aminoglykosidgabe stellt sich innerhalb von 2–3 Tagen bei Früh- und Neugeborenen eine Steady-state-Konzentration ein. Nach Beendigung der Therapie kann zunächst eine Eliminationsphase im Plasma (β-slope) verfolgt werden, die im wesentlichen von der glomerulären Filtrationsleistung der Niere determiniert wird und deshalb beim Frühgeborenen langsamer abläuft als beim reifen Neugeborenen (Abb. 11). Die anschließend langsamere γ-Eliminationsphase ist Ausdruck der Freigabe von Aminoglykosid aus dem tiefen Kompartiment, zu dem auch die Niere gerechnet werden kann (Schentag u. Jusko 1977). Die auf der Grundlage eines Dreikompartimentmodells berechneten kinetischen Parameter zeigen, daß die therapeutisch relevante Halbwertszeit bei Neugeborenen deutlich länger ist als bei älteren Kindern, die Akkumulation eines Aminoglykosids im tiefen Kompartiment, ausgedrückt durch den Quotienten $X_T : X_B$, d. h. der Menge des Aminoglykosids im tiefen Kompartiment zur Gesamtmenge im Organismus, beim Neugeborenen aber geringer als beim älteren Kind ist (Abb. 12) (Heimann 1983). Diese durch kinetische Berechnungen ermittelte Aussage stimmt mit der klinisch-empirischen Beobachtung überein, daß Neugeborene, sofern ihre Nierenfunktion physiologisch angepaßt ist, seltener eine aminoglykosidinduzierte Nephrotoxizität zeigen als ältere Kinder und Erwachsene. Diese Beobachtung wird zusätzlich gestützt durch Daten zur Ausscheidung sog. Markerenzyme der Nephrotoxizität. In dem Maße wie

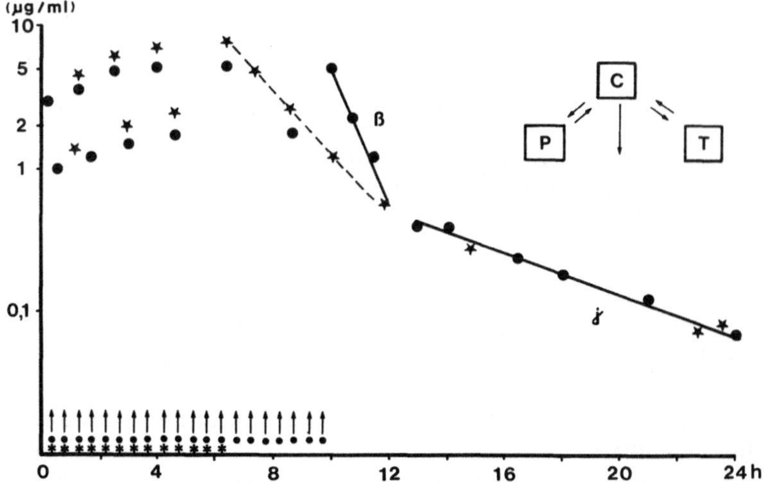

Abb. 11. Konzentrationsverlauf von Gentamycin nach repetitiver Gabe bei einem reifen Neugeborenen (●) und Frühgeborenen (★). *C* zentrales Kompartiment, *P* peripheres Kompartiment, *T* tiefes Gewebskompartiment

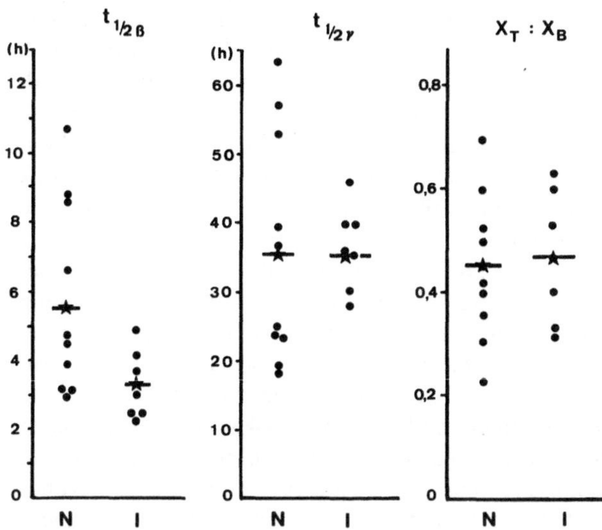

Abb. 12. Kinetische Parameter von Gentamycin bei Neugeborenen *(N)* und älteren Kindern *(I)* berechnet auf der Grundlage eines offenen 3-Kompartimentmodells. $t_{1/2\,\beta}$ β-Eliminationshalbwertszeit, $t_{1/2\,\gamma}$ γ-Eliminationshalbwertszeit, X_T Menge des Aminoglykosids im tiefen Kompartiment, X_B Menge des Aminoglykosids im übrigen Organismus

die proximale Tubuluszelle des Nephrons Aminoglykoside aufnimmt, werden brush-border-assoziierte Enzyme wie AAP und GGT ebenso vermehrt ausgeschieden wie die lysosomalen Enzyme γ-GT und NAG (Mondorf et al. 1978; Scherberich u. Mondorf 1979). Die basale Sekretion dieser Enzyme ohne Aminoglykosidtherapie ist bezogen auf die Körperoberfläche bei Neugeborenen deutlich geringer als bei älteren Kindern (Heimann 1983). Dies kann als zusätzlicher Hinweis dafür gewertet werden, daß die tubulären Zellen des Nephrons sich morphometrisch und funktionell

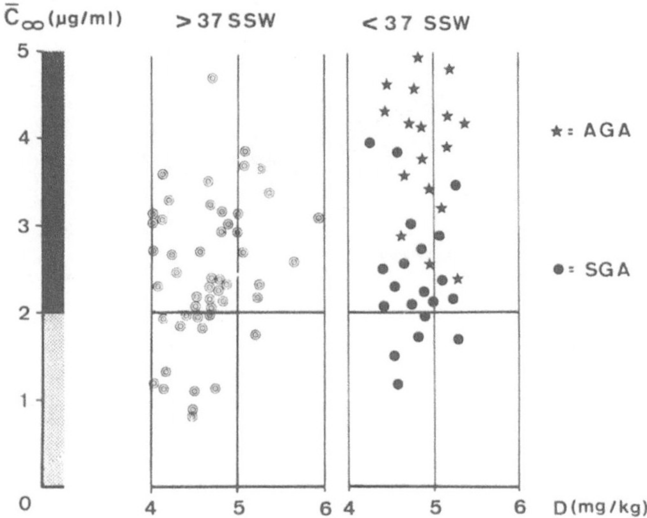

Abb. 13. Mittlere Steady-state-Konzentration von Gentamycin nach repetitiver Gabe von 46 mg/kg Körpergewicht. (Nach Ritschel 1978.) *>37 SSW* reife Neugeborene, *<37 SSW* Frühgeborene, *AGA* appropriate for gestational age, *SGA* small for gestational age

erst allmählich anpassen, wobei die Adaptation des proximalen Tubulus längere Zeit in Anspruch nimmt als die des Glomerulums (Smith u. Nelson 1976; Aperia et al. 1983). Diese physiologischen Merkmale sind offenbar dafür verantwortlich, daß Früh- und Neugeborene in geringerem Umfang Aminoglykoside im proximalen Tubulus akkumulieren. Dafür sprechen sowohl klinische Erfahrungen, pharmakokinetische Berechnungen als auch Daten zur maximalen Sekretion von Markerenzymen, die bei Früh- und Neugeborenen unter den Bedingungen der Aminoglykosidtherapie deutlich weniger ansteigen als bei Erwachsenen (Heimann 1983).

Dies ist nur ein Beispiel für die Altersspezifität der Arzneimittelwirkungen bzw. -nebenwirkungen. Daten zur Pharmakodynamik von Furosemid (Ross et al. 1978), Xanthinderivaten (Aranda et al. 1981), Indomethacin (Seyberth et al. 1983) und β-Adrenergika (Reinhardt et al. 1983) belegen, daß insbesondere in der Neugeborenenperiode Dosis-Wirkungs-Profile zu erwarten sind, die von denen älterer Kinder und Erwachsener abweichen.

Einige Grundregeln der Entwicklungspharmakologie beim Kind sind zwar formulierbar, Konsequenzen für die Pharmakokinetik und Pharmakopdynamik einer Substanz sind aber nur schwer abschätzbar. Dies gilt im besonderen Maße in der neonatalen Intensivmedizin. Deshalb müssen alle Hilfsmittel herangezogen werden, die zur Sicherung des Therapieerfolgs beitragen können. Dazu zählen neben klinisch-pharmakologischen Studien unter therapeutischen Bedingungen das individuelle Drug Monitoring für Pharmaka mit geringer therapeutischer Breite.

Wird Gentamicin in Kombination mit β-Lactamantibiotika (Ampicillin oder Mezlocillin) in einer Dosierung von im Mittel 5 mg/kg Neugeborenen verabreicht, so stellt sich eine mittlere Steady-state-Konzentration ($\bar{C}_\infty$ (Ritschel 1978)) ein, die er-

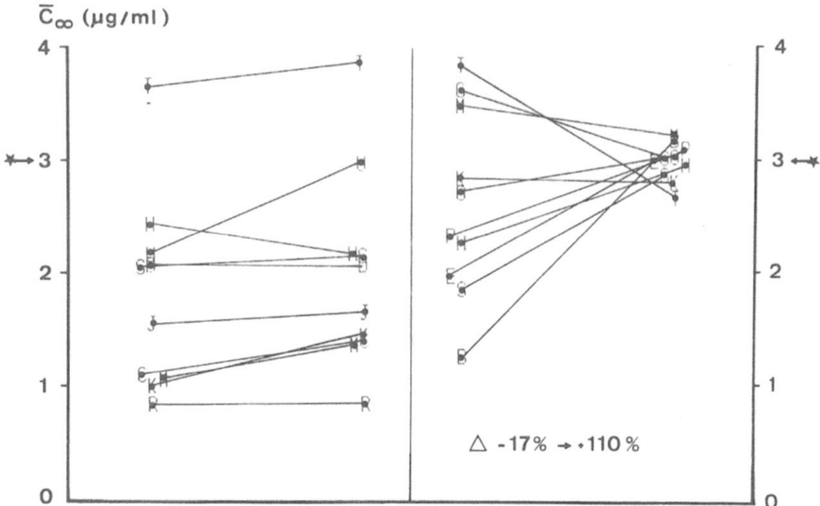

Abb. 14. Mittlere Steady-state-Konzentration von Gentamycin bei einer Dosierung von 5 mg/kg berechnet durch Drug Monitoring innerhalb eines Dosierungsintervalls. *Linke Abbildungshälfte* ohne Dosiskorrektur, *rechte Abbildungshälfte* nach Dosiskorrektur

heblichen interindividuellen Schwankungen unterliegt (Abb. 13). Dysmatur geborene Frühgeborene (SGA) zeigen dabei im Mittel niedrigere Werte als zum Termin reifgeborene Frühgeborene (AGA). Dies ist dadurch bedingt, daß die glomeruläre Filtrationsleistung sich in Abhängigkeit vom Lebensalter in beiden Gruppen gleich schnell anpaßt. Das Verteilungsvolumen für Gentamicin, das im wesentlichen mit der Größe des extrazellulären Flüssigkeitsvolumens übereinstimmt, ist bei dysmatur Frühgeborenen größer, deshalb streuen die Steady-state-Konzentrationen dieser Gruppe ähnlich wie die reifer Neugeborener (Abb. 13). Verfolgt man bei reifen Neugeborenen die Steady-state-Konzentration nach repetitiver Gabe von Gentamicin am 3. und 4. Behandlungstag, so sind zahlreiche Patienten bei einer Dosierung von 5 mg/kg unterdosiert (Abb. 14).

Werden innerhalb eines Dosierungsintervalls in der β-Eliminationsphase 2 Konzentrationsmessungen aus Kapillarblut durchgeführt, so kann im Sinne eines Drug Monitoring individuell die notwendige Dosiskorrektur vorgenommen werden (Heimann et al. 1983). Um wie im gezeigten Beispiel eine mittlere Steady-state-Konzentration von 3 µg/ml zu erzielen, waren im untersuchten Kollektiv Dosiskorrekturen von −17% bis +110% der ursprünglichen Dosis bezogen auf das Körpergewicht notwendig (Heimann et al. 1983).

Wenn auch das Spektrum der in der neonatalen Intensivmedizin eingesetzten Pharmaka relativ klein ist, so ist doch diese Altersperiode durch eine besondere Qualität klinisch-pharmakologischer Probleme gekennzeichnet. Der notwendige Informationsstand wird nur langsam und mühevoll zu erreichen sein, da klinisch-pharmakologische Studien nur unter therapeutischen Bedingungen durchgeführt werden können, da eine Therapieforschung beim gesunden Neugeborenen ethisch nicht zu vertreten ist.

Literatur

Ankermann H (1973) Entwicklungspharmakologie. VEB Verlag Volk und Gesundheit, Berlin, S 11

Aperia A, Broberger O, Broberger U, Herin P, Zetterström R (1983) Glomerular tubular balance in preterm and fullterm infants. Acta Paediatr Scand [Suppl] 305:70–76

Aranda JV, Grondin D, Sasyniuk BI (1981) Pharmacologic considerations in the therapy of neonatal apnea. Pediatr Clin North Am 28:113–129

Burmeister W (1961) Der Extrazellulär-(Thiosulfat-)Raum im menschlichen Organismus während des Wachstums. Annales universitatis Saraviensis Medizin IX-3-1961, S 167

Friis-Hansen B (1961) Body water compartments in children: changes during growth and related changes in body composition. Pediatrics 28:169

Guignard J-P (1982) Renal function in the newborn infant. Pediatr Clin North Am 29:777–790

Guignard J-P, Torrado A, DaCunha O, et al (1975) Glomerular filtration rate in the first three weeks of life. J Pediatr 87:268

Heimann G (1981) Drug disposition during the perinatal period. Biol Res Pregnancy Perinatol 2:1–14

Heimann G (1983) Renal toxicity of aminoglycosides in the neonatal period. Pediatr Pharmacol 3:251–257

Heimann G, Roth B, Gladtke E (1977) The age-dependence of intestinal absorption using D-xylose as an example. Eur J Pediatr 124:285

Heimann G, Schug S, Bergt U (1983) Pharmakokinetik bei kombinierter Antibiotikabehandlung in der Neugeborenenperiode. Monatsschr Kinderheilkd 131:58–62

Kuzemko JA, Paala J (1973) Apnoeic attacks in the newborn treated with aminophylline. Arch Dis Childhood 48:404–406

Mondorf AW, Breier J, Hendus J, Scherberich JE, Mackenrodt G, Sha PM, Stille W, Schoeppe W (1978) The effects of aminoglycosides on proximal tubular membranes of the human kidney. Eur J Clin Pharmacol 13:133–142

Morselli PL (ed) (1977) Drug disposition during development. Spectrum, New York

Rane A (1980) Basic principles of drug disposition and action in infants and children. In: Yaffe SJ (ed) Pediatric pharmacology – therapeutic principles in practice. Grune & Stratton, New York, pp 7–28

Reinhardt D, Becker B, Nagel-Hiemke M, Schiffer R, Zehmisch T (1983) Influence of beta-receptor-agonists and glucocorticoids on alpha- and beta-adrenoceptors of isolated blood cells from asthmatic children. Pediatr Pharmacol 3:293–302

Ross BS, Pollak A, Oh W (1978) The pharmacologic effects of furosemide therapy in the lowbirthweight infant. J Pediatr 92:149

Ritschel WA (1978) Grundlagen der Biopharmazie und Bioverfügbarkeit. In: Kuemmerle H-P (Hrsg) Methoden der klinischen Pharmakologie. Urban & Schwarzenberg, München, S 167–207

Schentag JJ, Jusko WJ (1977) Renal clearance and tissue accumulation of gentamicin. Clin Pharmacol Ther 22:364–370

Scherberich JE, Mondorf W (1979) Excretion of kidney brush border antigens as a quantitative indicator of tubular damage. In: Dubach UC, Schmidt U (eds) Current problems in clinical biochemistry, vol 9. Huber, Bern, pp 281–298

Segel IH (1968) Biochemical calculation. Wiley, New York

Seyberth HW, Rascher W, Wille L, Hackenthal E, Ulmer HE (1983) Evaluation of adverse renal reactions to prolonged indomethacin therapy in preterm infants with persistent Ductus arteriosus. Pediatr Pharmacol 3:259–266

Smith CH, Nelson NM (eds) (1976) The physiology of the newborn infant. Thomas, Springfield, Ill

Spitzer A, Brandis M (1974) The physiology of the newborn infant. Thomas, Springfield, Ill

Spitzer A, Brandis M (1974) Functional and morphological maturation of superficial nephrons. Relationship to total kidney function. J Clin Invest 53:279–287

Antiepileptika in der Intensivtherapie des Status epilepticus

W. Christe, D. Janz

Beim Status epilepticus (SE) handelt es sich um einen medizinischen Notfall, der eine rasche und wirksame Behandlung verlangt, um die Betroffenen vor schwerwiegenden körperlichen und geistigen Folgeschäden oder gar dem Tod zu bewahren. Mit zunehmender Dauer eines Status generalisierter tonisch-klonischer Krampfanfälle erhöhen sich Letalität und Risiko neurologischer Komplikationen (Heintel 1972; Rowan u. Scott 1970).

Häufig klingt ein Status epilepticus nicht von alleine aus. In der Mehrzahl der Fälle gelingt es jedoch, ihn mit parenteral applizierten Antiepileptika rasch zu unterbrechen, so daß zumindest in der ersten Phase der Behandlung die intensivmedizinischen Maßnahmen in einer personell und apparativ entsprechend ausgestatteten Einrichtung noch nicht im Vordergrund stehen. Immerhin aber lag in 2 kürzlich publizierten Studien (Celesia 1983; Delgado-Escueta u. Bajorek 1982) der Anteil der mit einer adäquaten antiepileptischen Medikation alleine nicht zu durchbrechenden SE bei 12% bzw. 26%. Die Patienten mußten dann intensivmedizinisch, größtenteils in Allgemeinanästhesie, weiterbehandelt werden.

Definition des Status epilepticus

Von einem Status epilepticus — betroffen sind davon ganz überwiegend Erwachsene und Jugendliche — spricht man im allgemeinen dann, wenn große epileptische Anfälle (Grand mal) in kürzeren Abständen als einer Stunde aufeinander folgen, ohne daß der Patient zwischen den einzelnen Anfällen wieder zu Bewußtsein kommt (Janz 1969).

Die internationale Klassifikation verwendet den Begriff Status epilepticus auch für alle anderen Formen klinisch oder elektroenzephalographisch nachweisbarer epileptischer Anfälle, wenn „sie sich so häufig wiederholen oder so lange dauern, daß daraus ein anhaltender epileptischer Zustand entstehen kann" (Gastaut 1970).

Obwohl es nicht ausgeschlossen ist, daß es auch einmal in Folge eines Status kleiner epileptischer Anfälle, etwa nach länger als 30 min (per definitionem) anhaltenden psychomotorischen Anfällen, Absencen, oder Jackson-Anfällen, zu mnestischen und kognitiven Funktionsstörungen kommen kann (Treiman et al. 1981), was ein dem Grand-mal-Status entsprechendes therapeutisches Vorgehen mit allen Konsequenzen nahelegen würde, sind uns — persönlich und aus der Literatur — keine Beispiele bekannt, bei denen letztendlich eine intensivmedizinische Behandlung not-

Klinikum Charlottenburg der FU Berlin, Abteilung für Neurologie, Spandauer Damm 130, D-1000 Berlin 19

wendig geworden wäre. Wir haben uns in diesem Beitrag daher auf den Status großer epileptischer Anfälle beschränkt und verwenden die Begriffe Status, Status epilepticus sowie Grand-mal-Status synonym.

Häufigkeit und Letalität

Ein Status epilepticus ist ein nicht sehr seltener Notfall. Auch wenn über die Inzidenz keine genauen Zahlen vorliegen, so ist doch zumindest bekannt, daß es bei 2–16% der Patienten mit einer chronischen Epilepsie ein- oder mehrmals im Leben zu einem SE kommt (Hauser 1983). In England erfolgen ca. 0,2‰ der Krankenhauseinweisungen aufgrund eines SE (Rowan u. Scott 1970). Im Klinikum Charlottenburg der FU Berlin mit seinen knapp 1000 Betten und 2 großen Erste-Hilfe-Stationen wurden pro Jahr durchschnittlich 20 (Ketz 1967), auf einer auch die neurologischen und neurochirurgischen Patienten des Krankenhauses versorgenden Intensivstation in Bologna (DiFiore et al. 1985) im Verlauf von 6 Jahren 8,5% (127) von 1505 Patienten wegen eines SE behandelt.

Die Letalität wird, in Abhängigkeit von der den Status auslösenden Grunderkrankung, mit 6 bis 28% angegeben (Bleck 1983; Browne 1983a). Am niedrigsten ist sie bei Patienten mit einer chronischen idiopathischen Epilepsie, am höchsten bei Patienten mit akut lebensbedrohlichen zerebralen Erkrankungen (Celesia 1983). Festzustellen bleibt, daß sich im Verlauf der letzten Jahrzehnte, wahrscheinlich aufgrund verbesserter medikamentöser und intensivmedizinischer Behandlungsmöglichkeiten, ein allgemeiner Rückgang der Letalität abzeichnet.

Ätiologie

Als Ursachen bzw. Auslöser eines Status epilepticus sind Hirntumoren, Schädel-Hirn-Traumen, zerebrovaskuläre Erkrankungen (Hirninfarkt, intrazerebrale Blutung, Sinusthrombose und Hirnembolie) und Meningo-Enzephalitiden zu nennen (Heintel 1972; Janz 1983). Relativ häufig tritt ein SE auch im Zusammenhang mit einem Alkoholentzugsprädelir auf (bevorzugt in Kombination mit einer zusätzlichen Hirnläsion) oder als Folge einer abgesunkenen Antiepileptikaplasmakonzentration im Verlauf einer Epilepsielangzeitbehandlung. Die Gründe hierfür können mangelnde Compliance, fehlerhaftes Absetzen der Antiepileptika, oder − seltener − auch Fieber und Durchfall sein. Eher seltene Ursachen sind zerebrale Anoxie, Hypoglykämie, Urämie, massive Elektrolytstörungen und Eklampsie.

Komplikationen

Im Verlauf eines länger anhaltenden SE mit sich wiederholenden generalisierten tonisch-klonischen Krampfanfällen kommt es in aller Regel zu komplexen zerebralen und allgemein-körperlichen Funktionsstörungen (Simon 1985). Häufig sind die

Patienten dann nicht nur während, sondern auch zwischen den Anfällen komatös. Das autonome Nervensystem gerät in einen Zustand der Dysfunktion, zerebrale und periphere Hypoxie addieren sich. Die Komplikationen können viele Organsysteme betreffen und das biochemisch-metabolische Gleichgewicht verändern. Gelingt es nicht, die Komplikationen zu beherrschen, können diese bald ganz das klinische Bild bestimmen und das Risiko zerebraler Schäden wie auch die Letalität weiter erhöhen (Glaser 1983).

Unter den kardiovaskulären Komplikationen ist in erster Linie die Bradyarrhythmie zu nennen. Fast immer kommt es zu Atemstörungen bis hin zur Apnoe, die durch die gesteigerte Bronchialsekretion zusätzlich begünstigt werden. Das Risiko einer Aspirations- oder einer Bronchopneumonie ist nicht gering. Schwere Funktionsstörungen des autonomen Nervensystems können über eine Hyperthermie, über exzessives Schwitzen und Erbrechen zu Elektrolytstörungen und zur Dehydration führen. Die häufigsten metabolischen Komplikationen sind Hypoglykämie und Laktatazidose, ein mehr oder weniger stark ausgeprägtes Hirnödem wird praktisch immer beobachtet (Sammaritano et al. 1985; Zappoli et al. 1985).

Therapie

In der Behandlung des Status epilepticus haben sich bisher eine ganze Reihe von Pharmaka als wirksam erwiesen, das „ideale" Medikament, das alle Anforderungen erfüllt, gibt es bisher jedoch leider noch nicht: rascher Wirkungseintritt, um die Anfälle zu unterbrechen; lange Wirkdauer, um Anfallsrezidive zu verhindern; Fehlen unerwünschter Nebenwirkungen wie etwa Atem- und Kreislaufdepression oder Vigilanzminderung. Und, nicht zuletzt, eine parenterale und perorale Darreichungsform, damit die Therapie bei Bedarf auch oral weitergeführt werden kann.

In Tabelle 1 sind die pharmakologischen Eigenschaften von Diazepam, Phenytoin und Phenobarbital, den 3 gebräuchlichsten Antiepileptika in der Behandlung des SE, aufgeführt (nach Treiman 1983). Diazepam gelangt sehr rasch ins Gehirn, seine prompt einsetzende Wirkung läßt jedoch so schnell nach, daß es, um Anfallsrezidive zu verhindern, nach 15–20 min erneut appliziert werden muß. Die Wirkung von Phenytoin und Phenobarbital dagegen hält wesentlich länger an. Ihr Nachteil ist jedoch, daß der Effekt weniger rasch einsetzt, so daß sie für ein schnelles Unterbre-

Tabelle 1. Pharmakologische Eigenschaften der 3 gebräuchlichsten Antiepileptika Diazepam (DZP), Phenytoin (PHT) und Phenobarbital (PB) in der Behandlung des Status epilepticus

Eigenschaften	DZP	PHT	PB
Applikationsweg	i.v./p.o.	i.v./p.o.	i.v./p.o.
Im Gehirn nachweisbar nach	10 s	1 min	20 min
Maximale Konzentration im Gehirn nach	1 min	15–30 min	30 min
Status unterbrochen nach	1 min	5–30 min	20 min
Mittlere Wirkdauer	15 min	22 h	50–120 h
Plasmaproteinbindung	96%	87–93%	45–50%

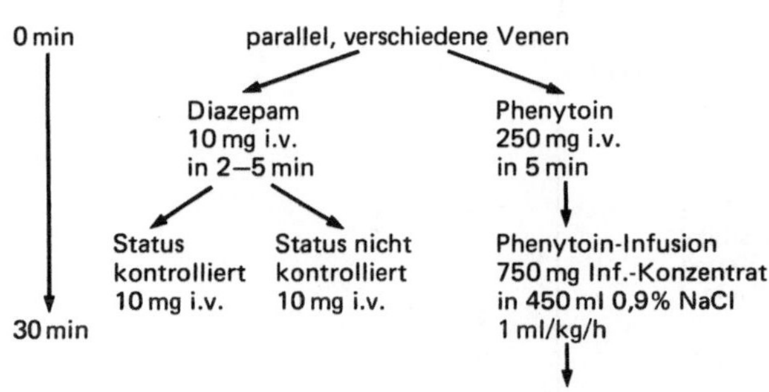

Abb. 1. Behandlung Phase I

chen des SE weniger gut geeignet sind. Es ist daher sinnvoll, Diazepam mit Phenytoin bzw. Phenobarbital zu kombinieren.

Für die Behandlung des SE gibt es keine sog. Standardtherapie. Kontrollierte Studien zur Effektivität der verschiedenen Therapieformen im Vergleich zueinander bzw. im Plazebovergleich wurden nie durchgeführt. Ein vor wenigen Jahren publiziertes (Delgado-Escueta et al. 1983) und kürzlich modifiziertes (Michelucci u. Baruzzi 1985) Behandlungsprotokoll hat sich inzwischen jedoch, zumindest was die ersten Schritte im therapeutischen Vorgehen anbelangt, mehr und mehr auch international durchgesetzt. Ein solches Protokoll, das selbstverständlich nicht rein schematisch anzuwenden ist, sondern sich den Gegebenheiten im konkreten Fall anzupassen hat, erscheint um so sinnvoller, als es besonders in der ersten Behandlungsphase darauf ankommt, Fehler und Unsicherheiten in der Auswahl des Antiepileptikums, in der Dosierung, wie auch in der Applikationsart zu vermeiden.

Der erste Schritt am Ort des Geschehens ist die langsame intravenöse Injektion von 10 mg Diazepam (Abb. 1). Gelingt es hierdurch, den Status zu unterbrechen, werden zur Vermeidung von Anfallsrezidiven erneut 10 mg nachgespritzt. Hören die Anfälle nach der ersten Injektion nicht auf, injiziert man gleich anschließend weitere 10 mg. Parallel dazu, jedoch über einen anderen venösen Zugang, gibt man zunächst 250 mg Phenytoin i.v. Dem schließt man eine Phenytoininfusion an mit dem Ziel, rasch einen wirksamen Plasmaspiegel zu erreichen und diesen nachfolgend konstant zu halten. Für die Infusion steht ein spezielles Infusionskonzentrat in einer 750 mg enthaltenden 50-ml-Ampulle zur Verfügung, das im Gegensatz zum Phenytoin aus den herkömmlichen Ampullen (250 mg in 5 ml) in einer Kochsalz- oder Glukoselösung nicht auskristallisiert. Bei einer Infusionsgeschwindigkeit von 1 ml/kg/h läuft die Infusion ca. 7 h. Danach darf die orale Substitution des Phenytoin (5 mg/kg/Tag) nicht vergessen werden, um nicht durch ein rasches Absinken der Plasmakonzentration Entzugsanfälle zu provozieren. In durchschnittlich mehr als 80% der Fälle gelingt es, den SE in dieser ersten Phase mit Diazepam bzw. Phenytoin alleine oder in Kombination zu unterbrechen (Browne u. Penry 1973; Leppik et al. 1983; Schmidt 1981; Tassinari et al. 1983; Wilder et al. 1977).

Persistieren die Anfälle jedoch, so kann zunächst erneut Diazepam gegeben werden (10 mg i.v.), anschließend auch als Infusion (20 mg/h) (Abb. 2). Ein gewisser Nachteil dieser Infusion besteht darin, daß Diazepam nur in relativ hoher Verdünnung (z. B. 20 mg in 250 ml Kochsalz) stabil bleibt, was die Gabe entsprechend hoher

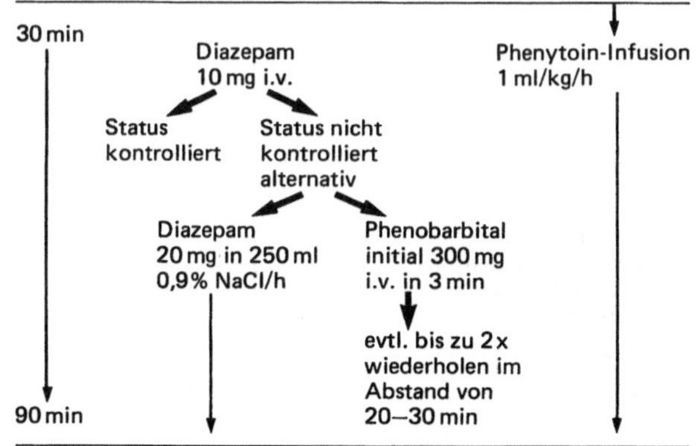

Abb. 2. Behandlung Phase II

Flüssigkeitsmengen erforderlich macht (Michelucci u. Baruzzi 1985). Vorzuziehen ist das Phenobarbital, initial in einer Dosis von 300 mg i.v. Die Injektion kann im Abstand von 20–30 min bis zu 2mal wiederholt werden (Goldberg u. McIntyre 1983). Die Gefahr einer Atemdepression ist bei dieser Dosierung sehr gering. Dennoch ist es spätestens jetzt Zeit, einen Intensivmediziner hinzuzuziehen, der notfalls intubieren und den Patienten auf seine Station übernehmen kann.

Die in der folgenden Übersicht zusammengefaßten Alternativpräparate haben sich – alleine oder in Kombination mit anderen – ebenfalls als wirksam in der Behandlung des SE erwiesen (Bernhard u. Bohm 1965; Browne 1983; Fröscher 1976; Harvey et al. 1975; Taverner u. Bain 1958). Auch wenn sie in Einzelfällen noch da helfen, wo die vorausgegangene Therapie versagt hat, sind sie den Mitteln der ersten Wahl aus verschiedenen Gründen nicht überlegen. Zu einem Zeitpunkt, wo aus einem unkomplizierten SE ein komplizierter zu werden droht mit all seinen Auswirkungen auf den Gesamtorganismus, sollte eine intensivmedizinische Behandlung nicht weiter hinausgeschoben werden.

Alternativpräparate

Clonazepam   Dosis 1–2 mg i.v., falls erforderlich, 1mal wiederholen. Rascher Wirkungseintritt, gleiche Wirksamkeit wie Diazepam. Kann bei schlechten Venen notfalls auch i.m. gegeben werden, da gute Resorption. Nachteil: Bronchialsekretion und etwas stärkere Atemdepression als Diazepam.

Clomethiazol   Dosis 1 ml/kg als Infusion (enthält 4 g/500 ml). Keine Bolusinjektion möglich. Wird vor allem bei therapieresistenten Alkoholentzugsanfällen im Prädelir eingesetzt. Wirkungseintritt meist erst nach mehr als 1 h. Intensivmonitoring erforderlich (Atemdepression). Wegen Suchtgefahr keine orale Weiterbehandlung möglich.

Paraldehyd   Dosis 10 ml tief i.m., kann innerhalb von 24 h bis zu 2mal wiederholt werden. Wirkungseintritt frühestens nach 20 min, Wirkdauer viele Stunden. Wird zu 30% über die Lunge ausgeschieden.

Lidocain   Initial Bolus 2–3 mg/kg. Nur wenn der Status zunächst unterbrochen wird, Fortführen der Therapie als Infusion. Dosis: 3–10 mg/ kg/h. EKG-Monitoring erforderlich.

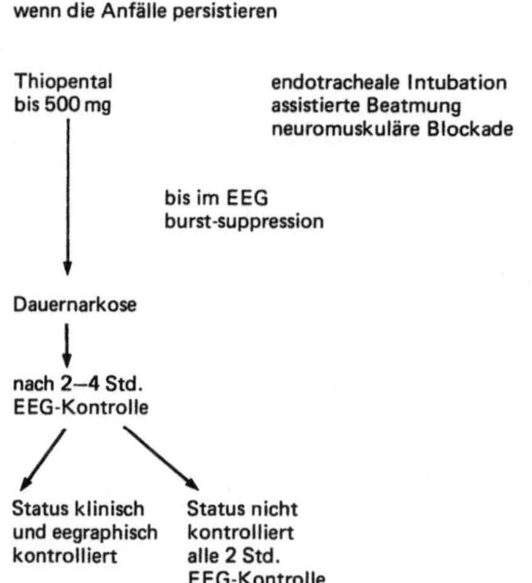

Abb. 3. Behandlung Phase III

Intensivtherapie

Nach endotrachealer Intubation wird jetzt unter assisierter Beatmung eine Allgemeinanästhesie eingeleitet (Abb. 3), wobei eine Barbituratnarkose anderen Narkose-
verfahren vorzuziehen ist (Brown u. Norton 1967; Goldberg u. McIntyre 1983), da
sie neben einer antiepileptischen Wirkung auch eine gewisse Schutzfunktion bei
zerebraler Anoxie zu haben scheint (Corkill et al. 1978; Smith 1975). Ihr Hauptvor-
teil besteht jedoch darin, daß der hypnotische Effekt mit Hilfe des EEGs genau ge-
steuert, kontrolliert und aufgezeichnet werden kann. Thiopental wird so lange infundiert, bis im EEG ein „Burst-suppression"-Muster erscheint (Abb. 4). Die Initialdosis liegt durchschnittlich bei 25–100 mg, manchmal werden bis zu 500 mg benötigt.
Diese Anästhesie wird mindestens 4 h fortgeführt, bevor man − bei Fehlen klinischer Anfälle − kontrolliert, ob unter der Reduktion der Thiopentalinfusion im
EEG noch spezifische Aktivität auftaucht. In diesem Fall wird die Narkose weitere
2–4 h fortgeführt. Erst wenn klinisch und elektroenzephalographisch keine Anfalls-
zeichen mehr vorliegen, kann man das Barbiturat langsam ausschleichen und über-
lappend mit einem Antiepileptikum − in der Regel mit Phenytoin − aufsättigen.

Neben der Allgemeinnarkose wird man, um einer peripheren Hypoxie und einer
metabolischen Azidose vorzubeugen, eine neuromuskuläre Blockade durchführen.

Behandlung des komplizierten Status epilepticus
− Barbituratanästhesie;
− neuromuskuläre Blockade;
− kardiorespiratorische Funktionen, O_2-Versorgung des Gehirns sichern;
− Fieber, Elektrolytstörungen, Dehydration vermeiden;
− Stoffwechselstörungen (Hypoglykämie, Laktatazidose) ausgleichen;
− Behandlung des Hirnödems;
− Thromboembolieprophylaxe
− Diagnostik und evtl. Therapie der Grunderkrankung

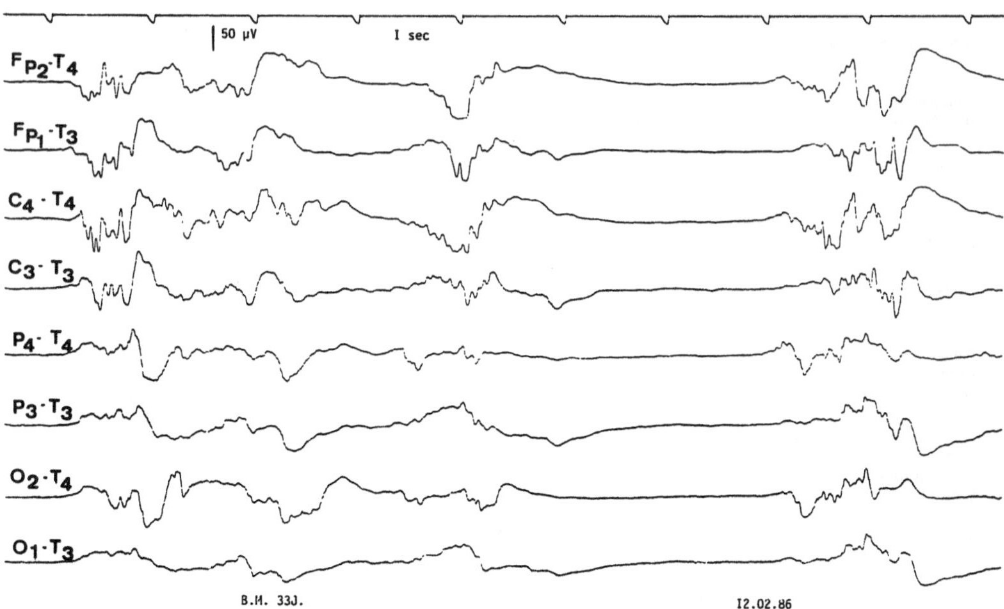

Abb. 4. Burst-suppression-Muster unter Thiopentalnarkose. Die intermittierenden isoelektrischen Strecken werden von steilen Ausbrüchen sowie von hochamplitudigen Delta- und Subdeltawellen unterbrochen. Referenzableitung nach temporal-Mitte

Faktoren, die das Andauern eines SE begünstigen können wie Fieber, Elektrolytstörungen, Dehydration und Hypoglykämie, sollten ebenso wie eine Laktatazidose erkannt und korrigiert werden. Das sehr häufig zu findende Hirnödem muß ebenfalls behandelt werden. Da es in erster Linie darauf ankommt, den SE möglichst rasch unter Kontrolle zu bringen, tritt die Diagnostik und eventuell auch die Therapie der Grunderkrankung zunächst in den Hintergrund. Sie wird parallel, wenn nicht anders möglich aber auch erst nach Sistieren der Anfälle durchgeführt.

Immer handelt es sich bei einem SE um ein lebensbedrohliches Ereignis, entweder um eine dramatische Komplikation einer chronischen Epilepsie oder um Ausdruck einer akuten zerebralen Erkrankung. Auch wenn es dank verbesserter medikamentöser Möglichkeiten in der Mehrzahl der Fälle schon in einer frühen Phase gelingt, die Anfälle rasch und anhaltend zu unterbrechen, so ist doch im Hinblick auf die vielen medizinischen Komplikationen, zu denen ein nichtkontrollierter SE führen kann, eine Zusammenarbeit zwischen Neurologen und Intensivmediziner schon in einem frühen Behandlungsstadium anzustreben.

Prophylaktische antiepileptische Behandlung

Immer wieder neu wird die Frage der Notwendigkeit einer prophylaktischen antiepileptischen Medikation nach Hirnoperationen und Schädel-Hirn-Traumen aufgeworfen. Es ist bekannt, daß sich das Risiko, eine chronische Epilepsie zu entwickeln, in

Abhängigkeit von Schwere und Lokalisation des Traumas, der Hirnerkrankung selbst wie auch von Art und Lokalisation des hirnchirurgischen Eingriffes erhöht (Annegers et al. 1980; Jennett 1981).

Auch das Risiko epileptischer Frühanfälle (innerhalb der ersten Woche nach dem Trauma) und Spätanfälle (nach der ersten Woche) sowie des Auftretens einer traumatischen Spätepilepsie nach Frühanfällen korreliert mit der Schwere und der Lokalisation des Traumas (Literaturübersicht bei Janz 1982). Will man die Frühanfälle prophylaktisch verhindern, so gelingt dies nur, wenn man durch eine parenterale Applikation innerhalb kurzer Zeit therapeutisch wirksame Antiepileptikaplasmaspiegel aufbaut, eine Maßnahme, wie sie sonst nur bei einem Status epilepticus angebracht ist. Was die Spätanfälle anbelangt, so konnte der Nachweis eines verminderten Epilepsierisikos nach prophylaktischer Medikation bisher nicht stichhaltig geführt werden. Eine routinemäßige Prävention halten wir daher, nicht zuletzt auch im Hinblick darauf, daß die Mehrzahl der Patienten ohne eine dringende Indikation eine aufwendige und letztlich auch riskante Behandlung auf sich nehmen würde, nicht für gerechtfertigt.

Literatur

Annegers JF, Grabow JD, Groover RV, Laws ER, Elveback LR, Kurland LT (1980) Seizures after head trauma: a population study. Neurology 30:683–689
Bernhard CG, Bohm E (1965) Local anesthetics as anticonvulsants. Almqvist Wiksell, Uppsala
Bleck TP (1983) Therapy for status epilepticus. Clin Neuropharmacol 6:225–269
Brown A, Horton J (1967) Status epilepticus treated by intravenous infusions of thiopentone sodium. Br Med J 1:27–28
Browne TR (1983a) Status epilepticus. In: Browne TR, Feldman RG (eds) Epilepsy: diagnosis and management. Little, Brown, Boston, pp 341–354
Browne TR (1983b) Paraldehyde, chlormethiazole, and lidocaine for the treatment of status epilepticus. Adv Neurol, 34:509–517
Browne TR, Penry JK (1973) Benzodiazepines in the treatment of epilepsy: a review. Epilepsia 14:277–310
Celesia GG (1983) Prognosis in convulsive status epilepticus. Adv Neurol 34:55–59
Corkill G, Silvalingam S, Reitan JA, Gilory B, Helphrey M (1978) Dose dependency of the postinsult protective effect of pentobarbital in the canine experimental stroke model. Stroke 9:10
Delgado-Escueta AV, Bajorek JG (1982) Status epilepticus: mechanisms of brain damage and rational management. Epilepsia [Suppl 1] 23:S29–S41
Delgado-Escueta AV, Wasterlain C, Treiman DM, Porter RJ (1983) Status epilepticus: summary. Adv Neurol 34:537–541
Di Fiore M, Pacifico L, Casaroli D, Bonora M, Cavallo G, Munari C (1985) Lo stato di male in terapia intensiva neurochirurgica. Boll Lega Ital Epil 49/50:179–185
Fröscher W (1976) Therapie des Status epilepticus. Schattauer, Stuttgart
Gastaut H (1970) Clinical and electroencephalographic classification of epileptic seizures. Epilepsia 11:102–113
Glaser GH (1983) Medical complications of status epilepticus. Adv Neurol 34:395–398
Goldberg MA, McIntyre HB (1983) Barbituates in the treatment of status epilepticus. Adv Neurol 34:499–503
Harvey PKP, Higenbottom TW, Loth L (1975) Chlormethiazole in the treatment of status epilepticus. Br Med J 2:603–605
Hauser WA (1983) Status epilepticus: frequency, etiology, and neurological sequelae. Adv Neurol 34:4–14

Heintel H 61972) Der Status epilepticus. Seine Ätiologie, Klinik und Letalität. Fischer, Stuttgart

Janz D (1969) Die Epilepsien. Spezielle Pathologie und Therapie. Thieme, Stuttgart

Janz D (1982) Zur Prognose und Prophylaxe der traumatischen Epilepsie. Nervenarzt 53:238–245

Janz D (1983) Etiology of convulsive status epilepticus. Adv Neur 34:47–54

Jennett B (1981) Die Vorhersage von traumatischen Epilepsien – Schlußfolgerungen für die Zukunft des Patienten. In: Remschmidt H, Rentz R, Jungmann J (Hrsg) Epilepsie 1980. Thieme, Stuttgart

Ketz E (1967) Status epilepticus. Aktuelles zu Erscheinungsbild, Ursache und zeitgemäßer Therapie. Ther Gegenwart 106:741–746

Leppik IE, Patrick BK, Cranford RE (1983) Treatment of acute seizures and status epilepticus with intravenous phenytoin. Adv Neurol 34:447–451

Michelucci R, Baruzzi A (1985) L'uso dei farmaci antiepilettici nella terapia dello stato di male. Boll Lega Ital Epil 49/50:39–48

Rowan AJ, Scott DF (1970) Major motor status epilepticus. Acta Neurol Scand 46:573–584

Sammaritano M, Andermann F, Melanson D (1985) Prolonged focal cerbral edema associated with partial status epilepticus. Epilepsia 26/4:334–339

Schmidt D (1981) Behandlung der Epilepsien. Thieme, Stuttgart

Simon RP (1985) Physiologic consequences of status epilepticus. Epilepsia [Suppl 1] 26:S58–S66

Smith AL (1975) Barbiturate protection in cerebral hypoxia. Anesthesiology 47:285–290

Tassinari CA, Daniele O, Michelucci R, Bureau M, Dravet C, Roger J (1983) Benzodiazepines: efficacy in status epilepticus. Adv Neurol 34:465–475

Taverner D, Bain WA (1958) Intravenous lidocaine as an anticonvulsant. In: Status epilepticus and serial epilepsy. Lancet 2:1145–1147

Treiman DM (1983) General principles of treatment: responsive and intractable status epilepticus in adults. Adv Neurol 34:377–384

Treiman DM, Delgado-Escueta AV (1980) Status epilepticus. In: Thompson RA, Green JR (eds) Critical care of neurological and neurolsurgical emergencies. Raven, New York, pp 53–99

Treiman DM, Delgado-Escueta AV, Clark MA (1981) Impairment of memory following prolonged complex partial status epilepticus. Neurology 31:109

Wilder BJ, Ramsay RE, Willmore LJ, Feussner GG, Perchalski RJ, Shumate JB (1977) Efficacy of intravenous phenytoin in the treatment of status epilepticus. Ann Neurol 1:511–518

Zappoli R, Rossi L, Zaccarai G, Tozzi F, Casini R, Innocenti P, Zappoli F (1985) Monitoraggio elettroclinico intensivo degli stati epilettici: problemi diagnostici e terapeutici. Boll Lega Ital Epil 49/50:151–163

Antiarrhythmikatherapie in der Intensivmedizin

E.-R. v. LEITNER

Die Monitorüberwachung des Herzrhythmus ist fester Bestandteil sowohl der perioperativen als auch der internistischen Intensivpflege. Dies läßt sich schon allein durch die Tatsache rechtfertigen, daß die Herzfrequenz durch eine ganze Reihe anderer Körperfunktionen mitbeeinflußt wird und durch eine Vielzahl von Störungen, etwa der Atmung, der Herzleistung und anderer Vitalfunktionen, charakteristische Veränderungen erfährt. Diese können bei Überschreiten individuell eingestellter Grenzwerte mit geringem Aufwand automatisch erfaßt werden und so dem Pflegepersonal Abweichungen von der Norm und Gefährdungsmomente aufzeigen.

Beim Eintreten solcher Alarmsituationen durch Absinken der Herzfrequenz oder durch das Auftreten erheblicher Tachykardien werden dann unterschiedliche therapeutische Konsequenzen gezogen, die auf die Beseitigung der ursächlich zugrundeliegenden Störung zielen, wodurch dann sekundär auch wieder eine Normalisierung der Herzfrequenz erreicht wird. Nur in Ausnahmefällen werden alleinige Abweichungen der Herzfrequenz die Gabe von Antiarrhythmika erforderlich machen.

Häufigkeit von Herzrhythmusstörungen

Die neueren Überwachungssysteme gestatten jedoch neben der Kontrolle der Herzfrequenz zusätzlich auch die Erfassung von Herzrhythmusstörungen, wie z.B. ventrikulärer Extrasystolen und komplexer ventrikulärer Arrhythmieformen. Um deren Bedeutung für den einzelnen Patienten beurteilen zu können und über die Notwendigkeit einer antiarrhythmischen Therapie entscheiden zu können, ist es wichtig zu wissen, wie häufig diese Ereignisse bei Gesunden und bei Herzkranken außerhalb

Tabelle 1. Häufigkeit ventrikulärer Rhythmusstörungen im 24-h-EKG bei Herzgesunden und Koronarkranken. (Literaturübersicht nach v. Leitner 1983)

	Herzgesunde	Koronarkranke
Ventrikuläre Extrasystolen	15–73%	78–88%
Gepaart oder salvenförmig einfallende ventrikuläre Extrasystolen	1– 3%	16–40%

Innere Abteilung Krankenhaus Siloah, Roesebeckstraße 15, D-3000 Hannover

kritischer Krankheitszustände zu erwarten sind. Aus der Literaturübersicht in Tabelle 1 geht hervor, daß bei Überwachung mit neueren Analysesystemen nicht nur die Mehrzahl der Herzkranken, sondern auch über 70% der Herzgesunden gelegentlich ventrikuläre Extrasystolen aufweisen. Schon aus diesen Befunden kann geschlossen werden, daß der alleinige Nachweis ventrikulärer Extrasystolen auch beim intensivbehandlungsbedürftigen Patienten noch keine Indikation zur Einleitung einer antiarrhythmischen Therapie darstellen kann. Gepaart oder salvenförmig einfallende ventrikuläre Extrasystolen finden sich bei Herzgesunden selten, bei Koronarkranken sind sie jedoch relativ häufig nachweisbar, in der neueren Literatur bei bis zu 40% während 24stündiger Langzeit-EKG-Registrierung. Auch hier spricht die Häufigkeit des Vorkommens solcher Rhythmusstörungen gegen die Einleitung einer spezifischen antiarrhythmischen Therapie allein wegen des bloßen Nachweises solcher Ereignisse.

Welche Rhythmusstörungen sind bei Intensivpatienten therapiebedürftig?

Eine Indikation zur antiarrhythmischen Therapie kann aus zwei Gründen gegeben sein: erstens, wenn es sich um symptomatische Rhythmusstörungen handelt, die zu Zeichen der Herzinsuffizienz oder zerebralen Symptomen, wie Schwindelzuständen oder Bewußtlosigkeit, führen, zweitens, wenn es sich um Rhythmusstörungen handelt, die die Prognose beeinträchtigen, weil sie eine erhöhte Gefährdung durch den plötzlichen Herztod signalisieren. Symptome der Herzinsuffizienz können selten durch extreme Bradykardien verursacht werden, häufiger jedoch durch anhaltende Tachykardien. Therapie der Wahl extremer Bradykardien intensiv behandlungsbedürftiger Patienten ist die temporäre Elektrostimulation über eine transvenöse Schrittmachersonde. Notfallmäßig können Atropin oder Orciprenalin intravenös gegeben werden. Hierbei ist jedoch zu bedenken, daß beide Medikamente das Risiko des Auftretens bedrohlicher tachykader ventrikulärer Arrhythmien bis hin zum Kammerflimmern, welches bei diesen Patienten ohnehin erhöht ist, weiter begünstigen.

Anhaltende therapiebedürftige Tachykardien bei kritisch kranken Patienten treten meist in Form paroxysmalen Vorhofflimmerns oder Vorhofflatterns mit schneller Überleitung auf, seltener als ventrikuläre Tachykardien oder Reentrytachykardien bei WPW-Syndrom. Bei bedrohlicher hämodynamischer Situation ist die elektrische Kardioversion in Kurznarkose die Therapie der Wahl. Erst wenn diese nicht zum Erfolg führt, ist die zusätzliche Gabe von Herzglykosiden, Diuretika oder Antiarrhythmika sinnvoll. Die primäre Gabe antiarrhythmisch wirksamer Substanzen verbietet sich schon häufig aus dem Grunde, weil diese Medikamente aufgrund ihrer negativ-inotropen Nebenwirkung die vorhandene Herzinsuffizienz bedrohlich verschlechtern können. In Situationen, in denen tachykarde supraventrikuläre Arrhythmien zwar zu einer Beeinträchtigung der Herzleistung geführt haben, aber noch nicht zu einer bedrohlichen Herzinsuffizienz, können der elektrischen Kardioversion Therapieversuche mit Herzglykosiden und/oder Verapamil bzw. Betablockern vorangehen. Hierdurch wird sich häufig eine Verzögerung der AV-Überleitung mit konsekutiver Normalisierung der Kammerfrequenz erreichen lassen, was häufig zu

Tabelle 2. Schweregradeinteilung tachykarder ventrikulärer Rhythmusstörungen nach Lown und Wolf (1971)

Grad 0	Keine VES
Grad I	< 30 VES/h oder < 1/min
Grad II	> 30 VES/h oder > 1/min
Grad III	Multiforme VES
Grad IVa	VES-Paare
Grad IVb	VES-Salven/ventrikuläre Tachykardien
Grad V	VES mit R/T-Phänomen

einer zufriedenstellenden Besserung der hämodynamischen Situation führt. Während es sich bei den Rhythmusstörungen, die eine bedrohliche Herzinsuffizienz zur Folge haben, meist um supraventrikuläre Tachykardien handelt, sind die Arrhythmien, die die Prognose quoad vitam beeinträchtigen und zum plötzlichen Herztod führen, in der Regel ventrikulären Ursprungs.

Lown und Wolf (1971) haben nach sorgfältigen Untersuchungen von Patienten mit akutem Myokardinfarkt eine Schweregradskala ventrikulärer Rhythmusstörungen erarbeitet, die in Tabelle 2 wiedergegeben ist. Im akuten Infarktstadium spricht das gehäufte Auftreten von Rhythmusstörungen der Schweregrade IV und V für eine erhöhte Gefährdung durch Kammerflimmern und sollte daher Anlaß zur antiarrhythmischen Prophylaxe mit Lidocaininfusionen über 24–48 h geben. Anhaltende ventrikuläre Tachykardien oder Kammerflimmern dagegen werden primär elektrisch durch Kardioversion bzw. Defibrillation behandelt, bevor eine Lidocainrezidivprophylaxe angeschlossen wird.

Beim chronisch Koronarkranken sind die in Tabelle 2 aufgeführten Warnarrhythmien zwar fast ebenso häufig wie im akuten Infarktstadium, jedoch kommt ihnen nur noch eine wesentlich geringere prognostische Bedeutung zu (Manger Cats et al. 1979; Bigger et al. 1981, 1984; Mukharji et al. 1984; Spielberg et al. 1986; Europäische Infarktstudie 1987). Bigger et al. (1984) fanden bei Postinfarktpatienten, daß komplexe tachykarde ventrikuläre Rhythmusstörungen nur dann eine prognostische Bedeutung haben, wenn zusätzlich eine erhebliche Beeinträchtigung der linksventrikulären Funktion vorlag. Dies entspricht Befunden von Swerdlow et al. (1983), die bei einer größeren Gruppe von Patienten mit komplexen tachykarden ventrikulären Rhythmusstörungen und unterschiedlichen kardialen Grunderkrankungen erhoben wurden, die zum großen Teil bereits einen Kreislaufstillstand überlebt hatten. Auch in dieser Untersuchung war die Prognose nur dann ungünstig, wenn neben der komplexen Arrhythmie eine klinisch faßbare Herzinsuffizienz des klinischen Schweregrades III bis IV nach der Definition der New York Heart Association vorlag.

Demnach sollte auch bei Intensivpatienten der mehr oder weniger zufällige Nachweis komplexer tachykarder ventrikulärer Rhythmusstörungen nur dann eine therapeutische Konsequenz nach sich ziehen, wenn zusätzlich Zeichen der manifesten Herzinsuffizienz vorliegen.

Tabelle 3. Differentialtherapie von Herzrhythmusstörungen in der Intensivmedizin

Rhythmusstörung	Therapievorschlag
Sinustachykardie	Grundkrankheit behandeln, ggf. Sedierung, Digitalis oder β-Blocker
Supraventrikuläre Extrasystolen, supraventrikuläre Tachykardie	β-Blocker, Verapamil (ggf. Propafenon oder andere Klasse Ia- oder Ic-Antiarrhythmika, möglichst oral)
Vorhofflattern oder -flimmern mit schneller Kammerfrequenz	Bei bedrohlich herabgesetzter Herzleistung elektrische Kardioversion, sonst primär Verlangsamung der AV-Überleitung durch 5–10 mg Verapamil i.v., rasche Digitalisierung oder β-Blocker. Im zweiten Schritt ggf. Versuch der medikamentösen Kardioversion mit Digitalis plus Chinidin, Disopyramid oder Tambocor
Ventrikuläre Extrasystolie	Selten therapiebedürftig. Im Falle gehäuften Auftretens Lidocain 50–100 mg als Bolus i.v., bei Therapieerfolg Dauerinfusion mit 1–4 mg/min anschließen. Alternativ Therapieversuch mit Klasse-I-Antiarrhythmika per os
VES-Paare, VES-Salven, Kammertachykardien, ohne wesentliche Auswirkungen	Eventuell vorhandene Hypokaliämie ausgleichen. Grundkrankheit behandeln. Lidocain 50–100 mg als Bolus i.v., bei Therapieerfolg Dauerinfusion mit 1–4 mg/min anschließen. Bei Ineffektivität Ajmalin 25–50 mg langsam i.v., gefolgt von Infusion mit 300 mg/12 h. Bei hoher Kammergrundfrequenz ggf. zusätzlich β-Blocker, z.B. Practolol i.v. Eventuell alternativ andere Klasse-I-Antiarrhythmika, die jedoch mit dem Nachteil der schlechteren Steuerbarkeit behaftet sind
Kammertachykardien mit erheblichen Auswirkungen oder Kammerflimmern	Elektrische Kardioversion bzw. Defibrillation, anschließend 24-h-Rezidivprophylaxe mit Lidocain als Bolus gefolgt von Infusion. Im Falle eines Rezidivs erneute elektrische Behandlung, gefolgt von Ajmalinrezidivprophylaxe. Evtl. vorhandene Hypokaliämie ausgleichen

Praktische Durchführung der antiarrhythmischen Therapie

Die Wahl des Antiarrhythmikums richtet sich nach dem Ursprungsort der Rhythmusstörung. Im Rahmen der Intensivmedizin gilt grundsätzlich, daß möglichst nur solche Medikamente angewendet werden sollten, die intravenös applizierbar sind, und eine kurze Wirkdauer haben, damit auch mögliche Nebenwirkungen zeitlich begrenzt bleiben und eine Kumulation mit anderen evtl. notwendigen antiarrhythmischen Substanzen weitgehend vermieden werden kann. Da sämtliche Antiarrhythmika eine negativ-inotrope Nebenwirkung haben, muß die Zahl der Therapieversuche begrenzt werden. Daher kann die Zahl der Medikamente, die routinemäßig auf einer Intensivstation zur Anwendung kommen, auch kleingehalten werden. Tabelle 3 gibt Vorschläge für eine Antiarrhythmikatherapie intensiv behandlungsbedürftiger Patienten wieder, wobei die in Frage kommenden Medikamente dem Ursprungsort der Arrhythmie zugeordnet sind.

Zusammenfassung

Herzrhythmusstörungen sind häufige Ereignisse sowohl bei Herzgesunden als auch bei Herzkranken. Eine Indikation zur spezifischen Antiarrhythmikatherapie ergibt sich nur, wenn erhebliche hämodynamische Auswirkungen vorhanden sind, oder wenn die Gefahr des Auftretens lebensbedrohlicher Arrhythmien, von Kammertachykardien oder Kammerflimmern, besteht. Beim Auftreten supraventrikulärer Tachykardien stellt sich zunächst die Frage, ob es sich hierbei lediglich um ein Symptom einer kardialen oder extrakardialen Grundkrankheit handelt, die ursächlich behandelt werden muß, oder ob eine Rhythmusstörung im engeren Sinne vorliegt, die spezifischer antiarrhythmischer Therapie bedarf.

Die Indikation zur Antiarrhythmikatherapie tachykarder ventrikulärer Rhythmusstörungen aus prognostischen Gründen besteht im akuten Stadium eines Myokardinfarktes nur dann, wenn ventrikuläre Paare oder ventrikuläre Salven bzw. ventrikuläre Extrasystolen mit R-auf-T-Phänomen gehäuft auftreten und zusätzlich eine erhebliche Beeinträchtigung der linksventrikulären Funktion vorliegt.

Zur Vermeidung anhaltender schwerwiegender Nebenwirkungen sollten im Rahmen der Intensivmedizin überwiegend Antiarrhythmika mit kurzer Wirkdauer und guter Steuerbarkeit durch intravenöse Applikation und -infusion Anwendung finden. Akut lebensbedrohliche tachykarde supraventrikuläre oder ventrikuläre Tachykardien sollten primär durch Elektrokardioversion oder Defibrillation behandelt werden.

Literatur

Bigger JT, Weld FM, Rolnitzky LM (1981) Prevalence, characteristics and significance of ventricular tachycardia detected with ambulatory electrocardiographic recording in the late hospital phase of acute myocardial infarction. Am J Cardiol 48:185

Bigger JT, Fleiss JL, Kleiger R, Miller JP, Rolnitzky LM and the Multicenter Post-Infarction Research Group (1984) The relationships among ventricular arrhythmias, left ventricular dysfunction, and mortality in the 2 years after myocardil infarction. Circulation 69:250

European Infarction Study Group (to be published) Importance of quantitative analysis of ventricular arrhythmias for prediction of prognosis in postmyocardial infarction patients

Leitner ER v (1983) Differentialdiagnose der Herzrhythmusstörungen – Nicht invasive Verfahren einschließlich Holter-Monitoring. In: Lüderitz B (Hrsg) Herzrhythmusstörungen. Handbuch Innere Medizin, Bd 6. Springer, Berlin Heidelberg New York

Lown B, Wolf M (1971) Approaches to sudden death from coronary heart disease. Circulation 44:130

Manger Cats V, Lie KI, Capelle FJL v, Durrer D (1979) Limitations of 24 hour ambulatory electrocardiographic recording in predicting coronary events after acute myocardial infarction. Am J Cardiol 44:1257

Mukharji J, Rude RE, Poole WK et al and the MILIS Study Group (1984) Risk factors for sudden death after acute myocardial infarction: two year follow-up. Am J Cardiol 54:32

Spielberg C, Leitner ER v, Piesczek C, Gast D, Meister B, Schröder R (1983) Failure of 24 hour holter monitoring to predict cardiac death in postmyocardial infarction patients. Circulation [Suppl II] 68:107

Swerdlow CD, Winkle RA, Mason JW (1983) Determinants of survival in patients with ventricular tachyarrhythmias. New Engl J Med 308:1436

Langzeitsedierung und Schmerzbehandlung von Intensivpatienten

R. Dennhardt, H.-J. Gramm

Die psychovegetativen Funktionen des Patienten werden durch Grund- und Begleiterkrankungen, aber auch durch die Funktionsabläufe auf einer Intensivstation beeinflußt. In der Situation einer vitalen Bedrohung sollen daher Sedierung und Analgesierung bei möglichst flacher Hypnose zur Indifferenz des Patienten führen. Er soll kooperativ und aktivierbar bleiben, die Mißlichkeiten unabwendbarer, intensivtherapeutischer Maßnahmen aber tolerieren und auf keinen Fall unter ihnen leiden.

Indikationen zur Medikation mit Psychopharmaka

Unter den Bedingungen einer Intensivstation erleben viele Patienten Bewußtseinsabwandlungen, deren inhaltliche Erscheinungsformen enorm vielgestaltig sind und von Verwirrungen über depressive Verstimmungen bis zu mutistischem Verhalten reichen. Diese Zustandsbilder haben ihre Ursache in der psychischen und somatischen Extremsituation, in der sich die Patienten auf den Intensivstationen in ihrem individuellen Ringen um Leben und Tod befinden. Die Bereitschaft des einzelnen Patienten, psychotisch zu reagieren, wird durch verschiedene dispositionelle Faktoren moduliert: hierzu gehören vorbestehende chronische Erkrankungen wie generalisierte Gefäßleiden, konsumierende Erkrankungen, pharmakologische Dispositionen durch regelmäßige Medikamenteneinnahmen, durch Alkohol sowie durch höheres Lebensalter.

Der kranke Patient auf einer Intensivstation muß eine Vielzahl von pflegerischen und ärztlichen Maßnahmen erleben, die sein Wohlbefinden stark beeinträchtigen: im Vordergrund stehen Wundschmerzen nach Verletzungen und operativen Eingriffen, der tracheale Tubus mit existentiellen Ängsten und Schmerzen beim Absaugen, Manipulationen an den Kathetern, Schmerzen beim Umlagern und anderen physikalischen Therapiemaßnahmen. Einen hohen Stellenwert haben in diesem Zusammenhang Übelkeit, Flatulenz, Harnverhaltung, fehlende Kommunikationsmöglichkeiten, Mangel oder Entzug von Wahrnehmungsmöglichkeiten (Jones et al. 1979).

Ein Teil dieser Problematik kann und muß durch Gestaltung der Umgebung des Intensivpatienten, Verminderung von Geräuschen, Beseitigen der Langeweile, durch die Art der Betreuung durch Pflegepersonal und Ärzte vermindert werden. Eine Öffnung der Intensivstation für Angehörige erscheint uns in diesem Zusammenhang sehr hilfreich.

Bei bestimmten Situationen ist eine Sedierung notwendig, um eine Therapie konsequent verfolgen zu können: beispielhaft sei die bessere Adaptation an die Ventila-

Krankenhaus Nordwest, Klinik für Anaesthesiologie, Steinbacher Hohl 2–26, D-6000 Frankfurt 90

tion bei Anwendung extremer Beatmungsmuster, z.B. bei Patienten mit schweren Lungenkontusionen genannt. Auch bei neurotraumatologischen Patienten ist eine ausreichende Sedierung notwendig, um die Gefahr intrakranieller Druckanstiege mit Plateaucharakter zu verhindern.

Psychogene Störungen

Die Bedeutung des psychologischen Stresses wie auch der durch Organinsuffizienzen (Leber, Niere) bedingten pathologischen mentalen Reaktionsweisen von schwerkranken Patienten wird in der Regel unterschätzt. Bereits 1977 (Hale et al. 1977), später auch Dubin et al. (1979), berichten über eine Inzidenz von postoperativen deliranten Zuständen bei herzchirurgischen Patienten von 7–67%. Durch die Zunahme der Altersstruktur unserer Intensivpatienten, der Aggressivität und damit Verlängerung unserer Behandlung werden häufiger hirnorganische Psychosyndrome zu erwarten sein.

Dispositionelle Faktoren für symptomatische (organische) Psychosen:
- Medikamenten- und Alkoholanamnese
- Schlafmangel
- Begleiterkrankungen
- Grunderkrankung
- Lebensalter > 50 Jahre
- Umwelteinflüsse
- Kommunikationsmangel

Der psychologische Streß mit seinen Folgen ist sicherlich auch abhängig von der Persönlichkeitsstruktur und der Einstellung des Patienten zur Erkrankung.

Organische Erkrankungen wie auch eine Vielzahl von Medikamenten, die bei Intensivpatienten eingesetzt werden, können zu Verwirrungen, Delirien, Halluzinationen oder Depressionen führen.

Selbst unter besten personellen Bedingungen kommen wir ohne medikamentöse psychopharmakologische Behandlung bei schwerkranken Patienten nicht aus. Sedierung in Verbindung mit Analgesie vermag die negativen Belastungen, die aus Erkrankung und Behandlung entstehen, vom Patienten fernzuhalten und damit die Therapie der eigentlichen Erkrankung zu erleichtern.

Sedierung (in Verbindung mit Analgesierung) ist häufig der einzige Weg, um das Leben für Patienten und Behandelnde tolerabel zu gestalten (Dobb u. Morphy 1985).

Wahl des Pharmakons zur Langzeitsedierung

Welche Pharmaka sind nun für die Sedierung von Intensivpatienten geeignet, welche Erwartungen sollten in sie gesetzt werden, vor allem dann, wenn die Behandlung über viele Tage oder gar Wochen erfolgen muß?

Folgende Pharmakagruppen finden zur Sedierung bei Intensivpatienten Anwendung:

1. Benzodiazepine („minor tranquilizer"),
2. Neuroleptika („major tranquilizer"),
3. Barbiturate,
4. intravenöse Narkotika.

Von der idealen Substanz für eine Langzeitsedierung werden fehlende Auswirkungen auf das respiratorische und kardiozirkulatorische System sowie keine Einflüsse auf den Stoffwechsel anderer Medikamente erwartet. Die neurologische Beurteilbarkeit sollte weitestgehend erhalten bleiben.

Einige pharmazeutische Aspekte wie Wasserlöslichkeit, Stabilität in und Kompatibilität mit Infusionslösungen sowie fehlende Adsorption an verschiedenen Materialien müssen beachtet werden. Nebenwirkungen durch Venenirritation, Histaminausschüttung und Hemmung des Immunsystems sollten fehlen.

Betrachtet man die genannten Punkte, so verwundert es nicht, daß es das ideale Sedierungsmittel offensichtlich nicht gibt.

Benzodiazepine

Benzodiazepine gehören zu den am häufigsten auf einer Intensivstation angewendeten Medikamenten. Sie zeichnen sich durch anxiolytische, sedierende, muskelrelaxierende und antikonvulsive Eigenschaften aus. Unterschiede betreffen überwiegend Eliminationshalbwertszeiten, die hämodynamischen Nebenwirkungen und unterschiedliche Ausprägung der einzelnen Wirkkomponenten. Flunitrazepam, Diazepam, Lorazepam und Midazolam werden eingesetzt. Tabelle 1 gibt einen Überblick über die pharmakokinetischen Daten der genannten Benzodiazepine.

Lorazepam hat vergleichbare Wirkungen wie Diazepam, weist jedoch keine aktiven Metabolite auf. Die Eliminationshalbwertszeit ist mit 10–20 h deutlich kürzer und wird offensichtlich nicht durch Alter und Funktionseinschränkungen der Leber beeinflußt (Greenblatt et al. 1979).

Midazolam ist ein gut wasserlösliches Benzodiazepin mit einer Eliminationshalbwertszeit von ungefähr 2 h. Es muß jedoch auch mit deutlich verlängerten Halb-

Tabelle 1. Vergleichende pharmakokinetische Daten verschiedener Benzodiazepine

	Plasma-Eiweiß-Bindung (%)	$t_{1/2}$ „slow" (h)	Cl (ml · min^{-1})	V_{ss} (l)
Diazepam	98	20–90	28	77
Flunitrazepam	78	10–25	245	230
Midazolam	98	1– 3	323	50,2
Lorazepam	93	10–18	77	91

wertszeiten bei einer Subpopulation (6–8%) gerechnet werden (Dundee et al. 1986). Bei Intensivpatienten ist mit einer Abnahme der Clearance auf Werte bis zu 1 ml · min^{-1} · kg^{-1} zu rechnen, entsprechend verlängert sich die Halbwertszeit bis zu 40 h. Diese Beobachtungen sind wahrscheinlich ohne klinische Bedeutung, solange eine Einzeldosis appliziert wird; anders stellt sich die Situation jedoch bei kontinuierlicher Infusion oder intermittierender Gabe dar. Die Dosierung muß individuell angepaßt werden, da sonst durch periphere Gefäßwirkungen Blutdruckabfälle zu verzeichnen sind. Bei Gesunden führt Midazolam zu einer Verminderung des zerebralen Blutflusses um 35%; somit kann es wirksam zur Senkung des intrakraniellen Drucks eingesetzt werden.

Flunitrazepam hat einen stärkeren hypnotischen Effekt als Diazepam bei geringerer Kreislaufdepression. Der pulmonalarterielle Mitteldruck und der pulmonalkapilläre Verschlußdruck sinken stärker ab, die Schlagarbeit des rechten und linken Ventrikels wie auch der myokardiale Sauerstoffverbrauch nehmen ab. Trotz einer Eliminationshalbwertszeit von 10–25 h kann Flunitrazepam als ein für den Bereich der intensivmedizinischen Langzeitsedierung gut steuerbares Benzodiazepin angesehen werden: bedingt durch die kurze α-Halbwertszeit resultiert eine im Vergleich zu anderen Benzodiazepinen niedrige „area under curve" (AUC).

Für Benzodiazepine lassen sich nur bis zu einem bestimmten Grad Dosis-Wirkungs-Beziehungen nachweisen. Da die grundsätzliche Wirkung der Benzodiazepine auf einer Verstärkung physiologischer Hemmechanismen beruht, ist leicht verständlich, daß die Benzodiazepinwirkung auch nicht durch extrem hohe Dosen verstärkt werden kann („ceiling"-Effekt); Nebenwirkungen, gerade in Verbindung mit anderen Medikamenten, treten aber dann eher in den Vordergrund.

Barbiturate

Die Möglichkeit einer Sedierung mit Barbituraten ist denkbar, zumal es mit dem Methohexital eine relativ gut steuerbare Substanz mit einer Eliminationshalbwertszeit von ca. 4 h gibt. Die Anwendung zur Langzeitsedierung wird jedoch durch eine Vielzahl von Nebenwirkungen eingeschränkt: ausgeprägte kardiovaskuläre Depressionen, Notwendigkeit eines weiteren zentralvenösen Zugangs, Wirkungsverminderung auch anderer Pharmaka durch Enzyminduktion und Suppression des Immunsystems. Dosisabhängige Hemmung der phagozytären Aktivität der Leukozyten sind vielfach beschrieben worden. Während die Senkung des intrakraniellen Drucks durch Barbiturate unbestritten ist, gibt es keine Beweise für eine Verbesserung der klinischen Resultate durch hohe Barbiturattherapie bei jeglicher Form von Schädel-Hirn-Trauma (Shapiro 1985). Die Problematik der Anwendung von Barbituraten wird beispielsweise offenkundig, wenn Kinder mit Phenobarbital (Halbwertszeit 3–5 Tage) ruhiggestellt werden: durch die pharmakokinetischen Eigenschaften kumuliert diese Substanz; toxische Blutspiegel werden erreicht.

Neuroleptika

Neuroleptika führen zu einer Reduzierung spontaner Bewegungen, bewirken Sedierung und eine psychische Indifferenz, während der Patient aber ansprechbar und kooperativ bleibt. Dieser Zustand wird mit dem Begriff der Neurolepsie beschrieben. Neuroleptika blockieren postsynaptische dopaminerge Rezeptoren, und zwar im mesolimbischen System, im Striatum (→ extrapyramidal-motorische Nebenwirkungen) und im tubero-infundibilären System (→ Prolaktinanstieg). Die wichtigsten Vertreter dieser Gruppe sind die Phenothiazine und Butyrophenone. Besonders geeignet scheint Droperidol zu sein, das vergleichbare Wirkungen wie Haloperidol aufweist, jedoch eine deutlich stärkere antiemetische Wirkung bei deutlich geringerer Nebenwirkungsrate aufweist. Zwar hat Droperidol mit 2,1 h eine für die Verhältnisse der Intensivbehandlung extrem kurze Halbwertszeit, die psychotropen Effekte dauern aber aufgrund der pharmakodynamischen, also rezeptorspezifischen Eigenschaften, deutlich länger an.

Die Neuroleptika besitzen eine antipsychotische Wirkungskomponente; ihre Anwendung ist deshalb bei Verwirrtheitszuständen und Delirien von Vorteil. Bei ihrer Anwendung müssen extrapyramidale Nebenwirkungen beachtet werden, die durch Biperidin aufgefangen werden können.

Ist die Anwendung von Muskelrelaxanzien sinnvoll?

Bei Intensivpatienten mit erhaltenen Schutzreflexen erleichtert die Anwendung von Muskelrelaxanzien den Intubationsvorgang. Für langzeitbeatmete Patienten hingegen ist die Verwendung von Muskelrelaxanzien nicht sinnvoll; sie sollten sehr seltenen Situationen vorbehalten bleiben, bei denen lebensbedrohliche hypoxische Zustände nicht anders beherrscht werden können. Die Problematik einer routinemäßigen Anwendung liegen in der Verstärkung der Risiken der Immobilisation und der Unmöglichkeit, Sekret aktiv aus der Lunge zu befördern mit der Gefahr der Atelaktasenbildung. Unter Relaxation ist eine adäquate Sedierung von großer Bedeutung, die notwendige Dosierung jedoch schwer einzuschätzen.

Analgesie

Im Vordergrund der die Grunderkrankung begleitenden Therapie des Intensivpatienten muß zweifelsohne die Analgesie stehen. Nichtadäquate Analgesierung stellt immer noch ein Hauptproblem auf Intensivstationen dar. Auch die physiologischen Änderungen, die durch Schmerzen hervorgerufen werden, beweisen die Notwendigkeit einer effektiven Schmerztherapie: Schmerzen erhöhen den sympathischen Tonus, beeinflussen hämodynamische Parameter und erhöhen damit auch den Sauerstoffverbrauch. Nach Thoraxtraumen, nach großen operativen Eingriffen, behindern Schmerzen die Atmung mit funktionellen Auswirkungen, die den Boden für Atelektasen mit konsekutiven Hypoxämien und Infektionen darstellen; Schmerzen steigern den intrakraniellen Druck, interferieren mit dem Schlaf und bedingen psychotische Veränderungen. Aber auch der vagale Tonus wird durch Schmerzen gesteigert: Spasmen der glatten Sphinktermuskulatur treten auf, die intestinale Motilität wird vermindert, die intestinale Sekretion hingegen verstärkt. Nicht zuletzt be-

Tabelle 2. Vergleichende pharmakokinetische Daten verschiedener Opioide

	Plasma-Eiweiß-Bindung (%)	$t_{1/2}$ „slow" (h)	Cl (ml · min^{-1})	V_{ss} (l)	i.v. Wirkstärke
Morphin	35	1,4–4	1050	224	1
Fentanyl	85	2 –5	890	90	292
Pethidin	65	3 –7	119	295	0,53
Buprenorphin	96	2 –4			33
Alfentanil	91	1,3–2	210–490	33	73
Sufentanil	92	2,5	790		4521

dingen diese vegetativen Reaktionen charakteristische hormonelle Antworten mit entsprechenden Beeinflussungen von Regulations- und Adaptationsprinzipien.

Die verbesserte Kenntnis pharmakokinetischer Daten (Mather 1983; Moldenhauer u. Hug 1984) und ihre rationelle Anwendung hat zu einer erhöhten Sicherheit und Effektivität der Therapie mit Opiaten geführt, vor allem durch die kontrollierte, kontinuierliche intravenöse Applikation. Für die Analgesierung bei beatmeten Patienten ist Fentanyl wegen seiner guten Steuerbarkeit das Analgetikum der Wahl, obwohl inzwischen Derivate des Fentanyls mit größerer Wirkstärke, schnellerem Wirkungseintritt und kürzerer Wirkdauer synthetisiert wurden (Tabelle 2). Alfentanil ist besonders wegen seiner extrem kurzen Wirkung, die mit einer raschen Elimination korreliert, interessant. Möglicherweise bietet das Sufentanil einige Vorteile, so die offensichtlich stärkere analgetische Potenz bei fehlender Tendenz zu Hypertension oder Tachykardie.

Trotz der Existenz hochwirksamer Opioide ist die Anwendung peripher wirksamer Analgetika vielfach angezeigt: sie sind besonders wirksam bei der Behandlung muskulärer und knöcherner Schmerzen (Paracetamol, Metamizol, Acetylsalicylsäure). Gelegentlich ist auch der Einsatz der genannten Medikamente in Form von Suppositorien beim Intensivpatienten sinnvoll.

Schlaf

Besondere Bedeutung kommt dem Schlaf bei Intensivpatienten zu. Schlaf bedeutet mehr als äußere Ruhe. Schlaf läßt sich als ein reversibler Zustand fehlender Wachheit bei Aufhebung sensorischer und motorischer Aktivität beschreiben. Schlaf tritt ein, wenn der Zustrom verschiedenartiger Stimuli zum Mittelhirn und den aktivierenden thalamischen retikulären Systemen unterbrochen wird. Es ist ein Zustand der fehlenden Antwort des Nervensystems. Der physiologische Schlaf ist durch einen zyklischen Wechsel zwischen REM (rapid eye movement) und Non-REM-Phasen gekennzeichnet, wobei die zeitlichen Intervalle 50–95 min betragen sollen, wenn eine Erholung nicht nur der Gehirnfunktionen, sondern aller zellulärer Funktionen im menschlichen Körper erreicht werden soll (Adam et al. 1977).

So ist es nicht verwunderlich, daß Patienten mit Schmerzen und lebensbedrohender Erkrankung einen extrem gestörten Schlaf aufweisen. Eine Reihe von Arbeiten belegen, daß neben Schmerzen Unbehagen im weitesten Sinn, Fieber, Physiotherapie, Geräusche und Licht, diagnostische und pflegerische Maßnahmen, endotrachealer Tubus, Magensonde, unbequeme Lagerung usw. einen erholsamen Schlaf verhindern. Die REM-Phase ist bei allen untersuchten kritisch kranken Patienten verkürzt oder aufgehoben (Broughton u. Baron 1978; Orr u. Stahl 1977).

Benzodiazepine wirken zwar weitgehend spannungslösend, ob sie jedoch einen „anabolen" Schlaf induzieren, ist fraglich; Barbiturate sind hierfür mit Sicherheit ungeeignet. Es erscheint deshalb angebracht, Benzodiazepine mit anderen zentralwirkenden Substanzen zu kombinieren; die gleichzeitige Gabe eines Neuroleptikums vermag einen synergistischen Einfluß auf die zentralsedierende Wirkung auszuüben. Neuroleptika weisen zudem den Vorteil auf, daß sie das Phänomen Schmerz zu modulieren vermögen; sie führen zu einer inneren Distanzierung zum Schmerzerlebnis, einer Aufhellung der depressiven Verstimmung und damit auch zum Einsparen von Analgetika.

Regionalanästhesie

Die verschiedenen Verfahren der Regionalanästhesie stellen auch bei Intensivpatienten wirkungsvolle Methoden zur Schmerzausschaltung dar. Die Vorteile zeigen sich darin, daß Sedierungsmaßnahmen vermindert werden können und dadurch die Kooperation des Patienten verbessert wird; insbesondere wird die Physiotherapie erleichtert. Inwieweit eine verminderte Thromboembolierate und eine geringere Immunsuppression zu verzeichnen ist, läßt sich schwer beweisen.

Die Limitierung der Anwendung von Regionalanästhesieverfahren bei Intensivpatienten ist durch technische Probleme, Gerinnungsstörungen und lokale und generalisierte Infektionen gegeben.

Das am häufigsten angewandte Verfahren ist die kontinuierliche epidurale Blokkade zur Ausschaltung postoperativer Schmerzen. Lokalanästhetika sollten jedoch so angewendet werden, daß eine sensorische Blockade ohne Beeinflussung der Motorik resultiert.

Die rückenmarknahe Opiatanalgesie (Morphin 2–5 mg, Fentanyl 50–100 µg, Buprenorphin 0,15–0,3 mg) führt zu einer effektiven und langanhaltenden Analgesie bei sehr niedriger Dosierung und Fehlen hämodynamischer Nebenwirkungen. Die Kombination mit einem Lokalanästhetikum kann zusätzliche Vorteile bringen.

Ein therapeutisches Konzept

Folgendes Vorgehen hat sich bei Erwachsenen seit vielen Jahren bewährt: beatmete Intensivpatienten erhalten über eine Injektionspumpe eine Fentanyl-Droperidol-Dauerinfusion. Hierzu werden in eine 50-ml-Spritze 25 mg Droperidol (= 10 ml) und 2,0 mg (= 40 ml) Fentanyl aufgezogen; die Injektionsgeschwindigkeit wird nach Bedarf zwischen 1 und 6 ml/h angepaßt. Die intravenöse Verträglichkeit ist ausgezeichnet, die Mischbarkeit mit verschiedensten Infusionslösungen unproblematisch. Bei mehrwöchiger Anwendung wird die Droperidoldosierung reduziert. Kinder erhalten eine reine Fentanyldauerinfusion.

Therapeutisches Konzept

Droperidol (25 mg) − Fentanyl (2,0 mg) − Infusion

$1\text{–}6\,\text{ml} \cdot \text{h}^{-1}$

$$\triangleq \quad \left\{ \begin{array}{l} 0,5\text{–}3\,\text{mg} \cdot \text{h}^{-1}\ \text{Droperidol} \\ 0,04\text{–}0,24\,\text{mg} \cdot \text{h}^{-1}\ \text{Fentanyl} \end{array} \right.$$

+

1- bis 3mal 2 mg Flunitrazepam

Es ist davon auszugehen, daß dieses Analgosedierungskonzept nur über einen begrenzten Zeitraum eine volle Wirksamkeit verspricht. Deshalb wird das vorgeschlagene Infusionsregime bei erforderlicher Langzeitsedierung frühzeitig durch 1- bis 3malige Medikation von 2 mg Flunitrazepam pro Tag oral oder intravenös ergänzt. Bei hämodynamisch instabilen Patienten ist die intravenöse, kontinuierliche Applikation von Flunitrazepam − im Gegensatz zur Bolusinjektion − von Vorteil.

Die genannte Vorgehensweise beinhaltet den Vorteil, daß die atemdepressive Wirkung jederzeit kalkulierbar ist und keine Probleme bei der Entwöhnung vom Respirator auftreten.

Besondere pharmakologische Aspekte

Stets sollte bedacht werden, daß Sedierung und Analgesierung nur eine adjuvante Therapie darstellen. Trotzdem bereiten sie enorme Schwierigkeiten, je länger ein Patient auf einer Intensivstation behandelt wird. Das pharmakokinetische Verhalten einzelner Medikamente wird durch geänderte Organfunktionen wie auch durch Interaktion moduliert. Es muß davor gewarnt werden, eine rein numerische Betrachtung des pharmakokinetischen Verhaltens einzelner Substanzen vorzunehmen. Blutspiegelbestimmungen wiegen uns vielfach in falscher Sicherheit: sie können allenfalls auf die Ineffektivität unserer Therapie oder aber auch auf toxische Bereiche hinweisen. Deshalb kommt der klinischen Erfahrung große Bedeutung zu, um Fehldeutungen bezüglich der Wirkqualitäten zu vermeiden. Viele der Medikamente, die für die angesprochenen Indikationen verwendet werden, können nach wiederholter Gabe zu einer Toleranzentwicklung führen; diese kann auf Veränderung der Metabolisierung oder Modifizierung der pharmakokinetischen Daten beruhen, aber andererseits auch durch Toleranzentwicklung zentralnervöser Strukturen bedingt sein.

Wirkungsverluste sollten zunächst durch Dosissteigerungen einzelner Komponenten abgefangen werden. Anschließend sollte der Austausch der Pharmaka innerhalb einer Stoffgruppe versucht werden. Ein wesentlicher Gesichtspunkt sowohl für die Langzeitsedierung wie auch für die Analgesie ist in der Vermeidung einer polypragmatischen Pharmakatherapie zu sehen.

Viel Unsicherheit ist mit den Fragen von Interaktionen der Analgetika und Sedativa durch die Fülle aller, bei einem Intensivpatienten applizierten Medikament verbunden. Beispielhaft sei nur auf tierexperimentelle Studien hingewiesen, in denen gezeigt werden konnte, daß Penizilline mit Benzodiazepinrezeptoren Interaktionen zeigen: verschiedene Penizillinderivate (Dicloxacillin, Oxacillin, Benzylpenicillin, Ticarcillin) hemmen die rezeptorspezifische Flunitrazepambindung (Antoniadis et al. 1980).

In einer kürzlich erschienenen Arbeit von McDonald et al. (1986) wird diese Frage eines Benzodiazepin-Opiat-Antagonismus aufgeworfen. Bei einem 14jährigen Jungen zeigte sich unter gleichzeitiger Lorazepam- bzw. Diazepam- und Phenoperidin- bzw. Morphintherapie eine Resistenz der Opiatwirkung. In tierexperimentellen Studien konnte dieser Effekt nachvollzogen werden. Mategazza et al. konnten diesen antinozizeptiven Effekt für Morphin auch durch intraventrikulär appliziertes Midazolam aufzeigen.

Zusammenfassung

In dieser Übersicht wurde versucht, die Problematik der Langzeitsedierung und Analgesierung bei schwerstkranken Patienten darzustellen und ein therapeutisches Vorgehen herauszuarbeiten, das die wesentlichen Aspekte der Intensivbehandlung wie auch die Pharmakologie der in Frage kommenden Substanzen berücksichtigt. Viele Fragen müssen offenbleiben: wie werden endokrine Reaktionen verändert, welche pharmakologischen Wechselwirkungen sind zu vermuten, gibt es toxische Langzeiteffekte?

Literatur

Adam K, Oswald I (1977) Sleep is for tissue restoration. JR Coll Physicians Lond 11:376
Antoniadis A, Müller WE, Wollert UJ (1980) Benzodiazepine receptor interactions may be involved in the neurotoxicity of various penicillin derivates. Ann Neurol 8:71–73
Broughton R, Baron R (1978) Sleep patterns in the intensive care unit and on the ward after acute myocardial infarction. Electroencephalogr Clin Neurophysiol 45:348–360
Dobb GJ, Murphy D (1985) Sedation and analgesia during intensive care. Clin Anaesthesiol 3:1055
Dubin WR, Field HL, Gastfriend DR (1979) Post-cardiotomy delirium: a critical review. J Thor Cardiovasc Surg 77:586
Dundee JW, Collier PS, Carlisle RJT, Harper KW (1986) Prolonged midazolam elimination half-life. Br J Clin Pharmacol 21:425–429
Greenblatt DJ, Allen MD, Locniskar A, Harmatz JS, Shader RI (1979) Lorazepam kinetics in the elderly. Clin Pharmacol Ther 26:103–113
Hale M, Koss N, Kerstein M, Camp K, Barash P (1977) Psychiatric complications in a surgical ICU. Crit Care Med 5:199
Hug CC Jr (1984) Pharmacokinetics and dynamics of narcotic analgesics. In: Prys-Roberts C, Hug CC Jr (eds) Pharmacokinetics of anaesthesia. Blackwell Scientific, Oxford, pp 187–234
Jones J, Hoggart B, Withey J, Donaghue K, Ellis BW (1979) What the patient say: a study of reactions to an intensive care unit. Intensive Care Med 5:89

Mantegazza P, Parenti M, Tammiso R, Vita P, Zambotti F, Zonta N (1982) Modification of the antinociceptive effect of morphine by centrally administered diazepam and midazolam. Br J Pharmacol 75:569

Mather LE (1983) Clinical pharmacokinetics of fentanyl and its newer derivates. Clin Pharmacokin 8:422–446

McDonald CF, Thomson SA, Scott NC, Scott W, Grant IWB, Crompton GK (1986) Benzodiazepine-opiate antagonism – a problem in intensive-care therapy. Intensive Care Med 12:39–42

Moldenhauer CC, Hug CC Jr (1984) Use of narcotic analgesics as anaesthetics. Clin Anesth 2:107–138

Orr WC, Stahl ML (1977) Sleep disturbances after open heart surgery. Am J Cardiol 39:196–201

Shannon HE, Holtzman SG, Davis DC (1976) Interactions between narcotics analgesics and benzodiazepine derivatives on behavior in the mouse. J Pharmacol Exp Ther 199:389

Shapiro HM (1985) Barbiturates in brain ischaemia. Br J Anaesth 57:82

Kutane Arzneimittelnebenwirkungen in der Intensivmedizin

K. BORK

Die Haut ist dasjenige Organ, an dem sich unerwünschte Arzneimittelwirkungen am häufigsten manifestieren. Meistens handelt es sich um nur harmlose, vorübergehende Symptome, es können sich aber auch schwere, manchmal sogar lebensbedrohliche Allgemeinkrankheiten entwickeln wie z.B. Anaphylaxiesymptome mit anaphylaktischem Schock, ein Lyell-Syndrom oder eine Erythrodermie. Die Symptomatik unerwünschter Arzneimittelwirkungen ist außerordentlich vielfältig. Am häufigsten sind fleckige Arzneimittelexantheme, medikamentöse Urtikaria, lichtprovozierte Arzneimittelnebenwirkungen, arzneimittelinduzierte Purpura und Juckreiz zu beobachten. Daneben gibt es eine Vielzahl nicht so häufiger oder seltener Symptome wie fixe Arzneimittelexantheme, Hautverfärbungen, Hautatrophien, Haarausfall und Nagelveränderungen.

Allgemein wichtig ist zunächst, die vorhandenen Symptome als Arzneimittelnebenwirkung zu erkennen und dann einem bestimmten Wirkstoff oder Hilfsstoff zuzuordnen. Weiterhin muß beurteilt werden, ob der Patient bei einer späteren Zufuhr des gleichen oder eines ähnlichen Arzneimittels erneut gefährdet ist. In einem solchen Fall ist der Vermerk auf einem Notfallausweis und eine eingehende Information des Patienten erforderlich.

In der *Intensivmedizin* sind folgende Aspekte unerwünschter kutaner Arzneimittelwirkungen von Bedeutung:

1. Diejenigen Arzneimittelnebenwirkungen, die durch die Arzneimitteltherapie auf der Intensivstation interkurrent auftreten.
2. Diejenigen Arzneimittelnebenwirkungen, die anderenorts entstanden sind und durch ihre Ausdehnung und den Schweregrad eine intensivmedizinische Behandlung erfordern.

Letzteres betrifft insbesondere das Lyell-Syndrom und den anaphylaktischen Schock.

Arzneimittelnebenwirkungen, die durch die Arzneimitteltherapie auf der Intensivstation interkurrent auftreten

Die Häufigkeit von Arzneimittelnebenwirkungen an stationären Patienten beträgt 2–5%, wobei es sich bei mehr als 90% davon um nicht allergische Wirkungen handelt. In der Intensivmedizin sind Arzneimittelnebenwirkungen insgesamt etwas häufiger zu verzeichnen, da hier vermehrt Medikamente eingesetzt werden, die relativ

Universitäts-Hautklinik Mainz, Helmholtzweg 16, D-6500 Mainz oft Nebenwirkungen auslösen. Dies betrifft insbesondere Antibiotika, die ganz allgemein in der Intensivmedizin eine große Rolle spielen. Weitere häufig verwendete Medikamente sind Infusionslösungen, wozu auch die Volumenersatzmittel Dextran und Hydroxyäthylstärke gehören, weiterhin Sedativa, Katecholamine und H_2-Rezeptorenblocker.

Antibiotika sind zusammen mit Analgetika diejenigen Medikamente, die für 80–90% aller Arzneimittelnebenwirkungen verantwortlich sind, Antibiotika überwiegen hierbei etwas gegenüber den Analgetika. Dieser relativ hohe Prozentsatz resultiert aus der häufigen Verwendung dieser Arzneimittel.

Das Spektrum derjenigen unerwünschten Arzneimittelwirkungen, die durch Antibiotika ausgelöst werden können, ist außerordentlich weitreichend. Es umfaßt zu etwa 80–85% makulöse bzw. makulourtikarielle und urtikarielle Exantheme. Die übrigen Reaktionsarten verteilen sich auf fixe Arzneimittelexantheme, blasige Arzneimittelreaktionen einschließlich medikamentösinduzierte Pemphigus-Krankheiten, auf das Lyell-Syndrom, das Erythema exsudativum multiforme, das Erythema nodosum, auf Vaskulitisformen, Erythrodermien, lichenoide Exantheme, photoallergische und phototoxische Reaktionen, Purpura, Hautverfärbungen und zahlreiche weitere seltene Reaktionsformen. Daneben sind unerwünschte Arzneimittelreaktionen an Haaren und Nägeln sowie an der Mundschleimhaut nicht selten (s. Farbtafel S. 186, Abb. 1).

Wegen der Häufigkeit dieser Reaktionsarten wird im folgenden auf makulöse Exantheme und auf die medikamentöse Urtikaria eingegangen.

Makulöse Exantheme

Makulöse oder makulopapulöse Exantheme (s. Farbtafel S. 187, Abb. 2) entwickeln sich zumeist innerhalb der ersten 3 Tage nach der Arzneimittelzufuhr. Ausnahmen sind die häufigen Ampizillinexantheme, die erst am 7. bis 9. Tag nach Behandlungsbeginn auftreten, weiterhin erscheinen Exantheme nach Sulfonamiden oft am 4. bis 7. Tag nach Behandlungsbeginn, während Phenytoinexantheme sogar erst nach 2–4 Wochen nach Behandlungsbeginn auftreten können. Klinisch können Arzneimittelausschläge den infektiösen Exanthemen ähneln, vor allem Masern (morbilliforme Exantheme), Röteln (rubeoliform) oder Scharlach (scarlatiniform). Deshalb ist der Ausschlag für sich allein nicht entscheidend oder beweisend für die Diagnose eines Arzneimittelexanthems, wichtig ist die Mitbewertung der Anamnese, des Verlaufs und der übrigen Symptomatik. Fieber (drug fever), Lymphknotenvergrößerung und Eosinophilie sind nicht selten Begleitsymptome fleckiger Exantheme. Eine Weiterentwicklung in ein Lyell-Syndrom (innerhalb von Stunden) oder in eine Erythrodermie bzw. exfoliative Dermatitis (in Tagen oder Wochen) ist möglich. Differentialdiagnostisch sind andere fleckige Exantheme, nämlich solche im Rahmen von Infektionskrankheiten, Nahrungsmittelallergien und Intoxikationen abzugrenzen.

In den meisten Fällen sind die Symptome vorübergehend und nicht sehr ausgeprägt, so daß sich eine systemische oder lokale Therapie erübrigt. Therapeutisch ist zur Juckreizstillung eine interne Behandlung mit Antihistaminika sinnvoll (sofern es nicht gerade diese waren, die das Exanthem ausgelöst haben). Nur bei Hinzutreten weiterer Symptome (Fieber, Lymphknotenvergrößerung, eventuell auch Arthral-

gien) wird gelegentlich eine systemische Therapie mit Glukokortikoiden erforderlich. Wichtig ist die Aufklärung des Patienten und des behandelnden Arztes über die
Unverträglichkeitsreaktion. Gegebenenfalls sollte ein Notfallausweis zur Vermeidung einer erneuten Zufuhr des auslösenden Medikamentes oder auch strukturähn-
licher Substanzen (Kreuzallergie) ausgestellt werden.

Medikamentöse Urtikaria

Eine Urtikaria (s. Farbtafel S. 187, Abb. 3) und ihr Äquivalent der tieferen Haut-
schichten, das angioneurotische Ödem, gehören zu den häufigsten Arzneimittelnebenwirkungen der Haut. Eine Urtikaria kann allergisch oder nichtallergisch entstehen und Teilsymptom einer anaphylaktischen oder anaphylaktoiden Reaktion des
Gesamtorganismus sein, sie kann also auch mit einer Schocksymptomatik verbunden
sein. Besonders häufig ist eine Urtikaria nach Analgetika und Antibiotika zu beobachten, prinzipiell aber ist sie durch nahezu alle Medikamente auslösbar. Die Mei-
dung des als ursächlich erkannten Medikamentes ist besonders bei der allergischen
Urtikaria wichtig, da bei wiederholter Gabe die Schwere der Symptomatik zunehmen kann. Die klinische Manifestation einer medikamentösinduzierten Urtikaria
unterscheidet sich nicht von derjenigen Urtikaria, die durch andere Agenzien oder
auch ohne erkennbare Ursachen ausgelöst wird. Es zeigen sich in gleicher Weise zumeist die münzgroßen elevierten Herde, die entweder gerötet oder − bei starkem
Ödemdruck − auch weiß-gelblich sein können. Ein Einzelherd besteht bis zu 24 h,
während ständig an anderer Stelle neue Urticae entstehen. Die Flüchtigkeit ist ein
wichtiges differentialdiagnostisches Kriterium. Weiterhin können auch von Beginn
an großflächige Urticae oder durch Konfluenz gyrierte Formen entstehen. Juckreiz
wird als regelmäßiges Begleitsymptom angegeben.
   Sowohl die Urtikaria als auch das angioneurotische Ödem sind entweder Teilsymptom einer anaphylaktischen Reaktion, der eine Antigen-Antikörper-Reaktion
zugrunde liegt, oder sie beruhen auf einer anaphylaktoiden, nichtallergischen Reaktion, wie dies besonders nach Dextran und auch Hydroxyäthylstärke zu beobachten
ist. In vielen Fällen ist eine sichere Eruierung des zugrunde liegenden Reaktionstyps
nicht möglich, zumal klinisch das gleiche Bild vorliegt. Eine Urtikaria kann als immunologische Reaktion vom Soforttyp (Typ-I-Reaktion), aber auch als Teilmani-
festation der Serumkrankheit (Typ-III-Reaktion) auftreten. Über die Pathogenese
der nichtallergischen Urtikariaformen ist, was die Anfangsreaktionen angeht, noch
wenig bekannt.
   Zahlreiche Medikamente sind in vitro in der Lage, auf nichtimmunologischem
Wege direkt Histamin und weitere Mediatoren aus basophilen Leukozyten bzw.
Mastzellen freizusetzen, doch nur bei einem Teil dieser Arzneimittel muß auch
klinisch damit gerechnet werden, daß eine Urtikaria und weitere Symptome einer
„pseudoallergischen", anaphylaktoiden Reaktion entstehen. In erster Linie sind dies
Gelatine, Morphin, Pethidin und Atropin sowie seltener auch andere Arzneimittel.
Eine direkte Aktivierung des Komplementsystems über den „alternativen Weg"
durch verschiedene Medikamente, z. B. Röntgenkontrastmittel und i.v.-Anästhe-
tika, kann zu einer anaphylaktoiden Reaktion führen, ebenso wie die passive Im-
munkomplexübertragung im Rahmen von Serum- oder Gammaglobulinzufuhr. Pro-

teinkomplexe in Humanalbuminlösungen oder Serumkonserven aktivieren gleichfalls das Komplementsystem oder wirken als Antigen.

Mehrere Medikamente rufen eine Urtikaria hervor, die sowohl allergisch als auch nichtallergisch entstehen kann. Hierzu gehört das *Dextran*, das aufgrund von teilweise gravierenden unerwünschten Reaktionen in den letzten Jahren zunehmend Beachtung erfuhr. Die geringergradigen unerwünschten Reaktionen treten wahrscheinlich durch direkte Freisetzung vasoaktiver Mediatoren ohne Beteiligung von Antikörpern auf, während die schweren Nebenwirkungen auf durch Immunkomplexe vermittelten immunologischen Reaktionen beruhen. Die gegen Dextran gerichteten Antikörper entstammen vorwiegend der IgG-, aber auch der IgM- und IgA-Klasse. Zur Vermeidung von Nebenwirkungen existiert seit 1979 die „Haptenprophylaxe", wobei vorher niedermolekulares Dextran (Promit) mit einem Molekulargewicht von 1000 als monovalentes Hapten injiziert wird, das durch konkurrierende Bindung am Antikörper die Bildung von Komplexen zwischen Antigen und Antikörpern hemmt und die Rate der gravierenden unerwünschten Wirkungen auf diese Weise wesentlich reduziert.

Die symptomatische Therapie der Urtikaria und des angioneurotischen Ödems beruht in der Regel auf der Gabe von Antihistaminika und Glukokortikoiden. Liegt gleichzeitig eine lebensbedrohliche anaphylaktische oder anaphylaktoide Schockreaktion vor, richtet sich das therapeutische Vorgehen nach Ausprägung der Symptomatik.

Arzneimittelnebenwirkungen, die anderenorts entstanden sind und durch ihre Ausdehnung und den Schweregrad eine intensivmedizinische Behandlung erfordern

Hier sind insbesondere der anaphylaktische Schock und das Lyell-Syndrom anzuführen.

Anaphylaktischer Schock

Gravierende anaphylaktische Schockzustände durch Arzneimittel sind auch heute noch immer wieder zu beobachten. Penizillin ist nach wie vor eine der häufigsten Ursachen des anaphylaktischen Schocks, eventuell sogar mit Todesfolge. Immerhin wurden jährlich allein in den USA mehrere hundert Todesfälle der Penizillintherapie angelastet, und dabei fast alle der parenteralen Therapie. Der gefürchtete anaphylaktische Schock nach parenteraler Penizillinapplikation tritt in einer Häufigkeit von 1:100000 bis 1:500000 Penizillinanwendungen auf. Auf ein solches Risiko gründet sich vielfach das Bedürfnis, eine Disposition zu diesen Reaktionen sowohl nachträglich als auch prospektiv zur Senkung des Risikos testmäßig zu erfassen. Dabei muß allerdings betont werden, daß gerade beim Penizillin In-vivo-Testungen und sogar selbst Epikutantestungen nicht ohne Risiko für diese Patienten sind und Schockfragmente nach sich ziehen oder zu einer Steigerung der Sensibilisierung führen können. Andererseits gibt es auch unerwünschte Reaktionen trotz vorherigem negativem Ausfall der Hauttests, so daß im allgemeinen eine prädiktive Hauttestung mit Peni-

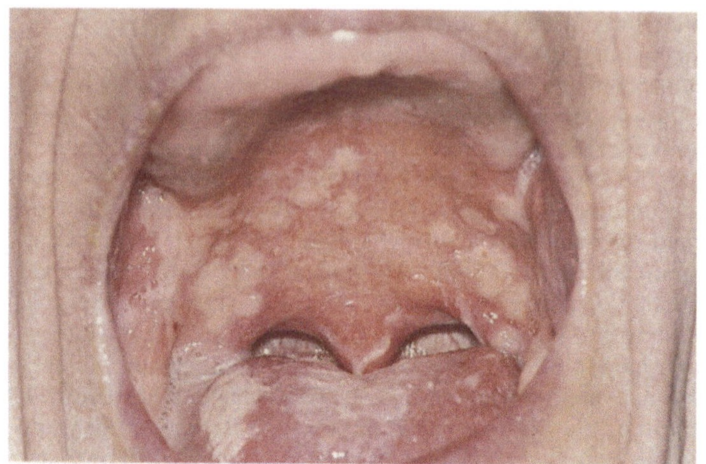

Abb. 1. Stomatitis nach
Acetylsalicylsäure

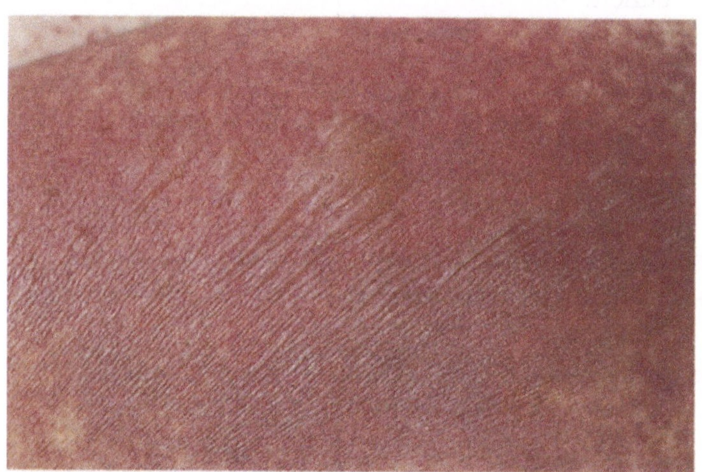

Abb. 4. Toxische epidermale
Nekrolyse (TEN), Lyell-
Syndrom, nach Chinin

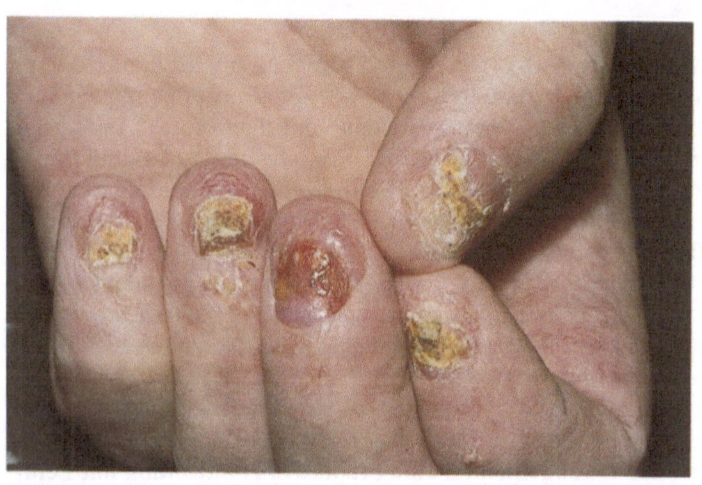

Abb. 6. Nagelwachstumsstörungen nach Lyell-
Syndrom durch Oxy-
phenbutazon

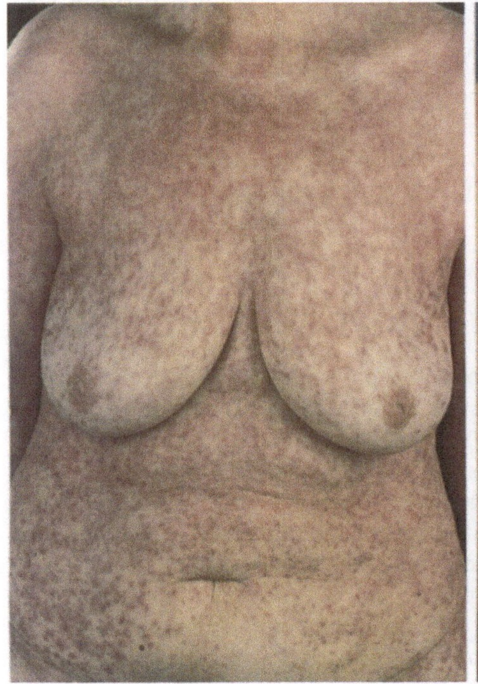

Abb. 2

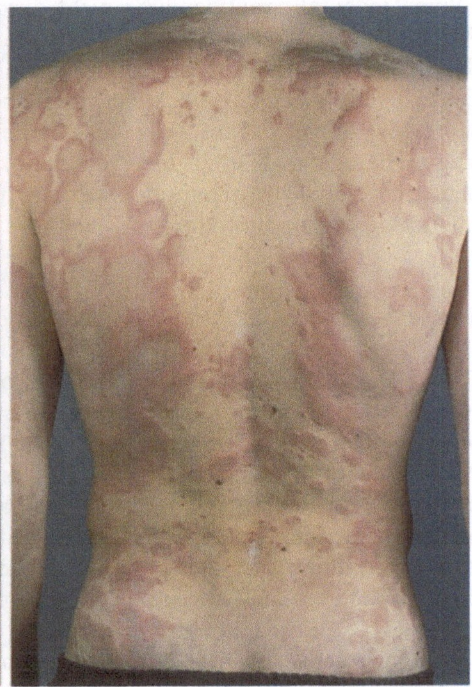

Abb. 3

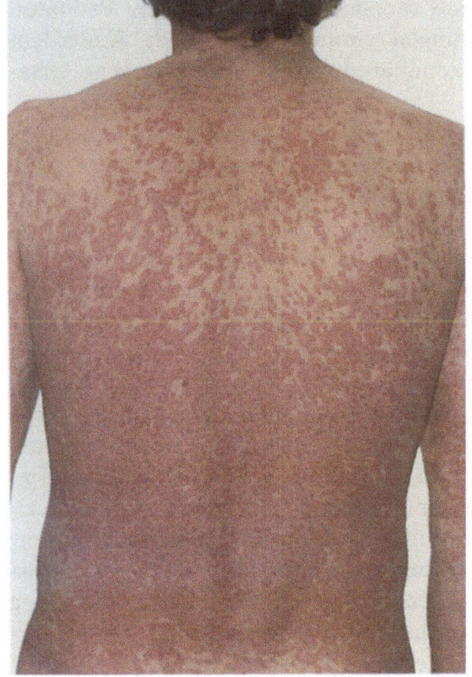

Abb. 5

Abb. 2. Livides makulopapulöses Exanthem nach Maprotilin

Abb. 3. Urtikaria nach Butetamat

Abb. 5. Generalisiertes Erythema exsudativum multiforme nach Amoxicillin

zillinen jedenfalls routinemäßig nicht durchgeführt wird. Penizilline besitzen eine Reihe von verschiedenen Antigendeterminanten, die die Produktion von jeweils anderen, spezifischen Antikörpern induzieren. Als Hauptantigendeterminante ist das Penizilloylproteinkonjugat bekannt, die Minordeterminanten umfassen die Penizilloylsäure, die Penaldylsäure, das Penizillamin, das Penizillenat und die Penamaldinsäure. Hieraus wird bereits die Problematik einer Testung deutlich, was jedoch nicht bedeutet, daß die Testmethoden wertlos sind und eine Testung mit Penizillin grundsätzlich nicht sinnvoll wäre.

Toxische epidermale Nekrolyse (medikamentösinduziertes Lyell-Syndrom)

Die im Jahr 1956 von Lyell beschriebene toxische epidermale Nekrolyse (Epidermolysis acuta toxica, Syndrom der verbrühten Haut, Scalded skin syndrome) gehört zu den seltenen, aber gravierenden unerwünschten Arzneimittelwirkungen an der Haut. Dabei ist stets zu beachten, daß Arzneimittel keineswegs die einzige Ursache dieser Krankheit sind, sondern daß auch andere Konditionen zu dieser Reaktionsform der Haut führen. Bei Kindern kommt eine in klinischer Hinsicht sehr ähnliche Krankheitsentität vor, die durch das „exfoliative Exotoxin" entsteht, das von Staphylokokken produziert wird, die der Phagengruppe II (Typ 3A, 3B, 3C, 55, 71) angehören. Diese Krankheit wird heute als „staphylococcal scalded-skin syndrome" (SSSS) bezeichnet, sie hieß früher: Dermatitis exfoliativa neonatorum Ritter von Rittershain. Ein medikamentöses Lyell-Syndrom ist bei Kindern selten, kommt jedoch gelegentlich vor. Bei Erwachsenen dagegen stehen ursächlich in der Hauptsache Arzneimittel im Vordergrund, während daneben auch bei 20% der Patienten Virusinfekte, Strahlentherapie oder Impfungen verantwortlich sind. Außerdem kann sich ein Lyell-Syndrom auch ohne erkennbare exogene oder endogene Ursachen entwickeln.

Die klinische Symptomatik ist gekennzeichnet durch allgemeines Krankheitsgefühl, grippeähnliche Symptome wie Abgeschlagenheit, Kopfschmerzen, Fieber, Gelenkschmerzen und Konjunktivitis, gelegentlich auch Erbrechen und Diarrhöen. Diese Symptome können dem Lyell-Syndrom bis zu 14 Tagen vorausgehen. Meist tritt jedoch innerhalb von wenigen Stunden, seltener von wenigen Tagen nach Zufuhr des Medikamentes, begleitet von einem diffusen, brennenden Schmerz der Haut, ein anfangs nicht selten morbilliformes Exanthem oder ein Erythema exsudativum multiforme-artiges Exanthem auf, das rasch partiell oder total großflächig konfluiert und in eine diffuse Rötung übergeht. Diese Rötung beginnt zumeist in den Axillen und Leisten, erstreckt sich jedoch bald über das gesamte Integument, wobei die behaarten Regionen ausgespart bleiben. Innerhalb eines Tages nach Auftreten des Erythems kommt es zu Blasenbildung und zu großflächiger Ablösung der Epidermis (s. Farbtafel S. 186, Abb. 4). In diesem Zeitraum wird auch das Nikolski-Phänomen positiv, d. h., die Epidermis wird unter Druck und Zug auf ihrer Unterlage verschieblich. Neben großflächigen, nicht selten aber auch kleineren, meist münzgroßen Erosionen kommt es häufig, jedoch keineswegs immer, zur Ausbildung großer oder kleinerer Blasen, deren Blasendach allerdings aufgrund der epidermalen Nekrolyse rasch einreißt, so daß die abgelöste Epidermis in großen Fetzen bezirksweise oder universell (wiederum fast stets mit Ausnahme der behaarten Regionen) den Körper bedeckt. Dies ist besonders an mechanisch stärker belasteten Bezirken der Fall wie am Rücken und Gesäß, daneben auch an den Oberlidern. An den Hohlhänden ist aufgrund der stärkeren Keratinisierung der Epidermis die Blasenbildung häufiger als die primären Erosionen, und die Blasen weisen einen längeren Bestand auf als an der übrigen Haut. Das klinische Bild ähnelt dem einer großflächigen Verbrühung II. Grades, daher auch die Bezeichnung „Syndrom der verbrühten Haut". Die nässenden, hoch schmerzhaften Erosionen führen zu Flüssigkeits-, Elektrolyt- und Eiweißverlust, der therapeutisch ausgeglichen werden muß. Bei einigen Patienten wurde ein Psoriasis-pustulosa-ähnlicher Beginn des Lyell-Syndroms beobachtet.

Ein Mitbefall der hautnahen Schleimhäute ist beim medikamentösen Lyell-Syndrom fast regelmäßig vorhanden, vor allem im Bereich der Mundschleimhaut, etwas seltener der Genitalschleimhaut und der Schleimhaut der Nase. Blickdiagnostisch fallen ähnlich wie beim Erythema exsudativum multiforme (s. Farbtafel S. 187, Abb. 5) und beim Pemphigus vulgaris die Blutkrusten auf den Lippen auf. Auch die Augen sind häufig mitbetroffen, und zwar in Form von Konjunktivitiden, Korneaerosionen und -trübungen, wobei es frühzeitig zu einem Symblepharon durch Verklebung der Konjunktiven kommen kann. Häufig lösen sich nach einiger Zeit spontan die Finger- und Zehennägel ab.

Die großflächige Ablösung der Epidermis geht mit hohem Fieber und schwerem Krankheitsgefühl einher. Weitere Allgemeinzeichen sind Leukozytose, Transaminasenanstieg, Albuminurie sowie Störungen des Wasser- und Elektrolythaushaltes, so daß Nierenversagen, Lungenödem und Kreislaufschocksymptomatik die Folge sein können. Der Intestinaltrakt kann in Form von Ösophagus-, Magen- und Darmblutungen mitbeteiligt sein. Trotz der in den meisten Fällen notwendigen stationären Intensivbehandlung tritt häufig eine komplizierende Bronchopneumonie auf. Die an der Haut narbenlose Abheilung dauert etwa 14–28 Tage. Sie erfolgt normalerweise nach einer schmutzig-graubraunen Verfärbung der Epidermisfetzen und einer häufig lividen bis bräunlichen Verfärbung des Integumentes, wobei vielfach eine − manchmal netzförmige − Restpigmentierung über einige Wochen, seltener bis zu 8 Jahren, persistiert. Bleibende Nagelwachstumsstörungen sind öfters zu verzeichnen (s. Farbtafel S. 186, Abb. 6). Am Auge bleiben nicht selten Photophobie, Augenbrennen, Vernarbungen, Synechien und eine Pannusbildung zurück.

Die Letalität wird auch heute noch mit ca. 20–30% angegeben, wobei der Tod am häufigsten am 3. und 5. Krankheitstag eintritt. Auch wenn bei 16 Patienten eigener Beobachtung in keinem Fall ein fataler Ausgang zu verzeichnen war, so muß doch immer wieder, in Abhängigkeit von Befundausdehnung und Verlaufsakuität, mit Todesfällen gerechnet werden, wie dies z. B. kürzlich nach dem Antirheumatikum Benoxaprofen, dessen Vertrieb inzwischen eingestellt worden ist, beobachtet wurde. Die ursächlichen pathogenetischen Vorgänge beim Lyell-Syndrom sind nicht bekannt. Eine immunologische Reaktion als Ursache wird immer wieder diskutiert, ist aber bisher keineswegs gesichert und nach dem allgemeinen Eindruck auch eher unwahrscheinlich. Eine gewisse Beziehung besteht zum Erythema exsudativum multiforme, dessen Maximalvariante in ein Lyell-Syndrom übergehen kann. Auch sind die auslösenden Medikamente hierfür weitgehend identisch. Bei erneuter Zufuhr der gleichen Substanz muß an sich mit einem erneuten Lyell-Syndrom gerechnet werden. Doch gibt es Literaturmitteilungen, nach denen sich im Einzelfall nach beabsichtigten und unbeabsichtigten Reexpositionen bzw. Provokationen ein Lyell-Syndrom nicht wiederholte. Kombinationen eines Lyell-Syndroms mit Leukozyten- und Thrombozytenverminderung sind mehrfach beschrieben worden.

Differentialdiagnostisch muß, wie eingangs erwähnt, das staphylogene Lyell-Syndrom, also das „staphylococcal scalded-skin syndrome", mit einer subkornealen Blasenbildung abgegrenzt werden, das fast ausschließlich bei Kindern vorkommt, und zwar meistens innerhalb der ersten 3 Lebensjahre. Vielfach geht eine bakterielle Infektion, eine Otitis media, eine purulente Konjunktivitis oder eine Pharyngitis, dem staphylogenen Lyell-Syndrom voraus. Wie beim medikamentösinduzierten Lyell-Syndrom entsteht zunächst ein fleckiges Exanthem, das rasch in eine diffuse Rötung übergeht, auf der sich großflächig die oberen Epidermisanteile ablösen, so daß flächenhafte Erosionen zurückbleiben. Auch entstehen flächige, schlaffe Blasen mit rasch einreißendem Blasendach. Das Nikolski-Phänomen ist dabei positiv. Die Mundschleimhaut ist beim „staphylococcal scalded-skin syndrome" im Gegensatz zum medikamentösinduzierten Lyell-Syndrom nicht mitbefallen, gleiches gilt für die Konjunktiven.

Die wichtigsten Unterscheidungskriterien zwischen dem „staphylococcal scalded-skin syndrome" und dem medikamentösen Lyell-Syndrom sind das unterschiedliche Lebensalter, eine vorhandene oder fehlende Schleimhautbeteiligung, eine vorausgehende Infektion oder eine medikamentöse Exposition. Ferner läßt sich am Kryostatschnitt des Blasendaches praktisch sofort erkennen, ob es sich um eine hoch epidermal bzw. subkorneal oder subgranulär gelegene Blasenbildung handelt wie beim „staphylococcal scalded-skin syndrome", oder ob die Epidermis in voller Dicke vorliegt (subepidermale Blasenbildung), wobei die basalen Zellagen nekrolytisch verändert sind, was dann für ein medikamentöses Lyell-Syndrom zu werten ist. Ein weiteres wichtiges Indiz für ein „staphylococcal scalded-skin syndrome" ist der Erregernachweis, der nicht selten bei den Betroffenen oder ihren Angehörigen gelingt.

Therapeutisch ist neben dem Absetzen des auslösenden Medikamentes frühzeitig eine stationäre Behandlung unter intensivmedizinischen Bedingungen mit Überwachung der Volumenverhältnisse, der Elektrolyte und des Eiweißstoffwechsels notwendig. Im übrigen gelten die Richtlinien für die Behandlung großflächiger Verbrennungen; eine medikamentöse Unterstützung in bezug auf Herzfunktion und Kreislauf kann notwendig werden. Der therapeutische Wert hochdosierter Kortikosteroide ist nicht immer sicher, Kortikosteroide dürfen jedoch nur beim medikamentösinduzierten Lyell-Syndrom angewandt werden und keinesfalls für sich allein beim „staphylococcal scalded-skin syndrome". Die Lagerung des Patienten kann auf Aluminiumfolie, die Lokalbehandlung mit Fettgaze erfolgen. Der Auflagedruck sollte durch Lagewechsel etc. möglichst gleichmäßig verteilt werden. Frühzeitig und regelmäßig sollte eine ophthalmologische Mitbetreuung zur Vermeidung von Synechien durchgeführt werden.

Eine Reihe von wirkungsverschiedenen Medikamenten, auch von Impfstoffen, kann ein Lyell-Syndrom auslösen. In der Häufigkeit führen Phenylbutazon und weitere Pyrazolonderivate, Barbiturate, Allopurinol, Sulfonamide und Phenytoin. Allein durch Phenylbutazon sind mehrere hundert Fälle eines Lyell-Syndroms dokumentiert. Das nichtsteroidale Antiphlogistikum Benoxaprofen (Coxigon) induzierte eine Reihe von Fällen eines Lyell-Syndroms, so daß es auch aus diesem Grund aus dem Handel gezogen wurde, auch wenn es ein wirksames Antirheumatikum darstellte. Insgesamt jedoch bedeutet das Lyell-Syndrom, bezogen auf einzelne Medikamente, eine außerordentlich seltene Nebenwirkung.

Was die Diagnostik zur Identifizierung des auslösenden Medikamentes anbetrifft, so ist hierfür die genaue Eigen- und Fremdanamnese am wichtigsten und geeignetsten. Hauttestungen am Patienten und eine Reexposition sollten im Regelfall vermieden werden, um die Betroffenen nicht zu gefährden. In Ausnahmefällen wurden Provokationstests von hierin erfahrenen Untersuchern durchgeführt. In-vitro-Tests sind hierbei diagnostisch wenig verläßlich, auch wenn dem Lymphozytentransformationstest eine gewisse Bedeutung zugemessen wurde.

H. Kewitz, I. Roots, K. Voigt,
Free University of Berlin
(Eds.)

Epidemiological Concepts in Clinical Pharmacology

1987. 32 figures, 51 tables. XII, 148 pages.
Hard cover DM 78,-. ISBN 3-540-16291-7

Contents: Opening Remarks. – The Thalidomide Hypothesis: How It Was Found and Tested. – Reasons for the Successes and Failures of Specific Models in Drug Epidemiology. – Methodological Concepts: What Could We Know and What Should We Know in Drug Epidemiology. – The Design of Case-Control Studies. – Methodological Evaluation of Studies in Drug Epidemiology. – Problems with International Evaluation of Drug Risks. – Drug Utilization Studies – an Instument in Drug Research. – Observational Cohort Study in General Practice: Differences and Equivalences Among Analgesics for Treatment of Colic Pain. – Oxprenolol in Myocardial Infarction Survivors: Brief Review of the European Infarction Study Results in the Light of Other Beta-Blocker Post Infarction Trials. – The Epidemiological Evaluation of Major Upper Gastrointestinal Bleeding in Relation to Aspirin Use. – The Role of Pharmacogenetics in Drug Epidemiology. – Possibilities and Limitations of a Modified Spontaneous ADR Monitoring System Available to Practitioners in Germany. – Prescription of Psychotropic Drugs in Germany. – The Benefit-Risk Evaluation of Drugs by Health Authorities in the Federal Republic of Germany. – Postmarketing Surveillance of Drugs: Visions of the Future. – Closing Remarks.

Leading experts met at a symposium at the Free University of Berlin (West Germany) to discuss the state-of-the-art in assessing benefits and risks of drugs for different patient populations. Highlighted are both basic methodological aspects and application of epidemiological concepts in studies before and after governmental registration of drugs.

Springer-Verlag
Berlin Heidelberg New York
London Paris Tokyo

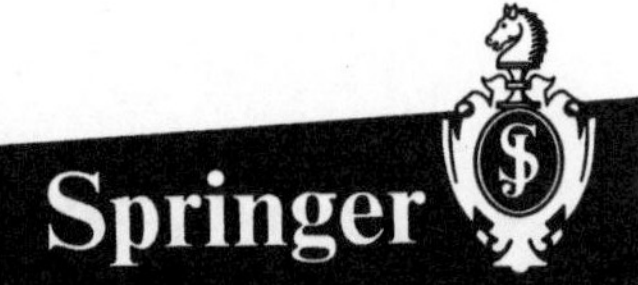